# DER MEDIZINGESCHICHTE

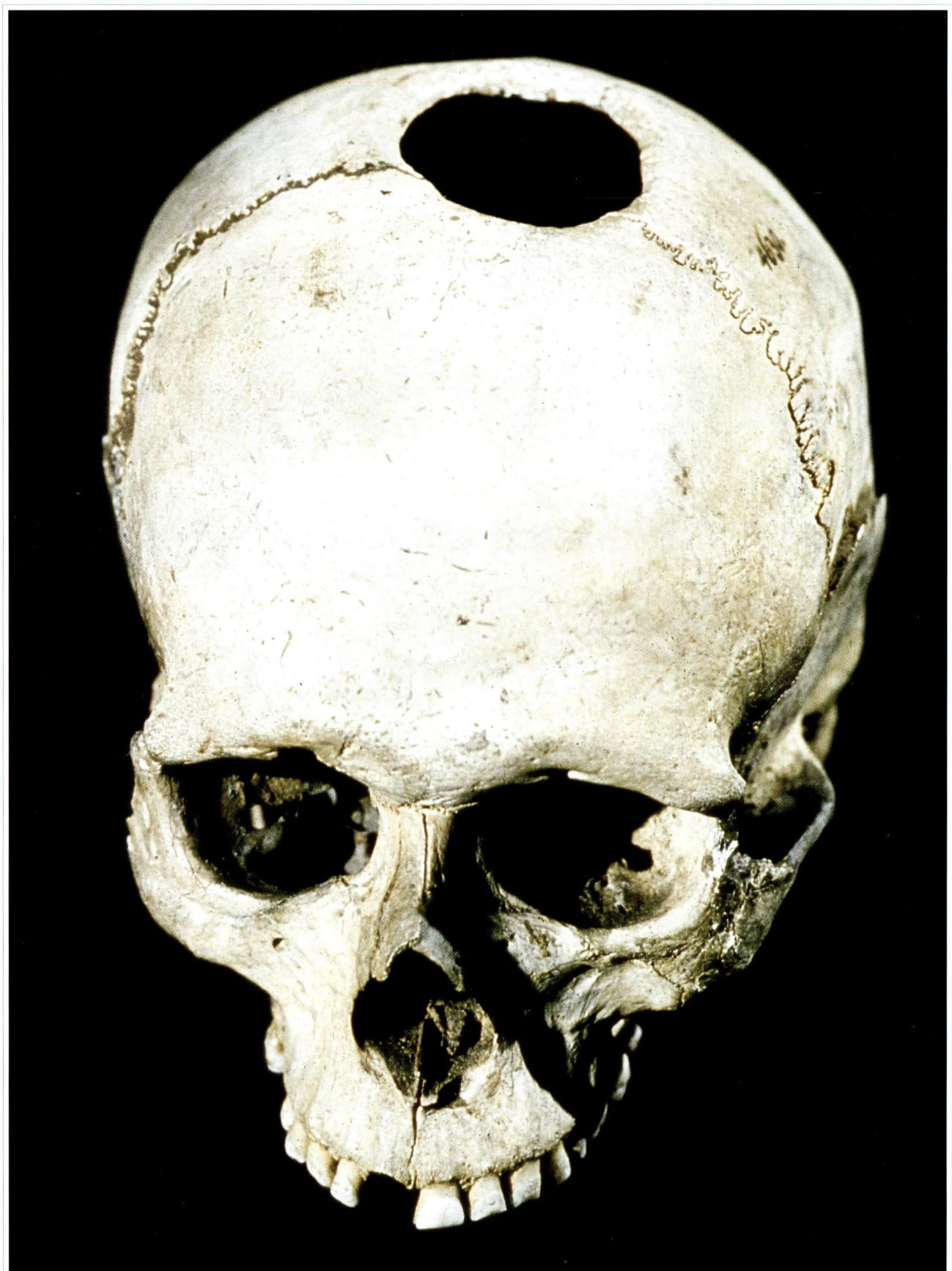

**Vorgeschichte**
Trepanierte Schädel sind der älteste Nachweis für chirurgische Eingriffe. Glatt verheilte Knochenränder belegen, daß zumindest einige dieser Patienten den qualvollen Eingriff überlebten. Mehrere Löcher zeigen, daß auch wiederholte Operationen durchaus vorkamen.

**20. Jahrhundert**
Eine Kernspin-Aufnahme des menschlichen Kopfes: Moderne Technologien, unter anderem Scanner-Verfahren und computergesteuerter Lasereinsatz, ermöglichen präzise, nicht-invasive chirurgische Eingriffe.

# ZEITTAFEL

# DER MEDIZINGESCHICHTE

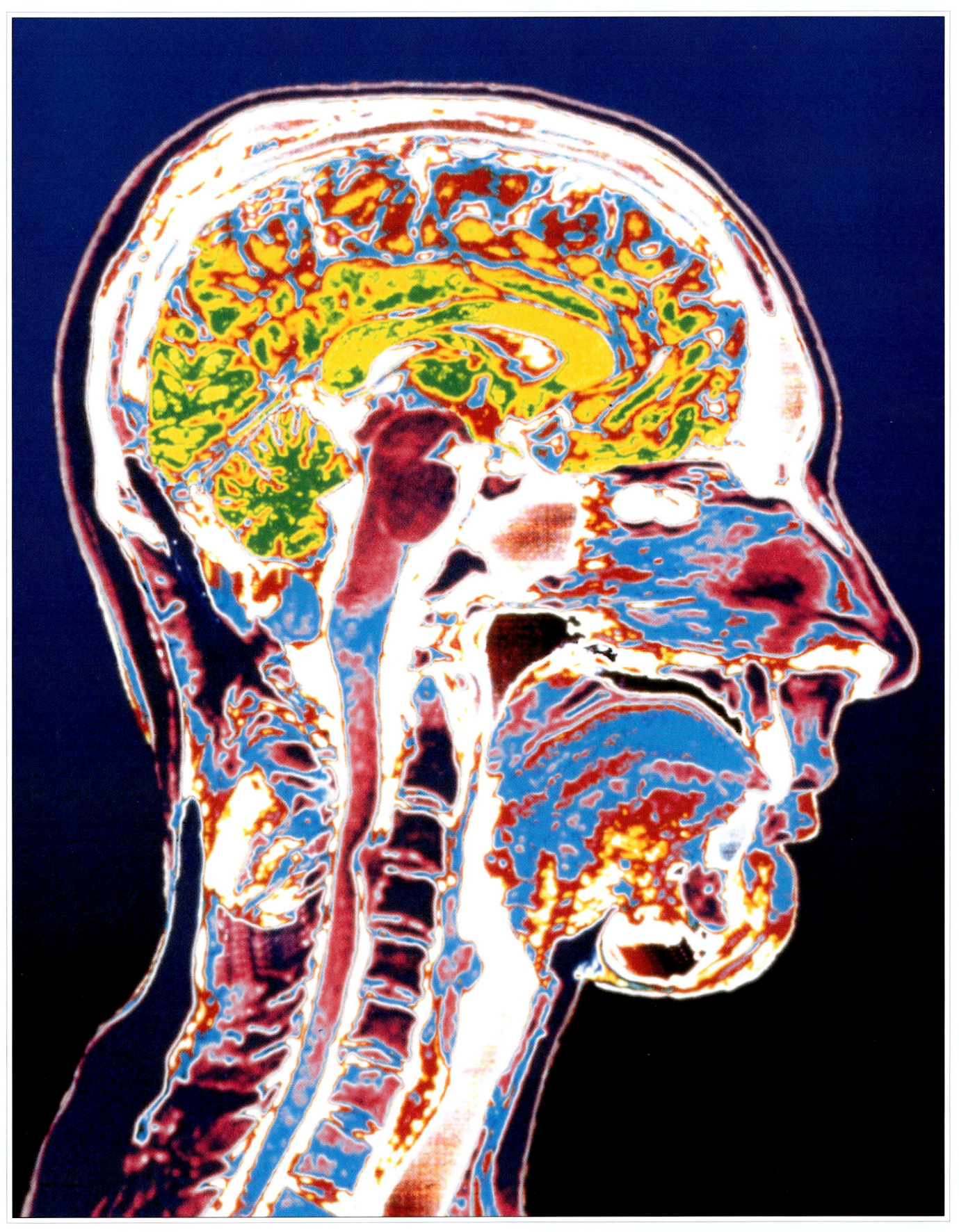

KÖNEMANN

Originalausgabe © 1999
**The Timechart Company**
Worth Press Limited
9 Batchworth Heath
Rickmansworth
Hertfordshire
WD3 1QB

Die **Zeittafel
der Medizingeschichte**
wurde von
**Playne Books Limited**
Chapel House
Trefin, Haverfordwest
Pembrokeshire SA62 5AU
Großbritannien
entwickelt und gestaltet.

*Kompilation und Herausgabe*
**Gill Davies**

*Beratung*
**Dr. John Cule
Professor Roy Porter**

*Recherche*
Janice Douglas

*Design und Illustrationen*
Jonathan Douglas
David Playne

*Bildrecherche*
Gill Playne
Kathryn Kelly

Originaltitel: The Timechart
History of Medicine

© 2000 für die deutsche
Ausgabe:
Könemann Verlags-
gesellschaft mbH,
Bonner Str. 126,
D–50968 Köln

Übersetzung aus dem
Englischen:
Hans Freundl
Redaktion und Satz der
deutschen Ausgabe:
Agents – Producers –
Editors, Overath

Projektkoordination:
Ulrich Ritter
Herstellung:
Ursula Schümer

Druck und Bindung:
Leo Paper Product Ltd.
Printed in China

ISBN   3-8290-2831-8

10 9 8 7 6 5 4 3 2 1

Alle Rechte vorbehalten.

*Der Herausgeber dankt:*

**Prof. Roy Porter,**
Verfasser der Einleitung.
Roy Porter ist Professor für
Sozialgeschichte der Medizin
am Wellcome Institute for
the History of Medicine in
London. Er lehrte an der
Universität Cambridge und
am UCLA in den USA. Roy
Porter ist Autor zahlreicher
Bücher.

**Dr. John Cule**
Er half bei der Überprüfung
der Fakten und unterstützte
uns bei der Zusammen-
stellung des Buches.
Dr. John Cule ist Vorsit-
zender des Medical History
Unit am College of Medicine
an der Universität Wales. Er
arbeitete als Allgemeinarzt
und als Krankenhauspsychia-
ter und ist Mitherausgeber
von »Vesalius«, der Zeitschrift
der International Society for
the History of Medicine.
Darüber hinaus wirkt er in
vielen wissenschaftlichen
Vereinigungen mit. Unter
anderem ist er Präsident der
International Society for the
History of Medicine, Präsident der British Society for
the History of Medicine und
Präsident der History of
Medicine Society of Wales.
Seit 1990 ist er emeritiertes
Mitglied der American Osler
Society, 1996 wurde er zum
Ehrenmitglied der Royal
Society of Medicine gewählt.
John Cule ist ferner Autor,
Mitverfasser und Heraus-
geber zahlreicher Bücher.

*Besonderer Dank gilt:*

**Dr. Peter E. Skew**
für weiterführende Hinweise.
Dr. Skew ist seit 15 Jahren
als Allgemeinarzt tätig. Er
hat sich auf die Behandlung
des Bewegungsapparates
spezialisiert und ist Vize-
präsident des British
Institute of Musculoskeletal
Medicine. Vor kurzem wurde
er in das Exekutivkomitee
des Board of Trustees of the
National Back Pain Asso-
ciation gewählt.

**Dr. Lesley Hall**
Der Abschnitt »Meilensteine
in Großbritannien« im
Kapitel über die Rolle der
Frauen beruht größtenteils
auf Informationen, die von
Dr. Lesley Hall zusammen-
gestellt wurden, der wir dafür besonders danken
möchten.

**Medical Women's
Federation,** London

**OrthoPrep, Limited,**
Gloucestershire

**David R. S. Pearson**
Bibliothekar am Wellcome
Institute for the History of
Medicine

**The Wellcome Institute
Library**, London, und
dessen Mitarbeitern, die uns
tatkräftig unterstützten.

*Der Originalverlag dankt folgenden Personen und Institutionen für
die Genehmigung, Bilder und Fotografien abzudrucken:*

Ägyptisches Museum, Kairo 20–21
AKG, London 2, 5, 11, 22–23, 24–25, 26–27, 32–33
Amsterdam Historisch Museum, Niederlande 30–31
Antiquarium in der Residenz, München 22–23
Archäologisches Museum, Ankara, Türkei 20–21
Ashwell Editions 5, 34–35, 36
Bibliothèque Nationale, Paris 20–21, 24–25
Bibliothèque Royale Albert, Brüssel 24–25
Bodleian Library, Oxford 24–25
Bridgeman Art Library/Lauros-Giraudon 20–21, 22–23
The British Library, London 13, 24–25
British Museum, London 20–21
British School of Osteopathy, London 18
Collection William Helfand, New York 30–31, 32–33
Colorific 36
Corbis-Bettman 11, 34–35
Dr. Jeremy Burgess 26–27
E.T. Archive 5, 8, 14, 15, 22–23, 26–27, 32–33
Fratelli Fabbri, Mila 24–25
Gemälde-Galerie, Berlin 24–25
Indian Museum, Calcutta 20–21
Jefferson Medical College, Philadelphia, USA 7
Kupferstichkabinett, Staatliche Museen
    Preußischer Kulturbesitz, Berlin 26–27
Library of Congress, Washington D. C. 12
London College of Physicians 28–29
Mary Evans Picture Library, London 11, 17, 22–23, 24–25
Musée des Antiquités Nationales, St.-Germain-en-Laye 22–23
Musée du Louvre, Paris 20–21
Museo del Prado, Madrid 6
Museo Ostiense, Ostia 5, 22–23
National Library of Medicine, Bethesda, USA 30–31, 61
New York Academy of Medicine 28–29, 30–31, 34–35, 61
Nobelstiftung 5, 34–35, 36, 54–59, 61
Peabody Museum, Harvard University, Cambridge, USA 20–21
Peter Newark's Pictures 30–31
Playne Photographic 5, 10, 11, 12, 14, 15, 16, 18, 20–21, 22–23,
    24–25, 26–27, 28–29, 30–31, 32–33, 34–35, 36, 60, Vorsätze
The Royal College of Physicians, London 28–29
The Royal College of Surgeons, London 30–31
Sammlung Putti Instituto Rizzoli, Bologna 24–25
The Science Photo Library, London 5, 30–31, 36
Semmelweiss Museum of Medical History, Budapest 30–31
Solo Syndication 36
The Stock Market, London 3, 5, 9, 34–35, 36, 53
The Wellcome Trust, London 5, 10, 11, 13, 16, 20–21, 22–23,
    24–25, 26–27, 28–29, 30–31, 32–33, 34–35, 36, 60
The Windsor Castle Royal Library, Großbritannien 5, 26–27
World Health Organisation, Genf 20–21
World Wide Photos, New York 61

# INHALT

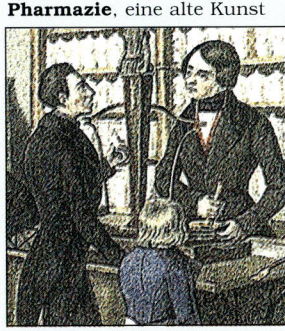
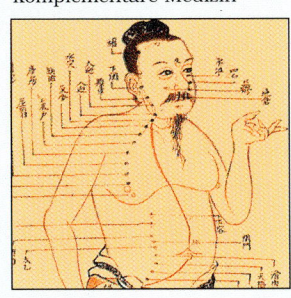
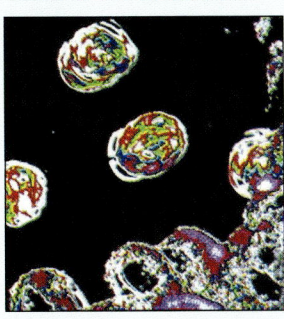
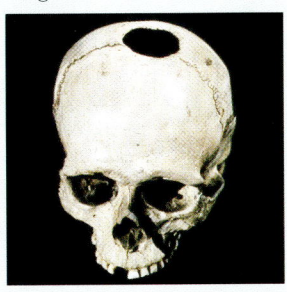
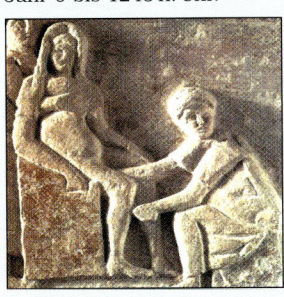
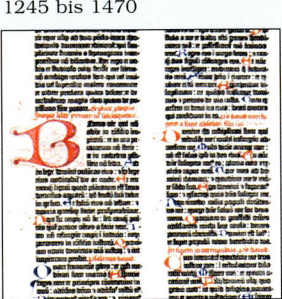
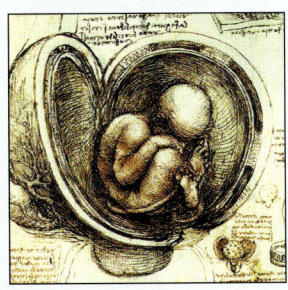
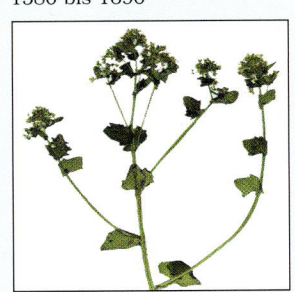
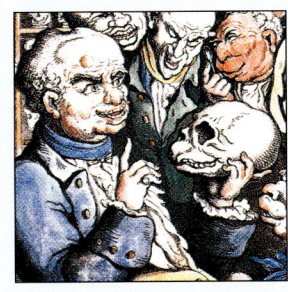
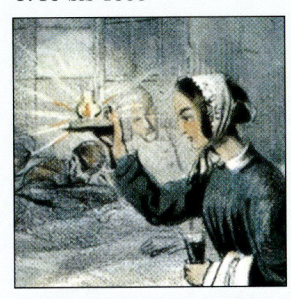
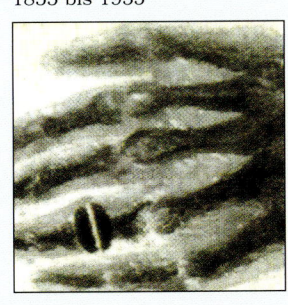
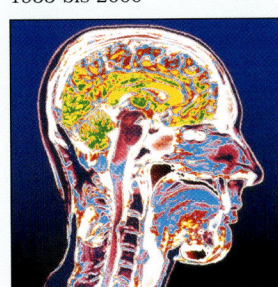
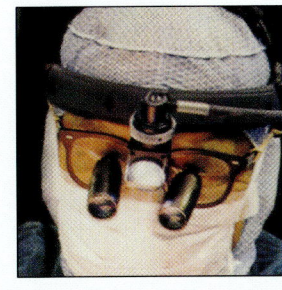
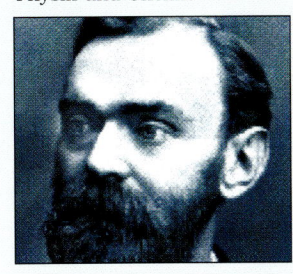
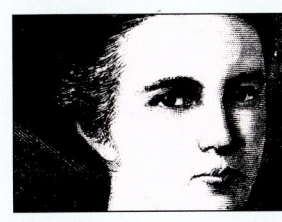

# EINLEITUNG

von Roy Porter, Professor für Sozialgeschichte der Medizin am Wellcome Institute for the History of Medicine

Im Rückblick auf die Entwicklung der Menschheit scheint kaum etwas die Geschichte mehr beeinflußt zu haben als Krankheiten. Es besteht eine enge Beziehung zu mikroskopisch kleinen Krankheitserregern aller Art, die eine ernste Gefährdung für unsere Gesundheit darstellen. Aber auch die Zivilisation beeinträchtigte die Gesundheit des Menschen, denn sie brachte eine Vielzahl neuer Krankheiten hervor, die mit Siedlungsweise, Landwirtschaft und Haustierhaltung verbunden sind.

Viele der gefährlichsten Krankheiten entstanden aus der Nähe zu den Tieren. Rinder sorgten für die Ausbreitung von Tuberkulose und Virenerkrankungen wie Pocken. Schweine und Enten übertrugen die Influenza auf den Menschen, während er Pferden Rhinoviren und damit Erkältungskrankheiten verdankt. Masern – an denen noch immer jährlich 1 Mio. Kinder sterben – sind eine Folge der Staupe, die von Hunden oder Rindern übertragen wird. Katzen, Hunde, Enten, Hühner, Mäuse, Ratten und Reptilien können Wirte von Bakterien sein, die bei Menschen verschiedene Infektionen wie Keuchhusten oder Diphterie verursachen. Derzeit erinnert die Diskussion über den Zusammenhang zwischen der Rinderseuche BSE und der Creutzfeld-Jacob-Krankheit daran, wie anfällig Menschen seit jeher für Infektionskrankheiten sind, die von Tieren übertragen werden.

Auch die Stadt, die Wiege der Zivilisation, erwies sich als Krankheitsherd. Während der Renaissance grassierten in den Städten Europas Typhus, Fleckfieber und Pest. In den Industriestädten des 19. Jh. gedieh die Tuberkulose, die »weiße Pest«. Zur Zeit der Jäger und Sammler spielten Krankheiten noch keine große Rolle, doch im Gefolge der Bevölkerungsexplosion in den vergangenen 10 000 Jahren spielten Epi- und Pandemien eine zunehmend wichtigere Rolle.

Viele historische Wendepunkte wurden weniger durch die Pläne von Menschen herbeigeführt, sondern durch Mikroorganismen. So war der Zusammenbruch des Feudalsystems im Mittelalter zum großen Teil eine Folge der verheerenden Pestepidemien, die damals Europa heimsuchten. In den 1340er Jahren fiel dem Schwarzen Tod rund ein Drittel der Bevölkerung Europas zum Opfer, eine Katastrophe von unvorstellbaren Ausmaßen, die heute allenfalls durch einen Atomkrieg verursacht werden könnte.

Ein weiteres Beispiel ist die Eroberung der Neuen Welt durch die Europäer im Anschluß an die Atlantiküberquerung von Columbus, der 1492 einen Seeweg nach Indien gefunden zu haben glaubte. Der Sieg der *Conquistadores* war weniger ihren Gewehren oder ihrem taktischen Geschick zu verdanken, als vielmehr der Tatsache, daß sie Krankheitserreger mitbrachten, gegen die sie selbst einigermaßen immun waren, die Bewohner der Neuen Welt jedoch nicht. Bis 1600 starben schätzungsweise 90 %

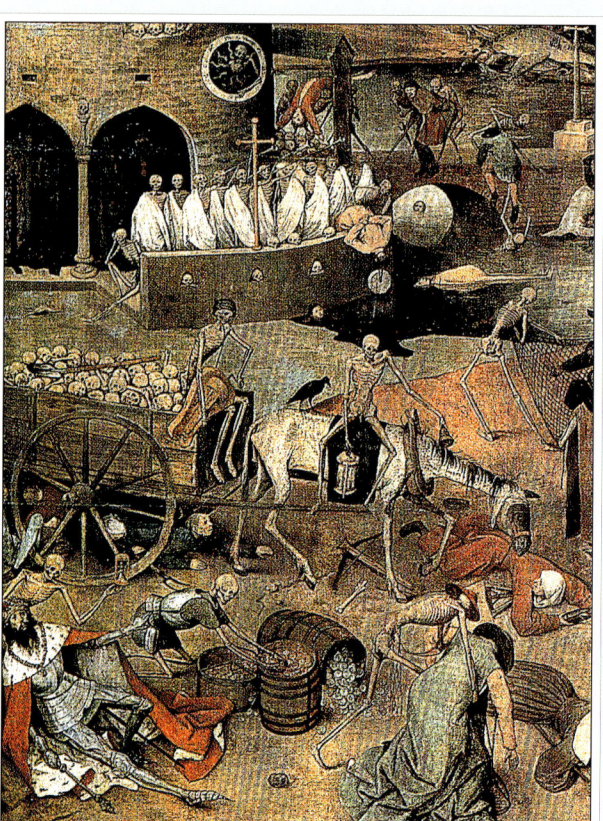

der amerikanischen Indianer durch Seuchen und Epidemien, was einen weitgehenden Zerfall ihres sozialen Gefüges zur Folge hatte. Die Neue Welt wurde also vielmehr durch eingeschleppte Krankheiten als durch militärische Stärke in die Knie gezwungen. Ironischerweise brachten Columbus' Männer selbst eine Krankheit mit zurück in die Heimat – die Syphilis, die sich zur Geißel Europas entwickelte.

Krankheiten kommt in der menschlichen Geschichte eine wichtige Rolle zu, die jedoch von vielen Historikern ignoriert oder heruntergespielt wird. Die Menschen versuchten natürlich, sich zu wehren und Krankheiten vorzubeugen oder sie zu besiegen, und bedienten sich dazu verschiedener Mittel, der Religion und der Magie, in erster Linie aber der Medizin. Seit dem Beginn historischer Überlieferungen wird Heilkunst praktiziert. Es gibt archäologische Belege, daß schon um 3000 v. Chr. in so unterschiedlichen Regionen wie Frankreich, Südamerika und dem Pazifik Trepanationen vorgenommen wurden, bei denen man mittels eines Feuersteins ein kleines Loch in die Schädeldecke schlug, vermutlich um böse Geister entweichen zu lassen. Die ältesten schriftlichen Berichte über Medizin als Heilkunst stammen aus Mesopotamien und Ägypten. Als wissenschaftliche Disziplin entwickelte sie sich in der griechischen Hochkultur ab 500 v. Chr. im östlichen Mittelmeerraum. Hippokrates, der »Vater der Medizin«, war ein älterer Zeitgenosse Platos.

kranken Körpers. Zunächst trugen diese Fortschritte jedoch nur wenig zur Genesung der Kranken bei. Erst in jüngster Zeit haben Wissenschaftler und Ärzte Fertigkeiten, Instrumente, Techniken und Medikamente entwickelt, die zuverlässig Leben retten. Manche traditionellen Behandlungsmethoden, wie z. B. der Aderlaß, schadeten wahrschein-

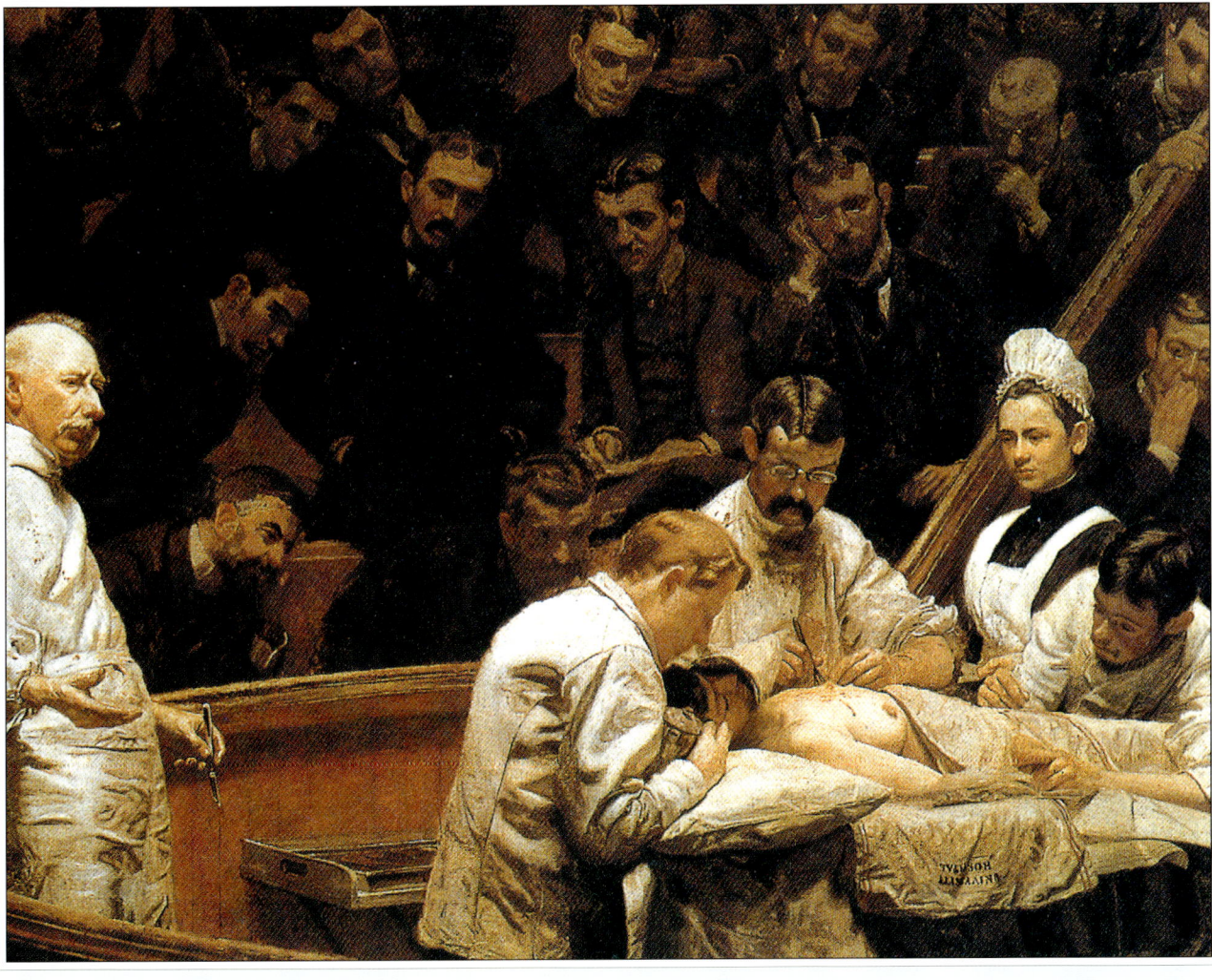

*Abb. links außen: Ausschnitt aus »Der Triumph des Todes« von Pieter Brueghel dem Älteren*

*Abb. links: Operationstheater (das heißt ein Operationshörsaal, von lat. theatrum anatomicum) am Jefferson Medical College in Philadelphia. Vor den Augen von Studenten demonstrieren Dr. Hayes Agnew und seine Helfer um 1870 eine Operation.*

Die Zeittafeln in diesem Buch, auf denen die Geschichte der Krankheiten der Entwicklung der Medizin gegenübergestellt werden, zeigen deutlich, daß der Kampf lange ungleich war. Die Krankheiten wüteten, während die Medizin jahrtausendelang kaum imstande war, das Leben der Kranken zu retten oder die Krankheiten und ihre Ursachen wirklich zu verstehen.

Während der längsten Zeit der Menschheitsgeschichte war die Entwicklung der Medizin durch sehr langsame Fortschritte in der Erforschung der Krankheitsursachen und eine lediglich partielle Verbesserung der Heilmethoden gekennzeichnet. Erst das Aufkommen der Anatomie, der Physiologie und der Pathologie im Anschluß an die Renaissance führte zu bahnbrechenden neuen Erkenntnissen über die Funktionsweise des gesunden und des

lich mehr, als sie halfen. Oft wurde behauptet – und nicht ganz zu Unrecht –, erst ab 1900 habe ein Arztbesuch bei Patienten wirklich zur Verbesserung des Gesundheitszustands geführt. In der Chirurgie etwa war es seit Ende des 19. Jh. möglich, aufwendige Eingriffe wie das Öffnen von Bauch oder Brustkorb durchzuführen. Bis dahin war sogar der Versuch, komplizierte Brüche zu richten, gefährlich, weil es zu tödlichen Infektionen kommen konnte. Erst im 20. Jh. wurden Medikamente entwickelt, die Krankheiten wirksam und nachhaltig bekämpften – die ersten Schwefel-Medikamente in den 30er Jahren und die Antibiotika, die nach dem Zweiten Weltkrieg aufkamen. Die Darstellung auf den nachfolgenden Zeittafeln zeigt, wie ungleich die Auseinandersetzung zwischen Mikrobe und Mensch in der Geschichte die meiste Zeit war.

*Wie die Tafeln zeigen, löste in der Medizin jede Entwicklung in einer Art (nicht geplanter) Kettenreaktion eine andere aus.*

Aus den Zeittafeln wird auch auf den ersten Blick ersichtlich, wie komplex die Medizin ist. Es gibt Disziplinen – etwa die Mathematik oder die theoretische Physik –, in denen wissenschaftlicher Fortschritt das Ergebnis der Intuition oder erfolgreicher Experimente einer kleinen Elite von Genies ist, die oft mit ihrem Kopf arbeiten. In der Medizin jedoch ist das anders. Sie erfordert das Zusammenwirken unterschiedlichster Berufsgruppen, ihrer Aktivitäten und Fertigkeiten sowie die Verbindung theoretischen Wissens mit praktischen Fähigkeiten.

Die Medizinerausbildung wurde umgestaltet, um den neuen Anforderungen zu genügen und Quacksalberei auszuschalten. Auch die Krankenpflege wurde professionalisiert. Es entstand ein System der Gesundheitsversorgung, um »Schmutzkrankheiten«, die sich in den Industriestädten ausgebreitet hatten, unter Kontrolle zu bekommen. Nicht zuletzt griff der Staat immer stärker ein, indem er Vorbeugemaßnahmen förderte und die Behandlung der Kranken finanzierte. Erst all diese Faktoren zusammen ermöglichten den rasanten medizinischen Fortschritt.

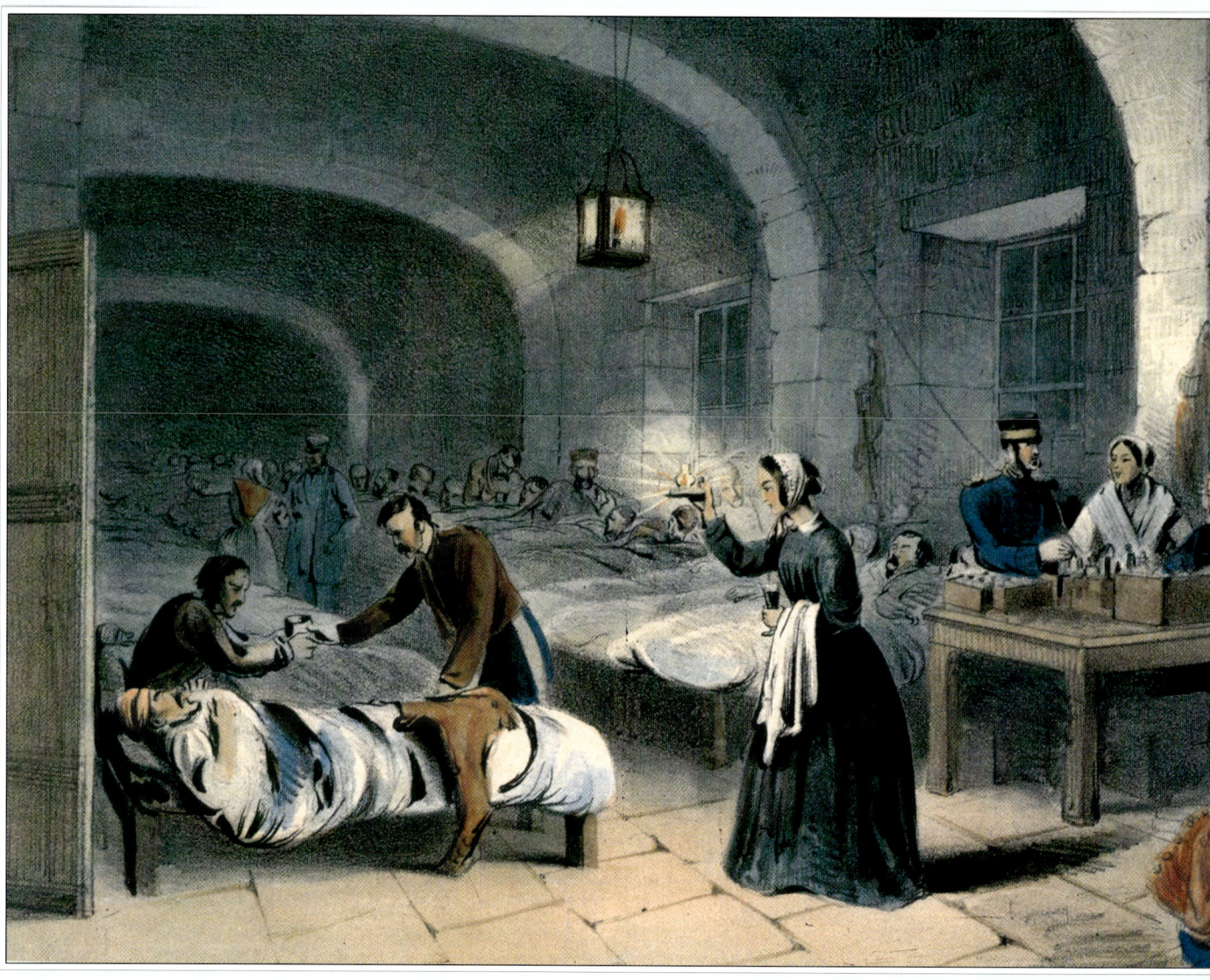

*Florence Nightingale auf ihrem Rundgang im Feldlazarett in Scutari. Sie verringerte im Krimkrieg die Sterberate im Lazarett von 42 auf 2 Prozent.*

*Aus den Zeittafeln wird auch auf den ersten Blick ersichtlich, wie komplex die Medizin ist.*

Die Fortschritte in der viktorianischen Ära etwa beruhten auf einer Verkettung mehrerer Entwicklungen. Die Krankenhäuser wandelten sich zu Einrichtungen, in denen Kranke behandelt und gleichzeitig Studenten ausgebildet werden konnten und wo eine systematische Erforschung der Krankheiten möglich war (auch durch Obduktionen). Die Universitäten wurden reformiert und zu Zentren neuer Basiswissenschaften – Biologie, Chemie und Mikroskopie – und jene spezialisierten Labore aufgebaut, in denen es später zu vielen Entdeckungen kam.

Wie die Tafeln zeigen, löste in der Medizin jede Entwicklung in einer Art (nicht geplanter) Kettenreaktion eine andere aus. Etwa in der Chirurgie: Bis ins 19. Jh. litt die »Schneidekunst« v. a. unter zwei Problemen – den Schmerzen und der Infektionsgefahr. Doch um 1800 experimentierte der Chemiker Humphrey Davy mit Distickstoffmonoxid (Lachgas) und entdeckte dabei dessen anästhetisierende Eigenschaft. In der nächsten Generation probierte man das Gas, neben Äther und Chloroform, in Amerika aus. Im Dezember 1846 wurde Äther auch in Paris und London zu chirurgischen Zwecken eingesetzt. Nachdem der aus Schottland stammende Arzt Robert Liston einem Patienten unter Äther einen Oberschenkel amputiert hatte, verkündete er: »Dieses Yankee-Wundermittel schlägt den Mesmerismus um Längen.« – »Wir haben die Schmerzen besiegt!« jubelten die Zeitungen. Als entscheidend erwies sich der 7. April 1853: Königin Victoria ließ sich vor der Geburt Prinz Leopolds Chloroform geben. »Die Wirkung war wohltuend, beruhigend und über die Maßen angenehm«, notierte sie in ihrem Tagebuch.

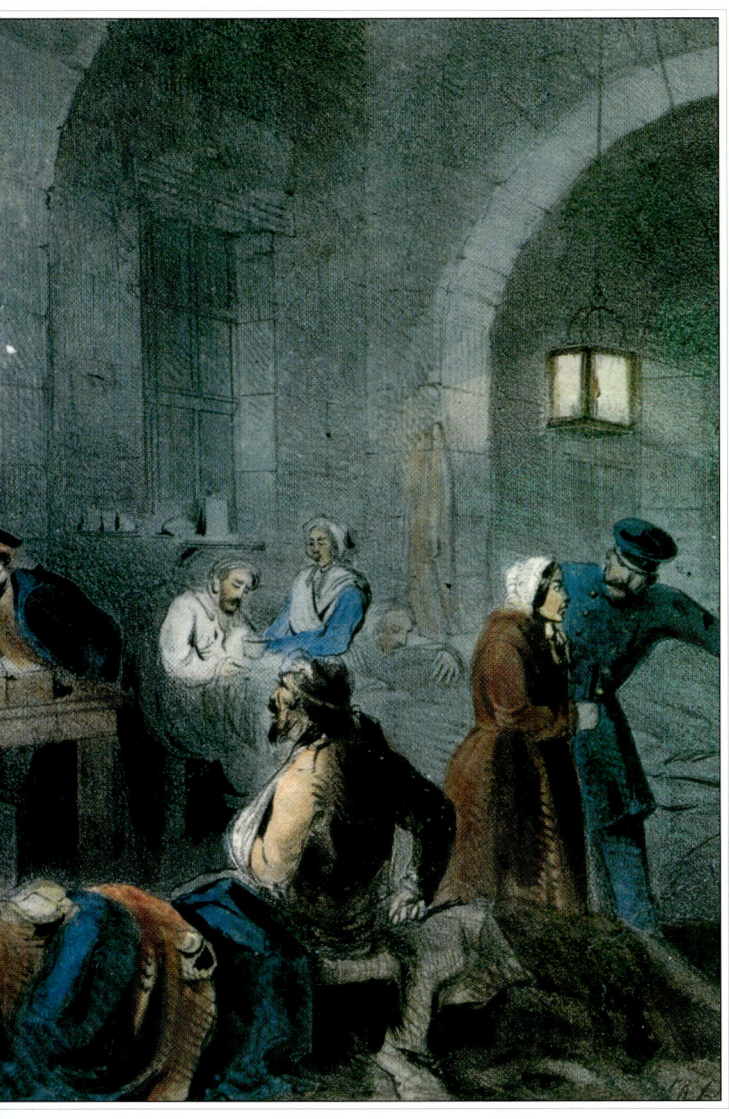

Unterdessen erkannten die Mikroskopologen den Zusammenhang zwischen Entzündungen, Infektionen sowie Fäulnis und den Mikroorganismen, die unter ihren Linsen umherwimmelten. Sie erklärten den Chirurgen, weshalb so viele ihrer Patienten an postoperativer Sepsis starben. In den 1860er Jahren entwickelte Joseph Lister in Glasgow wirksame Antiseptika. In der Folge war es möglich, den Körper zu öffnen – nicht schmerzlos, aber sicher.

Daraus wird deutlich, daß die Medizin ein komplexes Puzzle ist, in dem alles zusammenhängt. Hi-

storisch waren die Zusammenhänge häufig kompliziert, versteckt und nicht vorhersehbar. Durch die Darstellung auf Zeittafeln werden diese Zusammenhänge auf den ersten Blick sichtbar. Auch die zeitliche Dimension wird klar: der breite Strom der biologischen Evolution, todbringende Pandemien, grundlegender sozialer Wandel sowie die Rolle einzelner Pioniere, von Hippokrates über Vesalius und Pasteur bis zu den Ärzten und Wissenschaftlern unserer Tage.

Die Medizin kann auf eine bedeutsame Geschichte des Kampfes gegen den Tod zurückblicken. Den Sieg hat sie dennoch nicht errungen. Jahrtau-

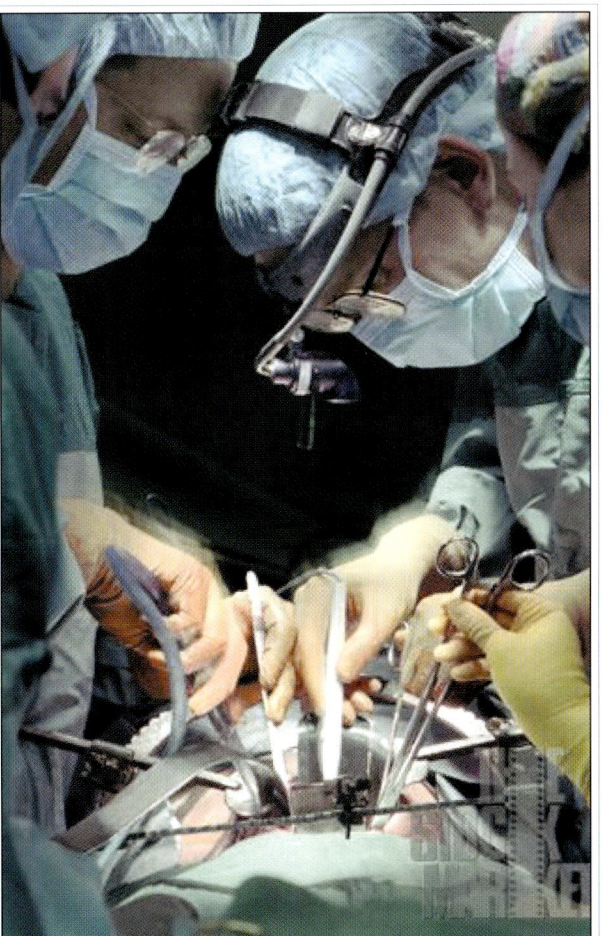

sendelang war die Krankheit unangefochten, und es wäre vermessen und kurzsichtig – trotz der gewaltigen Errungenschaften der modernen Medizin –, zu glauben, dies habe sich inzwischen unwiderruflich verändert. Die Evolutionstheorie besagt, daß der Stärkste und am besten Angepaßte überlebt. Bakterien und Viren wissen zu überleben. Die Entwicklung der Medizin ist ein fortwährender Kampf.

**Roy S. Porter,** MA, PhD, FBA, Hon.FRCP
Professor für Sozialgeschichte der Medizin
The Wellcome Institute for the History of Medicine
London, im Juli 1999

*Durch die Darstellung auf Zeittafeln werden diese Zusammenhänge auf den ersten Blick sichtbar. Auch die zeitliche Dimension wird klar: der breite Strom der biologischen Evolution, todbringende Pandemien, grundlegender sozialer Wandel sowie die Rolle einzelner Pioniere, von Hippokrates über Vesalius und Pasteur bis zu den Ärzten und Wissenschaftlern unserer Tage.*

*Die moderne Chirurgie baut auf dem Wissen von Jahrhunderten auf und hat in den letzten Jahren erstaunliche Fortschritte erzielt – aber Krankheiten sind noch immer allgegenwärtig.*

# SEUCHEN

## UND EPIDEMIEN

*Rechts: Die Vorstellung, daß ein Impfstoff aus Kuhpocken gewonnen werden könnte, verursachte anfänglich Ängste, sorgte aber auch für Belustigung, wie diese zeitgenössische Karikatur zeigt.*

*Spinalonga, die Lepra-Insel bei Kreta*

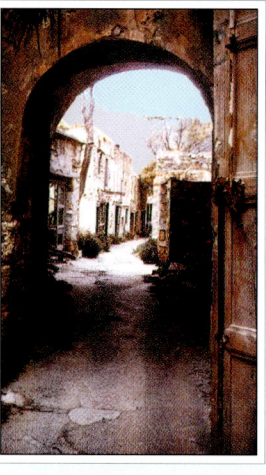

Wir wissen nicht genau, welche Krankheiten die Menschen in prähistorischen Zeiten plagten, aber seit dem Beginn geschichtlicher Aufzeichnungen wird über alle Krankheiten, denen größere Teile der Bevölkerung zum Opfer fielen, ausführlich berichtet.

Die Muster wandelten sich – jede Zeit und jede Gesellschaft hatte mit eigenen Unzulänglichkeiten der Sozialstruktur, der Hygiene und mit Unkenntnis auf bestimmten Gebieten zu kämpfen. Doch Prävention und Heilung entwickelten sich nicht Hand in Hand mit dem Erkenntniszuwachs. Und als die Behandlungsmethoden verbessert wurden und man einige Krankheiten unter Kontrolle bekam, entstanden neue, die den Wissenschaftlern neue Rätsel aufgaben.

Unzählige Krankheiten haben die Menschheit im Lauf der Geschichte heimgesucht. Im Rahmen dieses Kapitels können wir nur einige herausgreifen. In der Bibliographie jedoch findet sich weiterführende Literatur.

### Lepra

Der Lepra verursachende Hansen-Bazillus wurde erst 1873 entdeckt, hatte aber schon immer Erkrankungen und Angst vor Infektionen hervorgerufen. Bereits um 600 v. Chr. berichtete man in Indien von dieser Krankheit. Die Bibel spricht von Lepra als einer Form von »Unreinheit«, die wahrscheinlich nichts mit der eigentlichen Krankheit zu tun hat. Ein Übersetzungsfehler führte zum Begriff *Elephantiasis graecorum*, die als *Lepra arabum* bekannt wurde. Doch die Araber verstanden unter Elephantiasis eine andere Krankheit.

Manche Theorien gehen davon aus, die Lepra sei von den Kreuzrittern aus dem Orient nach Europa zurückgebracht worden; sicher ist jedoch nur, daß die Lepra im gesamten Mittelalter sehr weit verbreitet war. Heilung erhoffte man sich v. a. von der Geistlichkeit.

Trotzdem wurden die Kranken isoliert, und ungefähr ab dem Jahr 1000 schloß man die sogenannten Aussätzigen rigoros aus der Gesellschaft aus. Noch in jüngerer Zeit wurden Lepra-Kranke vom normalen Leben abgeschnitten. So brachte man bis 1957 in Griechenland Lepra-Kranke nach Spinalonga, eine kleine Insel vor Kreta.

Aus vielerlei Gründen ging die Lepra im Mittelalter allmählich zurück. Dem Norweger Armauer Hansen gelang es 1873, den Lepra-Bazillus zu isolieren. 1893 fand in Berlin die erste internationale Lepra-Konferenz statt, und 1921 richteten die Briten in Indien 90 Leprastationen ein.

Heute behandelt man Lepra mit Chemotherapie, und die Krankheit führt nicht mehr unabänderlich zu Entstellungen und einem langsamen, qualvollen Tod.

### Pocken

Möglicherweise gab es die Pocken bereits um 10 000 v. Chr., und auch im Alten Ägypten scheinen sie aufgetreten zu sein. Die Mumie Ramses' V. (von 1160 v. Chr.) weist typische Pockennarben auf. Im 10. Jh. beschrieb der persische Arzt Rhazes die Krankheit in Abgrenzung von den Masern.

1693/94 wurde Europa von einer verheerenden Pockenepidemie heimgesucht, der auch die englische Königin Maria zum Opfer fiel. In Neuengland dezimierte die Krankheit die Indianerstämme stark.

Die Chinesen entwickelten eine Art Impfung: Sie injizierten Eiter von nicht allzu schwer Erkrankten durch Anritzen der Haut gesunden Personen. Die Türken kannten eine ähnliche Technik, die von Lady Mary Wortley Montagu (der Frau des britischen Botschafters im frühen 18. Jh.) beschrieben wurde. Durch sie gelangte die Idee nach England, wo man mit Impfungen zu experimentieren begann – was für die ersten »Versuchskaninchen« nicht ungefährlich war: Man nahm lebende Viren von leicht erkrankten Patienten, die aber trotzdem ansteckend sein konnten.

1798 wurde die Technik durch den englischen Arzt Edward Jenner verbessert, der entdeckt hatte, daß Melkerinnen, die sich Kuhpocken zu-

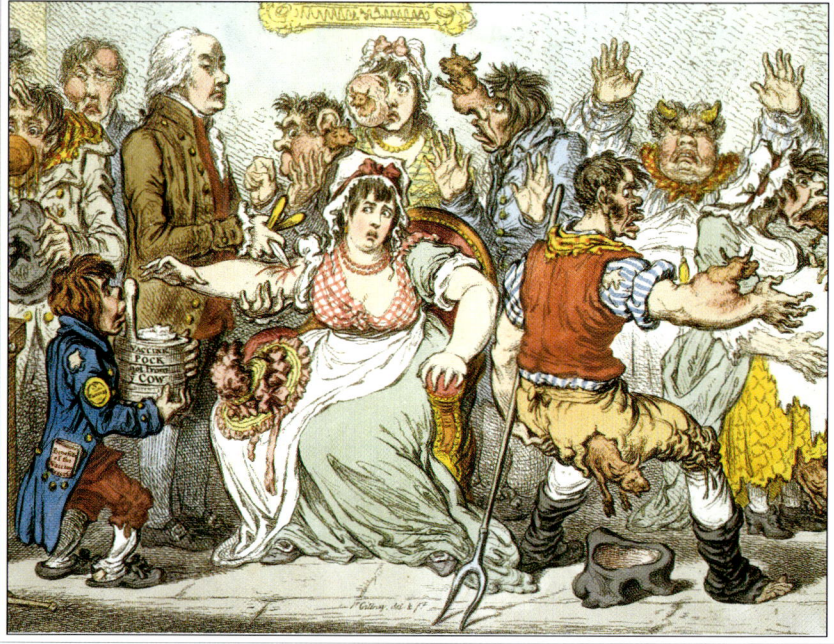

gezogen hatten, gegen die tödlichen Pocken immun geworden waren. Auf der Grundlage von Kuhpocken entwickelte er eine Schutzimpfung, die zu einer starken Eindämmung der Pockenfälle in Großbritannien führte.

Noch 1967 stellten die Pocken eine ernste Bedrohung dar, aber durch großangelegte Schutzimpfungen in allen Teilen der Welt verloren sie an Bedeutung. 1980 erklärte die Weltgesundheitsorganisation (WHO), daß sie vollständig verschwunden seien.

### Pest

Eine von Ratten übertragene Pest soll erstmals im Grenzgebiet zwischen Indien und China im Himalaya aufgetreten sein. Zwischen 165 und 180 n. Chr. suchte die Pest das Römische Reich heim. Vermutlich handelte es sich dabei aber um eine Mischung verschiedener Krankheiten, die Soldaten aus Mesopotamien nach Italien eingeschleppt hatten. Manche Quellen behaupten, es seien v. a. Pokken gewesen. Zwischen 251 und 266 trat eine zweite, von Masern begleitete Pestwelle auf. Zeitweise sollen in Rom täglich bis zu 5000 Menschen gestorben sein.

542 suchte die Pest das Oströmische Reich heim. Bei den Kranken traten Beulen von der Größe eines Eis oder eines Apfels und geschwollene Lymphknoten auf. Prokop berichtet daß die Seuche in Konstantinopel täglich 10 000 Opfer forderte.

Die Beulenpest verbreitete sich in der gesamten mittelalterlichen Welt, zunächst übertragen durch Flöhe, später durch Hausratten, die sich v. a. über Schiffe ausbreiteten. Eine Form der Pest kann aber auch durch Tröpfcheninfektion von einem Menschen zum anderen übertragen werden (durch Bakterien beim Husten oder Niesen). Aufgrund ihrer Symptome – dunkle, geschwollene Lymphknoten – oder da die Farbe Schwarz mit Angst und Schrecken in Verbindung gebracht wird, bezeichnete man die Krankheit als »Schwarzen Tod«. Die Pest wütete von 1347 bis 1351 und forderte rund 75 Mio. Opfer – zwischen 25 und 50 % der Bevölkerung in den betroffenen Gebieten Europas und des Nahen Ostens.

1377 führten die Venezianer die Quarantäne ein: Schiffe mußten 40 Tage warten (ital. *quaranta* = 40), ehe sie ihre Ladung löschen durften.

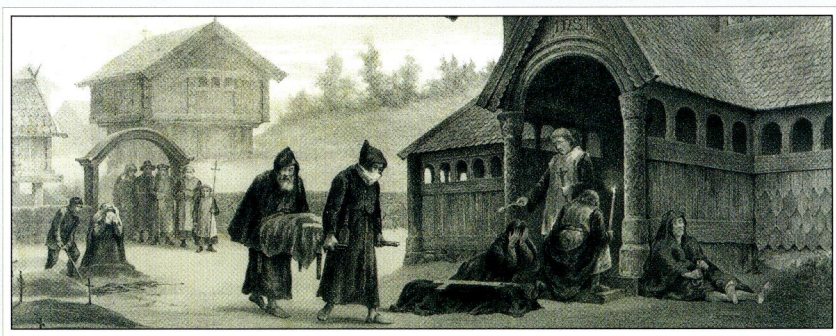

Im 15., 16. und 17. Jh. kam es in Europa immer wieder zu Epidemien. Nach der ersten großen Welle war die Seuche regional endemisch (dauerhaft vorhanden). 1664 traten in London die ersten Fälle der nächsten großen Epidemie auf, die 1665 ihren Höhepunkt erreichte. Insgesamt fielen ihr 15 % der Bevölkerung Londons (rund 80 000 Menschen) zum Opfer. Viele flohen aus der Stadt, obwohl sie damit riskierten, die Seuche weiterzuverbreiten. Die Toten wurden täglich eingesammelt und in Karren zu Massengräbern vor den Toren der Stadt transportiert.

Die Pest breitete sich zunächst über weite Landstriche in Europa aus, dann aber schien ihre Virulenz nachzulassen. Wahrscheinlich hatte sich die Seuche »totgelaufen«, d. h., es hatte sich eine weitgehende Immunität gegen die Bakterien ausgebildet. Jedenfalls entspannte sich die Situation in ganz Europa.

Ende des 18. Jh. stellten die Chinesen einen Zusammenhang zwischen der Pest und dem vermehrten Auftauchen sterbender Ratten her. Dennoch bleibt das Auftreten und Verschwinden der Pest ungeklärt und läßt sich vielleicht auf Veränderungen der Handelsrouten und der Rattenpopulation zurückführen. Mehrere Pestfälle im 20. Jh. deuten jedoch darauf hin, daß sich die Seuche nur im »Wartezustand« befinden könnte!

## Cholera

Ursprünglich gab es die Cholera nur in Asien, und noch heute kommt es jährlich in Indien zu Epidemien. Die Krankheit wurde 1627 von Jacobus Bontius in Holländisch-Ostindien erforscht und 1642 beschrieben.

Zuerst verbreitete sie sich von Indien nach China und drang von dort 1669 in die westliche Welt vor. Hier grassierte sie in den folgenden zwei Jahrhunderten v. a. in den Industriestädten, die durch Überbevölkerung und schlechte sanitäre Verhältnisse ideale Bedingungen boten. 1831/32 fielen der Cholera weltweit viele tausend Menschen zum Opfer. 1849/50 starben 50 000 an der Seuche. 1836 bis 1838 erreichte sie die USA, wo sie während des Bürgerkriegs (1861–65) rund 50 000 Todesopfer forderte.

Der Anästhesist John Snow bemerkte während einer Epidemie 1854 in Soho, daß die meisten Fälle in der Nähe eines Brunnens auftraten. Brauereiarbeiter, die nur selten Wasser tranken, oder Leute, die ihr Wasser aus anderen Brunnen holten, blieben verschont. Er sorgte dafür,

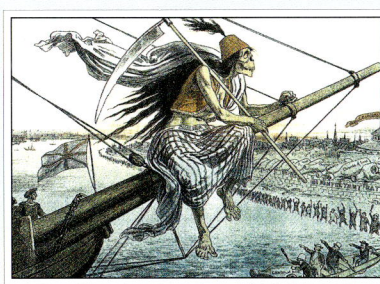

daß der Brunnen geschlossen wurde, und stoppte die Epidemie. So bewies er, daß sich die Krankheit durch verunreinigtes Trinkwasser verbreitete.

Heute ist Cholera dank besserer sanitärer Verhältnisse und der Reinigung von Trinkwasser weitgehend unter Kontrolle; im Fernen Osten und in Gebieten mit sehr schlechten Lebensbedingungen tritt sie aber noch immer regelmäßig auf.

## Typhus

Typhus ruft Symptome hervor, die nicht nur bei dieser Krankheit auftreten. Daher ist es schwierig, ihre Geschichte zu verfolgen. Sie gehört zu den Salmonellen-Erkrankungen, befällt ausschließlich Menschen und wird meist durch verschmutztes Wasser sowie bei schlechten sanitären Verhältnissen übertragen.

Noch im 18. Jh. glaubte man, daß Typhus und viele andere Krankheiten durch Schmutz und giftige Luft hervorgerufen würden. William Budd erkannte 1839, daß Typhus zwar mit den sanitären Verhältnissen zu tun hat, aber nicht »in der Luft« liege, sondern eine ansteckende Erkrankung sei, die von einem Menschen zum anderen übertragen werde. Als er 1874 erkrankte Studenten untersuchte, die alle denselben Brunnen benutzt hatten, konnte er seine Theorie erhärten. Er unterschied außerdem erstmals Typhus von Fleckfieber, das von Läusen übertragen wird.

1901 entdeckte Robert Koch, daß Typhus durch scheinbar Gesunde übertragen werden kann. Dazu gehörte auch »Typhus-Mary«, eine Kö-

chin auf Long Island, die drei Jahre inhaftiert wurde, um zu verhindern, daß sie weiter mit der Öffentlichkeit in Kontakt kam. Sie soll mindestens 47 Erkrankungen, von denen drei tödlich verliefen, verursacht haben.

Im Ersten Weltkrieg schützte man die Soldaten, die meist unter schlimmen Bedingungen lebten, durch Impfungen. Dank moderner Antibiotika und verbesserter hygienischer Verhältnisse ist die Krankheit in den Industrieländern heute weitgehend verschwunden, aber weltweit zählt man jährlich noch immer rund 15 Mio. Erkrankungen und 1 Mio. Todesfälle.

Im Jahr 1900 starben in den USA 30 von 100 000 Menschen an Typhus, 1960 war die Gesamtzahl der Todesfälle auf 21 gesunken.

## Tuberkulose

Bis zur Erfindung der Pasteurisierung wurde Tbc auch durch verseuchte Milch auf Menschen übertragen. In der Regel werden die Bazillen aber durch Tröpfcheninfektion direkt von Mensch zu Mensch weitergegeben.

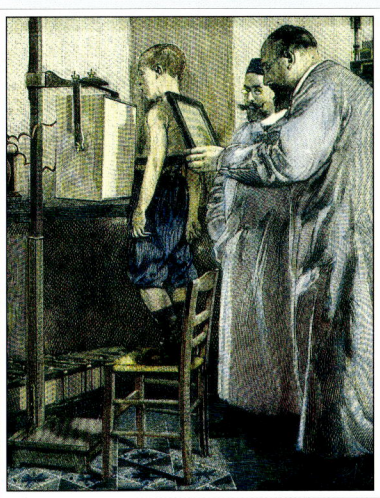

»Scrofula«, das neben Tbc jedoch noch eine Reihe weiterer mit Drüsenschwellungen einhergehende Erkrankungen bezeichnete, galt als »Königsübel«, da man glaubte, es ließe sich durch königliche Berührung heilen.

Berichten zufolge litt im 19. Jh. ein großer Teil der englischen Bevölkerung, darunter viele Kinder, unter der Krankheit, aber nur wenige starben an der durch Rinder übertragenen Infektion. Tödlich war dagegen die im 18. und 19. Jh. weitverbreitete Lungen-Tbc, die sog. Schwindsucht. Die Sterberate lag sehr hoch, und im 19. Jh. entwickelte sich Tuberkulose zur Haupttodesursache in den Städten Europas und Amerikas.

In den 1880er Jahren identifizierte der Bakteriologe Robert Koch den Bazillus, aber erst in den 1920er Jahren wurde die BCG-Impfung gegen Tuberkulose in größerem Umfang durchgeführt.

Schutzimpfungen und bessere Hygiene haben die Krankheit in den

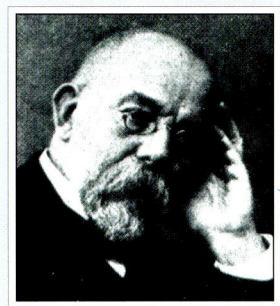

Der Bakteriologe Robert Koch fand heraus, daß auch scheinbar gesunde Menschen Infektionskrankheiten übertragen können. Ein Beispiel dafür war »Typhus-Mary« (unten), die mindestens 47 Leute ansteckte, von denen drei starben.

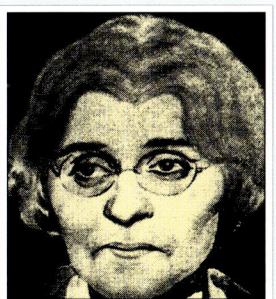

Industrieländern stark zurückgedrängt, aber sie ist noch immer eine Begleiterscheinung der Armut und tritt immer wieder in Bevölkerungsgruppen oder Gebieten auf, in denen sie bisher unbekannt war. Aufgrund ihres geschwächten Immunsystems sind AIDS-Kranke besonders anfällig für Tbc.

### Syphilis

Syphilis bezeichnet eine Geschlechtskrankheit, bei der sich manchmal nur schwer feststellen läßt, welche konkrete Erkrankung damit gemeint ist.

In milderer Form gab es sie sicher schon vor 1492 in Europa, erst nach der Entdeckung Amerikas durch Columbus wurde sie plötzlich zur tödlichen Seuche. Vielleicht brachten die Seeleute einen Bakterienstamm mit nach Hause, der sich mit der europäischen Form kreuzte, oder der Krankheitserreger mutierte zu einer virulenteren Form. Jedenfalls kam es 1493/94 in Europa zu einer Syphilis-Epidemie, die sich ausweitete und bis 1530 andauerte und auch später immer wieder aufflammte.

*Die Landung von Christoph Columbus in Amerika machte den Weg für den Austausch von Krankheiten frei. Völker, die bisher bestimmte Krankheiten nicht gekannt hatten, waren besonders anfällig; nach der Ankunft der Spanier breiteten sich etwa in Mexiko und Brasilien die Masern aus.*

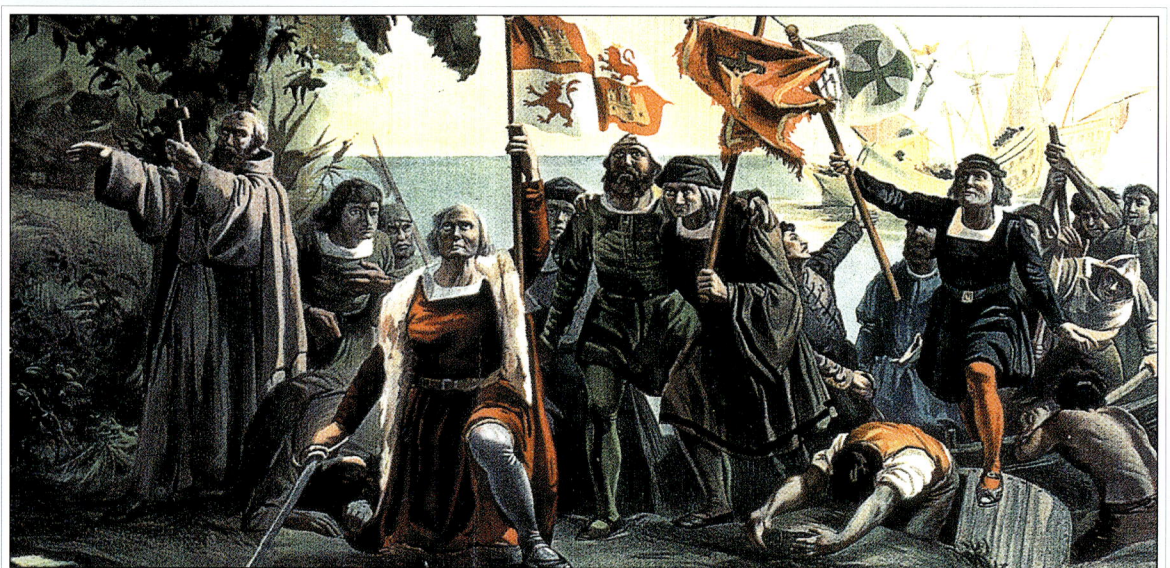

Die Krankheit wurde mit Quecksilber oder Guaiacum (dem Holz des Guajakbaums) behandelt und galt bis zum Ende des 18. Jh. weithin als Gottesstrafe für moralischen Verfall und Lasterhaftigkeit.

Dank Penicillin und anderen Antibiotika ging die Zahl der Syphilis-Toten seit den 1940er Jahren stark zurück, obwohl die Krankheit noch immer weitverbreitet ist.

### Grippe

Grippe oder Influenza, eine Viruskrankheit, ist sehr ansteckend, meist aber nur von kurzer Dauer und, sofern es zu keinen Komplikationen der Atemwege kommt, selten tödlich. Besonders anfällig sind Kinder und alte Leute, bei denen sich häufig begleitend Bronchitis oder Lungenentzün-

dung einstellen. Allerdings gab es auch Grippewellen, die sich zu weltweiten Pandemien auswuchsen und zahlreiche Todesopfer forderten. Hippokrates erwähnte im 5. Jh. v. Chr. eine Epidemie, bei der es sich um Grippe gehandelt haben könnte. 1610 trat eine Epidemie auf, die zweifelsfrei als Grippe beschrieben wurde.

1781/82 fegte die Russische Grippe von Asien über ganz Europa. 1889 folgte eine weitere Welle, die alle Kontinente erfaßte; in Europa fielen ihr 250 000 Menschen zum Opfer. Da sie sich so rasch ausbreitete, glaubten italienische Ärzte im 18. Jh., sie sei von den Sternen beeinflußt (ital. *influenzare*), worauf die Bezeichnung Influenza zurückgeht.

1918 wurde binnen eines Monats fast die gesamte nördliche Hemisphäre von einer Grippewelle erfaßt, die sich zu einer der tödlichsten Seuchen der Geschichte entwickelte. Jüngste Untersuchungen ergaben, daß im Verlauf weniger Monate rund 30 Mio. Menschen starben und bis zu 50 mal so viele erkrankten. In den USA starben 548 000 Menschen, in Indien 20 Mio. In einem einzigen Jahr for-

derte die Epidemie mehr Opfer als der Erste Weltkrieg.

In den 1930er Jahren gelang es dank der neuen Elektronenmikroskope, die verschiedenen Virenstämme zu fotografieren und besser zu unterscheiden, so daß Impfstoffe entwickelt werden konnten. 1957 nahm in China eine Epidemie der Asiengrippe ihren Anfang und ging um die ganze Welt. Sie gewann stetig an Virulenz und rief schwere Atemwegsprobleme hervor. Erst der massenhafte Einsatz von Grippe-Impfstoffen verminderte die Heftigkeit der Epidemie und senkte die Sterberate.

### Masern

Masern sind v. a. eine Kinderkrankheit, können aber auch in jedem anderen Alter auftreten. Die Krankheit

hat ganze Völker vernichtet, Kinder und Erwachsene fielen ihr gleichermaßen zum Opfer, etwa in Mexiko, auf Fidschi und in Alaska – alles Regionen, in denen sie bis dahin unbekannt gewesen war und daher auf besonders anfällige Opfer traf, von denen viele starben.

Überliefert sind Masern erst seit dem 10. Jh., als der persische Arzt Rhazes sie beschrieb. 100 Jahre später glaubte sein Landsmann Avicenna, der Ausschlag gehe auf das Menstruationsblut der Mutter zurück.

Im 16. und 17. Jh. gelang es, zwischen Masern und Scharlach zu unterscheiden, die zuvor oft verwechselt worden waren, weil man noch nicht »klinisch« an die Erkrankung heranging und da die Ärzte dazu neigten, die Menschen nach ihrer Anfälligkeit für Krankheiten zu kategorisieren, statt sich auf die Untersuchung spezifischer Symptome zu konzentrieren.

Im 19. Jh. forderten Masernepidemien in vielen Kolonien zahlreiche Todesopfer. Diese starben teils an der Krankheit, teils auch an den durch sie hervorgerufenen Komplikationen sowie an Erschöpfung und Hunger: Wenn ganze Siedlungen erkrankten, konnten Kinder, Alte und Kranke nicht mehr versorgt werden.

Während einer schweren Masernepidemie auf den Färöer-Inseln 1846, bei der 6100 der 7864 Inselbewohner erkrankten, untersuchte der dänische Arzt Peter Ludwig Panum das Krankheitsmuster. Dabei zeigte sich, daß das ansteckende, grippeähnliche Stadium schon vorüber war, wenn der typische Hautausschlag auftrat; eine Quarantäne war also unwirksam.

Da Masern stets auch eine Kriegskrankheit waren und sich durch Truppenbewegungen und das beengte Zusammenleben in den Lagern verbreiten, kamen die Militärärzte zu der Erkenntnis, daß – bis Impfstoffe zur Verfügung standen – der beste Schutz eine Infektion im Kindesalter war. Ein Impfstoff, den man aus veränderten lebenden Masernviren gewann, wird seit den 1960er Jahren in breitem Umfang eingesetzt. Er führte zu einer deutlichen Eindämmung der Krankheit und ihrer Komplikationen als Kinderkrankheit.

### Malaria

*Rechts:*
*Die Anopheles-Mücke. Das Weibchen überträgt durch seinen Stich die Malaria-Erreger.*

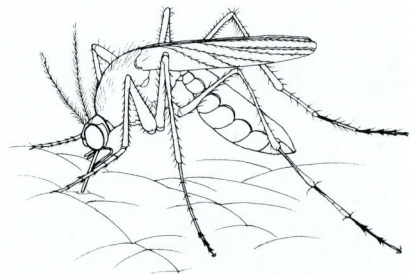

Malaria wird durch parasitäre einzellige Lebewesen der Gattung *Plasmodium* hervorgerufen, die durch den Stich der Weibchen der Anopheles-

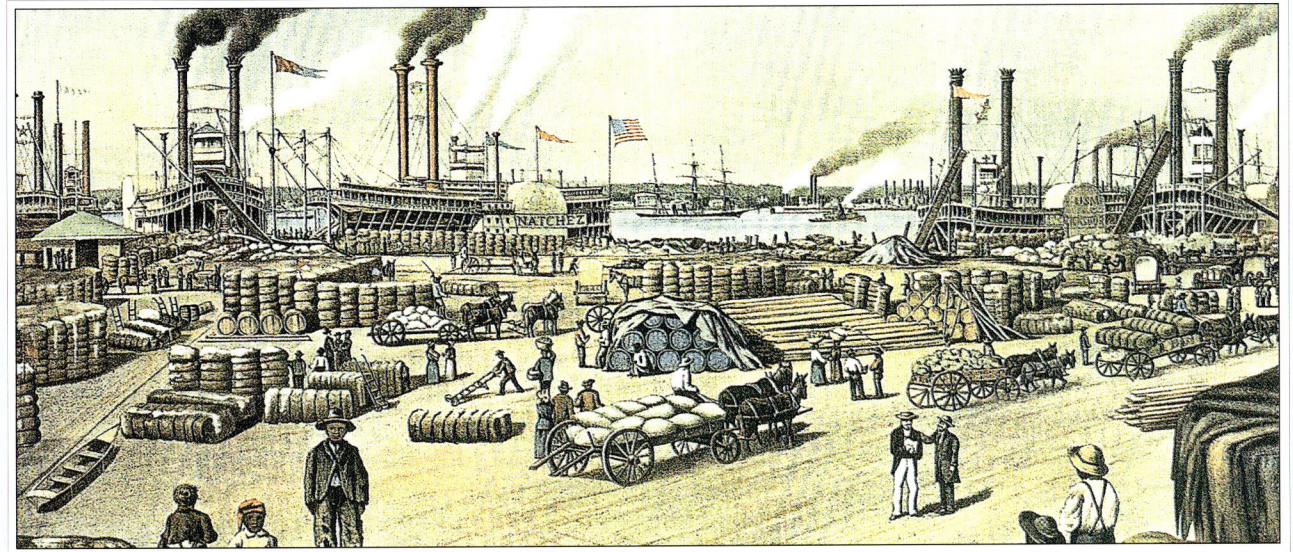

*Gelbfieber-Epidemien in tropischen Gebieten breiteten sich wiederholt über Hafenstädte wie New Orleans aus (hier eine Darstellung von 1884).*

Mücke auf den Menschen übertragen werden. Sie ist im tropischen Afrika noch weit verbreitet, ebenso in Asien sowie Mittel- und Südamerika.

Da Malaria keine Male an den Knochen hinterläßt, läßt sich ihre Geschichte nur schwer erforschen. Wir wissen, daß sie seit Jahrhunderten in warmen Klimata auftritt. Um 2700 v. Chr. beschrieb das chinesische Medizinbuch »Nei Ching« die geschwollene Milz und den Fieberzyklus, die typisch für Malaria sind. Schriften der Sumerer und die Veden belegen, daß Malaria um 1600 v. Chr. weitverbreitet war. Mehrmals fügte die Krankheit den Römischen Truppen höhere Verluste zu, als es jede militärische Kraft vermochte.

In Kolumbien kam es 1493 zu mehreren schweren Malaria-Epidemien. 1630 wurde die Herzogin von Chinchón mit einem Tee aus der Rinde eines peruanischen Baums behandelt, der später nach ihr benannt wurde. Chinin, ein Alkaloid der Chinarinde, wird seither weltweit zur Behandlung von Malaria eingesetzt.

Obwohl man das Auftreten von Malaria immer wieder mit Sümpfen in Zusammenhang brachte und Wissenschaftler im 19. Jh. Parasiten für die Krankheitserreger hielten, erkannte man erst Anfang des 20. Jh. die Verbindung der Malaria mit der Anopheles-Mücke.

Der Versuch, durch die Trockenlegung von Sümpfen und die Behandlung stehender Gewässer mit dem Pflanzenschutzmittel DDT den Großteil der Malaria-Überträger und damit auch die Krankheit auszurotten, scheiterte: Noch immer stellt die Malaria eine große Gefahr dar.

## Gelbfieber

In den Urwäldern Afrikas und Amerikas galt Gelbfieber lange als harmlose Kinderkrankheit – was bis zur Ankunft der ersten Europäer, die nicht gegen die Erkrankung immun waren, auch stimmte. Durch den Sklavenhandel breitete sich das Gelbfieber

aus und suchte auch Gebiete heim, deren Bewohner nicht geschützt waren. Die Krankheit, die durch Mücken in einer Kette Insekt-Affe-Insekt oder Insekt-Mensch-Insekt übertragen und durch Viren hervorgerufen wird, greift die Leber an und führt zu schwerer Gelbsucht, daher auch ihr Name.

Nachdem Gelbfieber 1647 erstmals auf Barbados aufgetreten war, verbreitete es sich über amerikanische Hafenstädte auch in europäischen Häfen wie Lissabon, Barcelona und Swansea. In der Karibik wütete die Krankheit besonders heftig. 1655 überlebten von 1500 Soldaten auf St. Lucia nur 89 eine Gelbfieber-Epidemie. Bald mußten Schiffe eine gelbe Warnflagge aufziehen, wenn sie Kranke an Bord hatten, und in den 1850er Jahren kam es in New Orleans zu mehreren schweren Epidemien.

Wie zahlreiche andere Krankheiten führten die Ärzte zunächst auch das Gelbfieber auf die vergiftete Luft in den Straßen zurück, wo faulende Tierkadaver und Abfälle umherlagen und entsetzlich rochen.

Aufbauend auf die Malaria-Untersuchungen von Ronald Ross behauptete der amerikanische Arzt Walter Reed 1899, daß Gelbfieber auch von Moskitos übertragen werde. Carlos Finlay, ein Arzt auf Kuba, hatte schon in den 1880er Jahren eine ähnliche Ansicht vertreten und die mit Gelbfieber-Patienten in Berührung gekommen waren, drei bis fünf Tage später auf nicht infizierte Freiwillige gesetzt. Doch in dieser kurzen Zeit hatte sich das Virus im Überträger nicht voll entwickelt, so daß Finlay den Beweis für seine Theorie schuldig blieb.

Reed teilte Soldaten, die sich freiwillig gemeldet hatten, in zwei Gruppen ein. Die eine brachte er mit den Betten und der Kleidung von Gelbfieber-Opfern in Kontakt, die andere setzte er Mücken aus, die zuvor Gelbfieber-Patienten gestochen hatten. Nur die Mitglieder der zweiten Gruppe erkrankten. Ferner fand die Reed-Kommission heraus, daß Gelbfieber durch ein Virus verursacht wird.

Am Panama-Kanal bekämpfte William Crawford Gorgas die Mücken, indem er Sümpfe trockenlegte, Öl über die Brutplätze schüttete und Insektizide einsetzte. In den 1930er Jahren wurde eine Impfung gegen Gelbfieber entwickelt. Die Krankheit beschränkt sich heute auf den Regenwald, tritt aber auch in tropischen Städten auf.

## AIDS

AIDS wird durch das HI-Virus hervorgerufen, spricht nicht auf Antibiotika an und ist bis heute unheilbar. Es führt nicht direkt zum Tod, sondern hindert das Immunsystem, Bakterien und Viren abzutöten und Krankheiten abzuwehren.

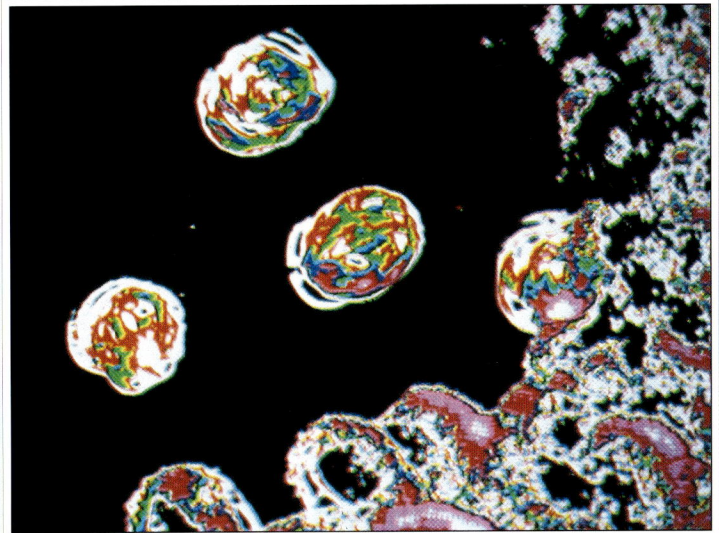

*AIDS-Virus*

Die Krankheit hat ihren Ursprung in Zentralafrika und breitete sich von dort aus, als der Regenwald durch Straßen erschlossen wurde und isolierte Gebiete mit dem Rest der Welt verbunden wurden. Bald gelangte AIDS nach Westeuropa und Amerika, wo es erstmals 1981 in Los Angeles und New York erkannt wurde. Laut Weltgesundheitsorganisation (WHO) sind heute 40–50 Mio. Menschen mit dem HI-Virus infiziert.

# PHARMAZIE

## EINE ALTE KUNST

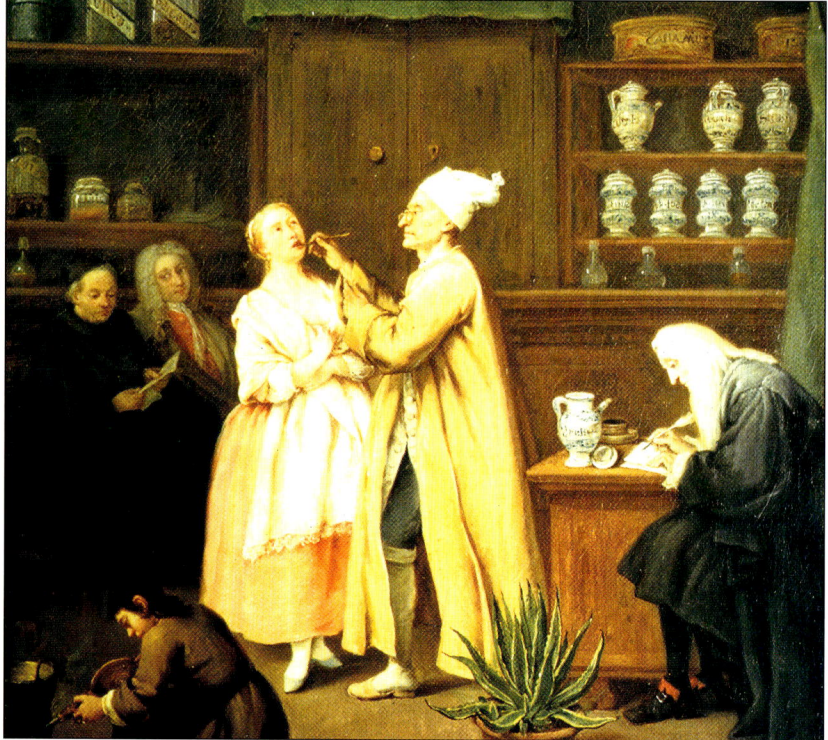

*Digitalis, eine Substanz des Fingerhuts, war lange ein Bestandteil vieler Pflanzenheilmittel. 1785 empfahl William Withering sie zur Behandlung der Wassersucht. Heute wird sie bei Herzschwäche eingesetzt.*

*Rechts:
Der Apothekerladen von Pietro Longhi. Die Apotheker stellten nicht nur Medikamente her, sondern betätigten sich manchmal auch als Zahnärzte.*

Die Pharmazie ist die Wissenschaft von der Herstellung und dem Einsatz von Medikamenten. Seit jeher gehört dazu auch der Anbau von Pflanzen, aus denen man Heilmittel gewinnt. Daneben verwendet man Mineralien und tierische Erzeugnisse, in jüngster Zeit zudem synthetische chemische Bestandteile.

Die Anfänge des traditionsreichen Handwerks reichen zurück in die Urzeit, als der Mensch Pflanzen auszupressen begann, um mit ihrem Saft Wunden zu behandeln. In der Bibel werden mehrmals Salben und Medikamente erwähnt. Viele Mittel, die bereits im antiken Griechenland oder im Alten Ägypten benutzt wurden (etwa Rizinusöl), erfreuen sich auch heute noch großer Beliebtheit.

Doch früher kannte man auch sehr eigenartige Heilmittel aus so exotischen Bestandteilen wie Krokodilstränen, Lapislazuli, Schierling, zerstampften Kiefernzapfen, Pflaumen, dem Bodensatz von Wein, Eidechsendung, Schwefel, Kuh- und Ziegenmilch, Honig und Wachs, Löwenfett, den Exkrementen von Menschen und Hunden, Rinderurin und in Bier eingeweichten Mohnsamen.

### Arzt und Apotheker

Anfangs stellten die Ärzte ihre Heilmittel noch selbst her. Bald aber trennten sich die Aufgabenbereiche. Die Ärztepriester Ägyptens etwa teilten sich in zwei Gruppen: Die einen kümmerten sich um die Behandlung der Kranken, die anderen blieben im Tempel und bereiteten die Medikamente zu. Die Angaben der ägyptischen Rezepturen wurden nach dem »Auge des Horus« bemessen, dem Symbol der Heilkraft. Der Papyrus Hearst (um 1550 v. Chr.) enthält rund 250 Rezepte.

Der Legende nach übertrug Asklepios (der griechische Gott des Heilens) die Zusammenstellung der Medikamente seiner Tochter Hygieia, der Göttin der Gesundheit, die dadurch zu seiner Apothekerin wurde.

Infolge des wachsenden arabischen Einflusses im Europa des 8. Jh. differenzierten sich die Aufgaben von Ärzten und Apothekern weiter. Im Mittelalter schließlich kam es zur formellen Trennung beider Berufe. Der Arzt beschäftigte sich mit den Patienten und verschrieb die Rezepte, während der Apotheker die Präparate herstellte und lieferte.

### Pflanzenheilkunde

Im 1. Jh. n. Chr. verfaßte der griechische Militärarzt Dioskurides das erste abendländische Werk über Pflanzenheilkunde, das zur wichtigsten Arzneimittellehre der Antike wurde.

In China waren Arzneimittel bereits wesentlich länger bekannt. Im 3. Jt. v. Chr. stellte Shen Nong rund 365 Medikamente und Heilkräuter zusammen und schuf damit das erste chinesische Heilkundebuch.

Juliana Anicia, eine römische Kaisertochter, verfaßte um 512 n. Chr. ein Buch zur Pflanzenheilkunde, und John Gerard trug sein umfangreiches Wissen in seinem Werk »Herball« zusammen, das 1597 herauskam und 1653 in einer zweiten, verbesserten Ausgabe erschien. Nicholas Culpeper veröffentlichte 1653 sein berühmtes Pflanzenheilkundebuch, das seither immer wieder nachgedruckt wurde.

Anfang der 1950er Jahre begann die WHO, ihr »Pharmacopoeia Internationalis« herauszugeben.

### Wachsendes Wissen

Die arabischen Ärzte besaßen umfassende Kenntnisse über Heilkräuter und Medikamente. Dem persischen Arzt und Philosophen Rhazes (864–925) verdankt das europäische Mittelalter die Kenntnis vieler Heilkräuter. Später bestellten die Normannen in den eroberten Gebieten »Gewürzmischer«, die dafür sorgen sollten, daß das Fleisch, das über den Winter halten sollte, durch die richtige Gewürzmischung konserviert wurde. Im Lauf der Zeit entwickelten sich diese »Gewürzmischer« zu Kräuterheilkundigen und Apothekern.

Im Mittelalter bauten die Mönche in den Klostergärten Kräuter unterschiedlichster Art an, um jederzeit die Grundstoffe für ihre Präparate zur Hand zu haben. Auch die Apotheker spezialisierten sich zunehmend.

### Die Rolle der Frauen

In der Feudalzeit war die Gemahlin des Grundherrn für die Gesundheit von Familie und Bediensteten verantwortlich und verfügte über ein medizinisches Wissen, das von der Mutter auf die Tochter überging. So entwickelten sich mit der Zeit viele wirksame Arzneimittel. Die Dame des Hauses baute im Garten Kräuter wie Salbei, Minze, Ysop, Thymian, Petersilie, Majoran und Lorbeer an.

In den Dörfern kannten sich viele alte Frauen und Hebammen mit Heilkräutern aus. Ihr Wissen wurde oft mündlich weitergegeben; gebildetere Frauen und Nonnen legten aber auch Aufzeichnungen über ihre Behandlungen mit Heilkräutern an.

Die Angst vor Schwarzer Magie und Hexerei, die sich im Mittelalter ausbreitete und bis ins 18. Jh. anhielt, hatte zur Folge, daß viele der weisen Frauen argwöhnisch beobachtet wurden, obwohl ihre Heilkunst den Menschen half: Je wirksamer die Medikamente, desto näher lag der Verdacht, daß diese Teufelswerk seien. Nicht selten wurden daher die Kräuterfrauen als Hexen verfolgt.

### Schlangen und Kröten

Im Mittelalter entstand ein florierender Handel mit Schlangen, deren getrocknetes Fleisch einer der wichtigsten Bestandteile von Theriak war, der bis zum 18. Jh. verwendet wurde. Es sollte gegen alle Gifte und diverse Krankheiten helfen, auch gegen Syphilis und die Pest. (Heute nutzt man das Gift einer Vipernart zur Förderung der Gerinnung bei Blutern.)

Auch das Horn des Einhorns (meist die Zähne des Narwals) und Krötensteine (die in den Köpfen von Kröten entstanden sein sollten) waren weitverbreitete Heilmittel.

## Veränderte Welt

Die Entdeckung Amerikas und die fortschreitende Erschließung der Welt und ihrer Rohstoffe brachten auch die Nutzung neuer Pflanzen und Substanzen für Heilmittel und Medikamente mit sich. Die neuen Möglichkeiten wurden jedoch nicht voll ausgeschöpft. Zwar führte man einige Pflanzen nach Europa ein, aber viele potentiell hilfreiche Mittel aus der Neuen Welt blieben den Europäern zunächst unbekannt.

Unterdessen hatte der Rat von Brügge 1653 den Ärzten untersagt, selbst Medikamente für ihre Patienten zuzubereiten. Diese Aufgabe oblag ausschließlich den Apothekern.

In Amerika bestellte Benjamin Franklin am von ihm gegründeten und geleiteten Pennsylvania Hospital einen Krankenhaus-Apotheker, was ebenfalls dazu beitrug, die Trennung von Arzt und Pharmazeut zu verfestigen.

## Chemie

Hatte die Natur den Kräuterfrauen des Mittelalters noch genügend Rohstoffe für ihre Heilmittel geliefert, mußten aufgrund der Zunahme der Stadtbewohner immer mehr Medikamente aus schwindenden Resourcen gewonnen werden, da das Wachstum der Städte einen Rückgang von Wiesen und Wäldern zur Folge hatte.

So wurden Apotheken eingerichtet, die jeweils einen eigenen Stadtteil versorgten. Man kaufte Pflanzen auf dem Land und importierte Grundsubstanzen und Heilmittel.

Auch die Experimente der Alchimisten (die unedle Metalle in Gold zu verwandeln suchten) trugen zur Vertiefung des Wissens bei. Die Alchimisten perfektionierten die Technik der Destillation, befaßten sich mit der Isolation von Säuren, Alkohol und Metallen und wurden durch ihre Versuche zu Vorläufern und Wegbereitern der Chemie, aus der später die Biochemie und die Chemotherapie hervorgingen.

Je besser man die chemischen Zusammenhänge verstand und die Inhaltsstoffe der Pflanzen kannte, desto eigenständiger wurde die Pharmazie. Chemische Formeln sind heute eines der wichtigsten Hilfsmittel.

## Theophrastus Bombastus von Hohenheim

Theophrastus Bombastus von Hohenheim, genannt Paracelsus (1493–1541), ein Arzt und Naturphilosoph, glaubte, daß Gesundheit und Krankheit durch chemische Vorgänge beeinflußt wurden. Seine Theorien regten die Suche nach heilkräftigen Kräuterbestandteilen, die Aufnahme von Mineralien in den Arzneischatz und das Studium der spezifischen Anwendung von Heilmitteln an. Au-

ßerdem suchte er nach schmerzlindernden Mitteln, bemühte sich um die Reformierung der pharmazeutischen Praxis und begründete die pharmazeutische Chemie (Iatrochemie). Mit der Zeit ersetzten die Pharmazeuten den Apotheker (der zum Bader wurde). Man stellte die Medikamente maschinell her und vermarktete sie kommerziell. Die rasch wachsende neue Industrie brachte in den 1890er Jahren die ersten pharmazeutischen Produkte auf den Markt.

## Quacksalber

Kranke, Behinderte oder Menschen, die Schmerzen leiden, sind oft bereit, neue Mittel auszuprobieren und dafür Geld zu bezahlen. So fanden sich immer wieder Leute, die die Notlage dieser Menschen und ihrer Angehörigen ausnutzten. Geschäftemacher, die »Wundermittel« feilboten, traten auf Jahrmärkten auf oder zogen, so in den USA, mit Planwagen durch die Lande. Die Angst brachte die Zuschauer dazu, die Mittelchen zu kaufen, die gegen Syphilis, Tuberkulose, Unfruchtbarkeit etc. helfen sollten.

Aber nicht alle Quacksalber waren Scharlatane, und der eine oder andere mag dazu beigetragen haben, das Leben seiner Kunden ein wenig zu verbessern, wenn auch nur durch einen Placebo-Effekt. Es gehörte viel Show zum Geschäft, und die vermeintlichen Qualitäten dieser »Wundermittel« wurden in den höchsten Tönen gepriesen – viele enthielten Alkohol und hatten daher tatsächlich eine gewisse Wirkung!

Die Quacksalber griffen auch gern neue Entdeckungen wie die Elektrizität oder die Röntgenstrahlung auf und erschlossen sich dadurch weitere Möglichkeiten, Gutgläubigen das Geld aus der Tasche zu ziehen: für Aphrodisiaka, Verjüngungs- und Haarwuchsmittel und solche, die das Ergrauen verhindern sollten.

Durch Zulassungsvorschriften, Gesetze gegen unqualifizierte Heilbehandlung, Überprüfung der Wirksamkeit von Arzneimitteln und die Registrierung neuer Medikamente und Produkte wurde das Quacksalbertum stark eingedämmt; dennoch gibt es immer wieder Fälle von Scharlatanerie, die man wohl nie ganz wird unterbinden können.

## Ausbildung

Ursprünglich lernten angehende Pharmazeuten als Lehrlinge bei einem erfahrenen praktizierenden Apotheker, in dessen Geschäft sie viele Jahr lang mitarbeiteten. 1821 wurde in den USA jedoch die erste Schule für Pharmazeuten gegründet, das Philadelphia College of Pharmacy and Science.

Kurz darauf entstanden ähnliche Einrichtungen in anderen Teilen der USA und in Europa: 1841 wurde die Pharmaceutical Society of Great Bri-

tain gegründet, die American Pharmaceutical Association 1852. 1910 folgte die Gründung der Fédération Internationale Pharmaceutique, der mehr als 50 nationale Vereinigungen angeschlossen sind.

## Das 20. Jahrhundert

Die Verwendung neuer Substanzen im 20. Jh. erhöhte die Verantwortung, der sich die Pharmazeuten in einem sich rasch verändernden medizinischen Umfeld zu stellen haben. Daneben müssen sie weiterhin die Bedürfnisse der Ärzteschaft erfüllen, Informationen und Ratschläge liefern, Rohstoffe bereithalten und Präparate mit den richtigen Dosierungen zubereiten.

Pharmazeuten müssen heute eine Vielzahl von Tabletten, Kapseln, Salben und Lösungen herstellen, aber auch einen Überblick über die stetig wachsende Zahl der Markenprodukte bewahren. Ihre Aufgabe besteht weiterhin darin, Medikamente zu liefern, die von Ärzten, Zahnärzten oder Veterinären verschrieben werden, daneben aber auch zu beraten und Wissen zu vermitteln.

In den meisten entwickelten Ländern werden die Pharmazeuten an Universitäten ausgebildet (in Deutschland für mindestens vier Jahre sowie ein Jahr Praktikum) und in verwandte Disziplinen eingeführt. Ausbildung und Berufsausübung sind gesetzlich geregelt; die Einhaltung der Sicherheitsvorschriften, insbesondere beim Umgang mit Betäubungsmitteln und beim Verkauf gefährlicher Medikamente, werden überwacht.

Alle neuen Produkte müssen geprüft und registriert werden. Die Zulassungsverfahren für neue Medikamente sind in Amerika und Europa sehr langwierig und erfordern ausführliche Testreihen in Labors und in klinischen Versuchen, um Wirksamkeit und Sicherheit zu gewährleisten.

## Jahrhundertealte Heilmittel

Digitalis, das man aus dem Fingerhut gewinnt, wird zur Behandlung von Herzerkrankungen eingesetzt.

Das Öl aus der Rizinus-Pflanze wurde schon im Alten Ägypten als Abführmittel benutzt.

Chinarinde kam 1492 aus Peru nach Europa. Sie enthält zahlreiche Alkaloide, darunter auch Chinin, das fiebersenkend wirkt.

Salbei lindert Rheumatismus und Husten und wirkt als Desinfektionsmittel.

Auch Thymian wirkt hustenlindernd; Thymianöl wird als Beruhigungsmittel sowie zur Linderung von Zahnschmerzen eingesetzt.

Ephedrin, ein Alkaloid aus dem Schachtelhalm, wurde vor über 4000 Jahren von chinesischen Ärzten verwendet. Heute dient das Mittel zur Linderung von Asthma.

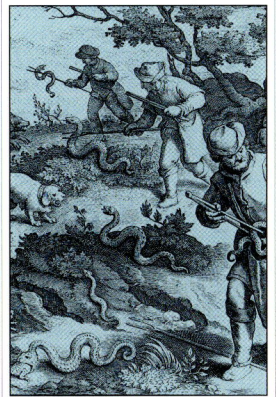

*Theriak war sechs Jahrhunderte lang ein besonders beliebtes Allheilmittel und wurde oft in kunstvoll verzierten Krügen aufbewahrt. Das Mittel bestand aus verschiedenen Kräutern sowie einem Pulver, das aus getrocknetem Schlangenfleisch gewonnen wurde – Schlangen zu sammeln und an die Apotheker zu verkaufen war daher ein einträgliches Geschäft.*

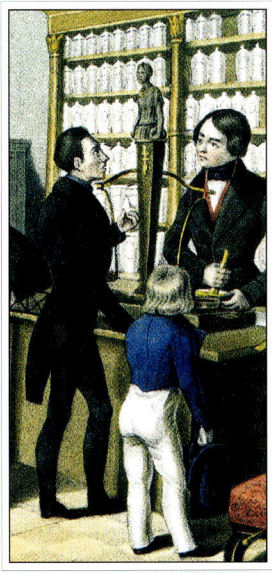

*Eine deutsche Apotheke 1838*

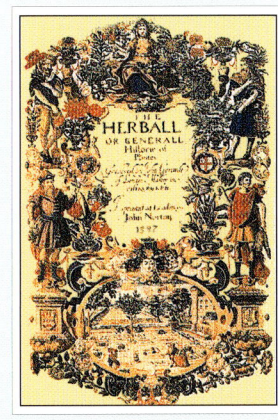

*John Gerards »Herball«, das 1597 veröffentlicht wurde, ist noch heute ein wichtiges Werk der Pflanzenheilkunde.*

# ALTERNATIVE

## UND KOMPLEMEN-TÄRE MEDIZIN

*Links: Auf alten medizinischen Karten sind die Akupunkturpunkte angegeben, an denen die feinen Nadeln eingestochen werden müssen, um bestimmte Wirkungen zu erzielen.*

*Links Mitte: Im Alten Ägypten nutzte man den Saft ausgepreßter Blumen zur Herstellung von Heilmitteln.*

Heute gibt es viele alternative Behandlungsansätze, die über die Begrenzungen der konventionellen Schulmedizin, wie sie von klassisch ausgebildeten Ärzten praktiziert wird, hinausreichen. Viele der Methoden sind eine sinnvolle Ergänzung zur konventionellen Behandlung, sollten aber erst nach Rücksprache mit dem Arzt herangezogen werden. Lange wurde die westliche Medizin durch chemisch-pharmazeutisch hergestellte Medikamente und den Einsatz moderner Geräte geprägt, doch in jüngster Zeit gewinnt eine Herangehensweise, die sich konventioneller wie alternativer Methoden bedient, Beachtung. Manche praktische Ärzte absolvieren eine zusätzliche Ausbildung in bestimmten Bereichen der Komplementärmedizin, um Patienten beide Behandlungsansätze bieten zu können.

Die alternativen Therapieformen reichen weit in die Geschichte zurück, so die Behandlung mit Heilpflanzen. Aber auch die Akupunktur wird seit Jahrtausenden in China praktiziert. Während die konventionelle Medizin mittels Diagnose die Behandlung von Problemen und Symptomen betreibt, verfolgt die Komplementärmedizin einen ganzheitlich ausgerichteten Ansatz: Sie behandelt den Menschen als Einheit von Körper und Seele und will seine Selbstheilungskräfte stärken.

## Nachfolgend einige Beispiele für komplementäre Therapien:

### Akupunktur

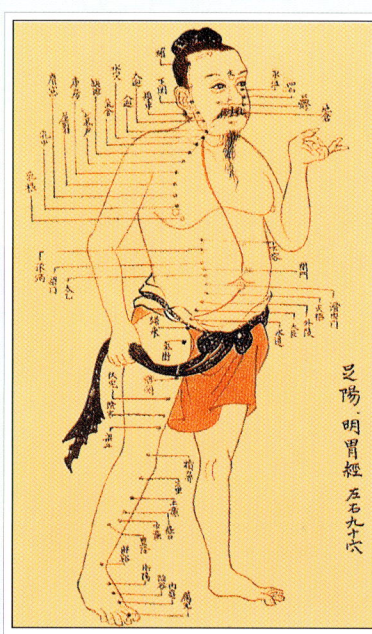

Bei der Akupunktur, der bekanntesten fernöstlichen Heilmethode, sticht der Therapeut feine, sterile Nadeln an bestimmten Körperstellen in die Haut. In Asien verwendet man Akupunktur zur Behandlung diverser Störungen und zur Schmerzlinderung, im Westen wird sie heute zur Anästhesie eingesetzt.

Steinere Akupunkturnadeln aus der Inneren Mongolei stammen von etwa 3000 v. Chr. Seit über 2500 Jahren wird Akupunktur in China in großem Umfang praktiziert. Im 17. Jh. brachten Ärzte und Missionare die Akupunktur nach Europa. Nach einer Liste der WHO lassen sich rund 40 Erkrankungen mit Hilfe von Akupunktur wirksam behandeln.

### Aromatherapie

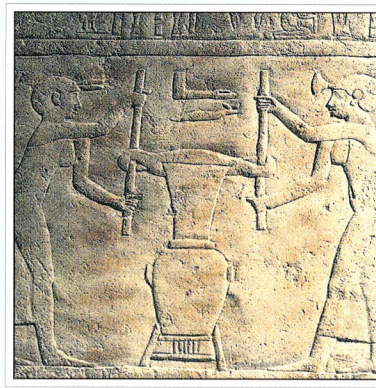

In vielen Kulturen werden seit jeher Pflanzenöle zu medizinischen Zwecken eingesetzt. So verwendete man im Alten Ägypten ätherische Öle zum Einbalsamieren der Toten, in China wurden den Ölen Heilwirkungen zugeschrieben. Auch in der Bibel finden sie Erwähnung. Die Öle werden in die Haut einmassiert oder inhaliert.

Um 1000 entwickelte der persische Arzt Avicenna die Destillation, die die Kreuzfahrer dann nach Europa brachten. Im Mittelalter wurden ätherische Öle weithin als Heilmittel eingesetzt.

1910 behandelte der französische Chemiker René Maurice Gattefossé eine Brandwunde an seiner Hand mit Lavendelöl und entdeckte dabei, daß sie schnell heilte und kaum Narben zurückblieben. Sein Bericht veranlaßte Ärzte, darunter Jean Valnet, zu weiteren Forschungen über die Verwendungsmöglichkeiten ätherischer Öle. Im Zweiten Weltkrieg behandelte man verwundete Soldaten damit.

In jüngster Zeit nahm das Interesse an der Aromatherapie deutlich zu, und immer mehr Ärzte befassen sich mit dieser Therapieform, die nicht nur zur Behandlung, sondern auch zur Entspannung eingesetzt wird.

### Häufig verwendete Heilkräuter

Kamille
Knoblauch
Ingwer
Lavendel
Pfefferminze
Rosmarin
Salbei
Sandelholz
Teebaumöl
Nelkenöl gegen Zahnschmerzen
Eukalyptus für Inhalationen

### Homöopathie

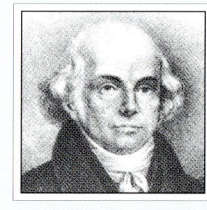

*Samuel Hahnemann und seine Medikamentenkiste*

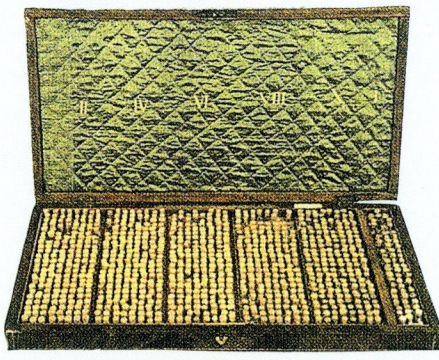

Die Homöopathie, ebenfalls ein ganzheitlicher Ansatz, wurde um 1810 vom deutschen Arzt Samuel Hahnemann begründet und beruht auf dem Satz »Ähnliches heilt Ähnliches«. Bei Selbstversuchen mit Chinarinde fand Hahnemann, daß die Pflanze Malaria heilte, da sie bei Gesunden ähnliche Symptome hervorrufe, wie sie für Malariakranke typisch sind.

Ein weiteres Grundprinzip ist die »Potenzierung« der Mittel durch Verdünnung. Die Substanz wird in einer Lösung geschüttelt, dann wird ein Teil davon weiter verdünnt. Dies soll die Heilkraft der Substanz steigern.

Diese Ideen verbreiteten sich in Europa, Asien und Amerika. Der Begriff Homöopathie leitet sich aus griechisch *homoios* (das Gleiche) und *pathos* (Leiden) ab. Sie ist eine populäre, aber umstrittene Behandlungsform.

### Pflanzenheilkunde

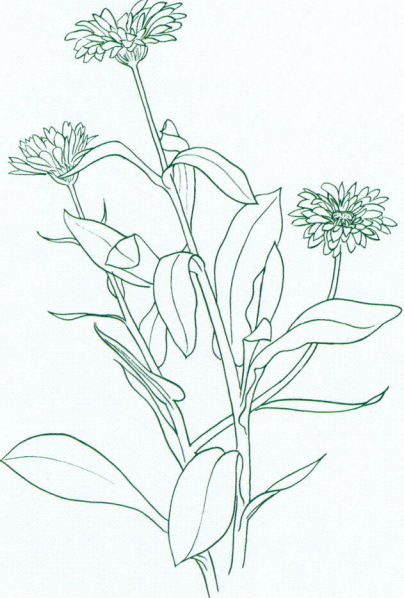

Im Alten Ägypten, Persien, China, Indien und Amerika kannte man lange vor der Entstehung der europäischen Medizin pflanzliche Heilmittel. Doch mit dem Aufblühen der Wissenschaft im 18. Jh. ging deren Bedeutung zurück. Die moderne Forschung bestätigte jedoch mittlerweile einige Heilwirkungen alter pflanzlicher Arzneien.

Samuel Thomson gründete Anfang des 19. Jh. in den USA Schulen für Naturheilkunde. Heute bieten einige Universitäten sogar eine Ausbildung in Pflanzenheilkunde an.

Naturheilkundler glauben, daß es auf die Mischung der Bestandteile der Pflanzen ankommt, die als Gruppe wirken – so könne etwa eine Substanz die Nebenwirkung einer anderen abschwächen oder neutralisieren. So entstehe ein besseres natürliches Gleichgewicht zwischen den Substanzen als bei der synthetischen Produktion bestimmter Inhaltsstoffe.

### Hydrotherapie

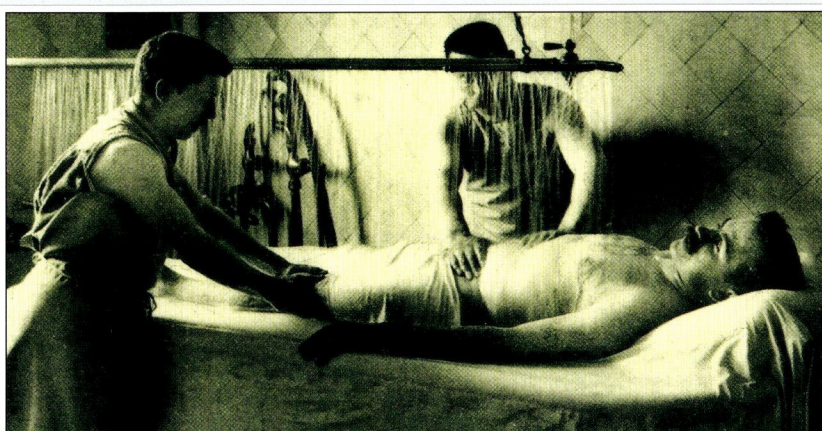

Überall auf der Welt gilt die Anwendung von Wasser seit jeher als probates Mittel zur Behandlung unterschiedlicher Leiden. In Griechenland etwa baute man Tempel, die Asklepios, dem Gott der Heilkunst, geweiht waren, vorzugsweise in der Nähe heißer Quellen. Die Römer errichteten große Bäderkomplexe, in denen man in unterschiedlich warmem Wasser baden konnte. Im 19. Jh. schließlich wurde es modern, in einem Heilbad zu kuren, wo innerliche und äußerliche Wasseranwendungen durchgeführt wurden.

Der bayerische Pfarrer Sebastian Kneipp (1821–97) begründete die moderne Hydrotherapie. Zu seinen Wasserkuren gehörten kalte Güsse, Umschläge, »Wassertreten«, Sitzbäder und Dampfbäder. (Bei einem Sitzbad sitzt der Patient in einer bis zur Taille mit Wasser gefüllten Wanne und stellt den Fuß in die andere. Eine Wanne enthält heißes Wasser, die andere kaltes, und der Patient wechselt zwischen beiden hin und her.)

Wasser beeinflußt die Blutzirkulation – kaltes Wasser stimuliert, heißes entspannt. Darüber hinaus haben heißes und kaltes Wasser positive Auswirkungen auf den Organismus.

Dampfbäder und Saunen bringen die Patienten zum Schwitzen, was reinigend auf den Köper wirkt. Heute

kommen in der Hydrotherapie auch mit Kohlensäure angereicherte Whirlpools, Unterwasser-Massagen und Wassergymnastik zum Einsatz.

### Hypnose

Mittels Hypnose kann der Therapeut Patienten in einen Zustand zwischen Schlafen und Wachen versetzen, der es ihm ermöglicht, mit dem Patienten zu arbeiten und physische oder geistige Veränderungen einzuleiten.

Viele Überlieferungen und Stammestraditionen kennen die Herbeiführung eines Trance-Zustands, der oft durch rhythmisches Tanzen oder durch Trommeln gefördert wird.

Der österreichische Arzt Franz Mesmer (1734–1815) untersuchte die Wirkung des »animalischen Magnetismus« und entwickelte Suggestionstechniken, um Patienten in Trance zu versetzen und so Heilungsprozesse zu unterstützen. Obwohl Mesmer als Scharlatan beschimpft wurde, setzte sich der »Mesmerismus« durch.

Der Chirurg James Braid (1798–1860) versetzte 1843 einige Patienten in Trance und prägte dafür den Begriff Hypnose: von griechisch *hypnos* (Schlaf). James Esdaile (1808–59) führte in Kalkutta Operationen an hypnotisierten Patienten durch.

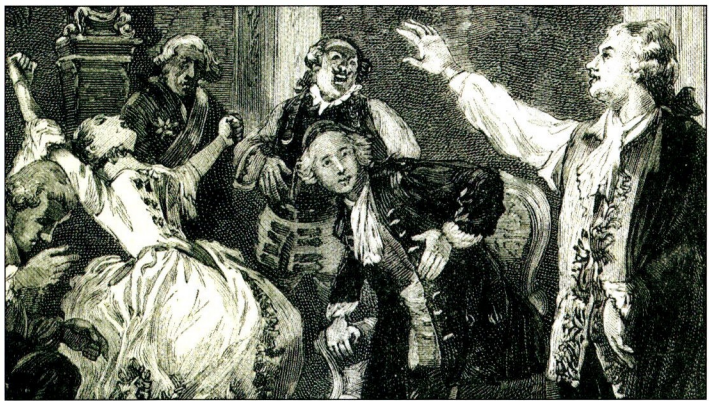

Die Hypnosetherapie ist heute eine anerkannte komplementäre Behandlungsmethode, auch wenn Medizinstudenten nicht obligatorisch auf diesem Gebiet ausgebildet werden.

### Massage

Mit Massage werden viele Erkrankungen und Beschwerden behandelt. Sie entspannt, lindert Schmerzen, fördert die Blutzirkulation, hilft bei der Behandlung lymphatischer Störungen sowie von Verdauungsbeschwerden und dient der Muskelkräftigung.

Es gibt viele Massagetechniken. Entwickelt wurden sie im Alten Ägypten, China und Indien. Im antiken Griechenland empfahl Hippokrates »Reiben ..., um ein Gelenk zu festigen, das sich gelockert hat, und um ein Gelenk zu lockern, das steif geworden ist«. In Rom ließ sich Julius Cäsar täglich massieren, um seine Nervenschmerzen zu lindern. Der schwedische Arzt Per Henrik Ling entwickelte die Physiotherapie, und Ende des 19. Jh. entstanden erste Berufsvereinigungen von Masseuren.

Das Touch Research Institute in Miami, USA, berichtet von weitreichenden therapeutischen Wirkungen der Massage. Frühgeborene nehmen dadurch 47 % mehr Gewicht zu, und der Blutzuckerspiegel diabetischer Kinder soll erheblich sinken.

*Im 18. Jh. sorgten die umstrittenen Methoden von Franz Anton Mesmer für Aufsehen, wenn er seine Hypnosetechniken vor Publikum demonstrierte.*

*Links:*
*Wasserkuren, die schon bei den Römern sehr beliebt waren, lebten im 19. Jh. wieder auf.*

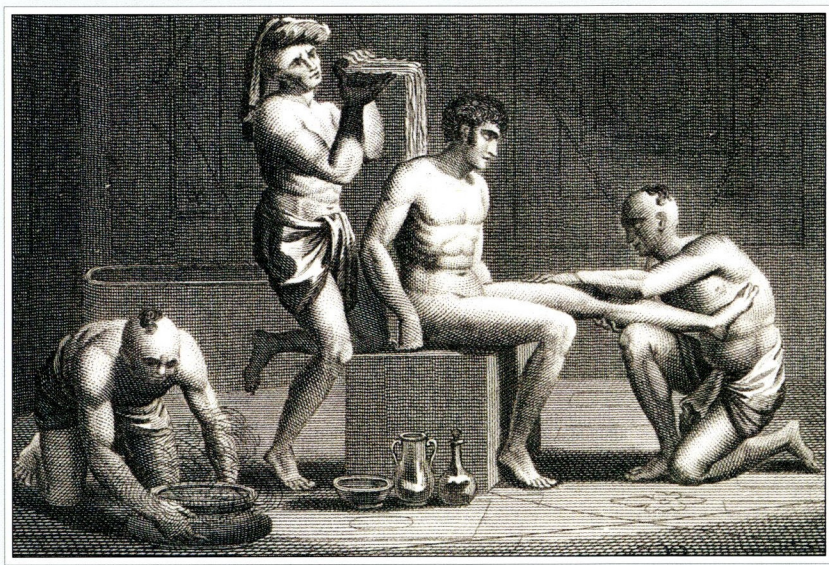

*Seit jeher kennt man in der Medizin die heilsame Wirkung der Massage.*

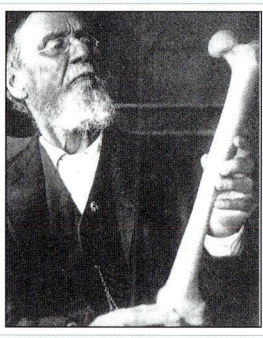

*Die Osteopathie wurde 1874 vom amerikanischen Arzt Andrew Taylor Still »erfunden«. Seiner Ansicht nach wurden alle Krankheiten durch Fehlstellungen des Rückgrats verursacht und konnten durch Manipulation geheilt werden. Moderne Osteopathen sind etwas vorsichtiger in ihren Behauptungen und konzentrieren sich auf Massage-, Manipulations- und Mobilisierungstechniken.*

### Osteopathie

Die Osteopathie, eine manuelle Behandlungsform, die in den USA entstand, wird heute nahezu weltweit praktiziert. Sie versucht Probleme und Beschwerden des Bewegungsapparats durch Berührung, Massage und Manipulation zu beheben. Diese Therapieform zielt auf die Stärkung der Selbstheilungskräfte des Patienten und auf die Wiederherstellung des natürlichen Gleichgewichts im Körper. Sie kann bei der Behandlung von Rücken-, Halsschmerzen und Sportverletzungen hilfreich sein, lindert aber auch bei Arthritis, Kopfschmerzen und Schlaflosigkeit die Beschwerden. Ihr Name leitet sich von griechisch *osteon* (Knochen) und *pathos* (Leiden) ab.

Der Militärarzt Andrew Taylor Still begründete 1892 die American School of Osteopathy, 1917 Dr. John Martin Littlejohn die British School of Osteopathy. Dr. William Garner entwickelte in den 1930er Jahren die kraniale Osteopathie. Seit 1972 sind Osteopathen in den USA als Ärzte zugelassen. In Europa wurden sie 1993 gesetzlich anerkannt.

### Reflexzonentherapie

In der Reflexzonentherapie werden bestimmte Stellen der Füße massiert, die mit Organen oder anderen Körperteilen in Verbindung stehen sollen. Dadurch soll der ungehinderte Energiefluß wiederhergestellt werden, so daß geschädigte Bereiche des Körpers schneller gesunden.

Besonders wirksam soll die Reflexzonentherapie bei Problemen mit inneren Organen und bei streßbedingten Beschwerden sein. Bislang gibt es zwar kaum wissenschaftliche Untersuchungen, die das bestätigen, aber die Massage ist auf jeden Fall entspannend und wirkt vielleicht auf eine Art und Weise, die noch nicht entschlüsselt werden konnte.

Die Reflexzonenbehandlung entwickelte sich vor rund 5000 Jahren in China. Auch altägyptische Wandgemälde zeigen eine Form der Manipulation der Füße, die um 2330 v. Chr. aufkam.

Der amerikanische Arzt William H. Fitzgerald machte die Reflexzonentherapie 1913 im Westen bekannt. In den 1930er Jahren verfaßte der amerikanische Therapeut Eunice Ingham mehrere Bücher über Reflexzonenbehandlung und beschrieb die Reflexpunkte an Füßen und Händen. In jedem Fuß gibt es mehr als 7000 Nervenendungen.

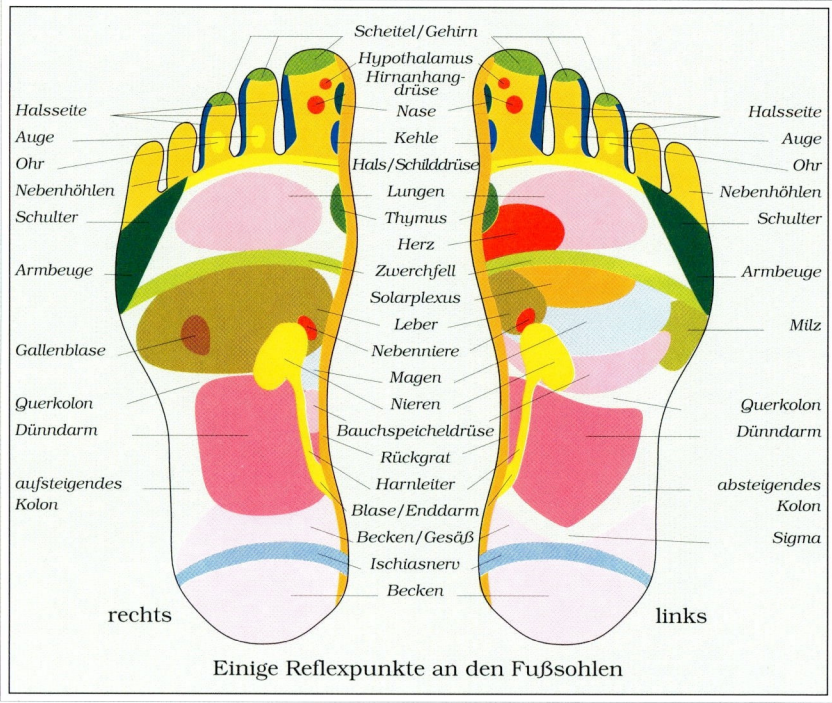

Scheitel/Gehirn
Hypothalamus
Hirnanhang-
drüse
Nase
Kehle
Hals/Schilddrüse
Lungen
Thymus
Herz
Zwerchfell
Solarplexus
Leber
Nebenniere
Magen
Nieren
Bauchspeicheldrüse
Rückgrat
Harnleiter
Blase/Enddarm
Becken/Gesäß
Ischiasnerv
Becken

Halsseite · Auge · Ohr · Nebenhöhlen · Schulter · Armbeuge · Gallenblase · Querkolon · Dünndarm · aufsteigendes Kolon

Halsseite · Auge · Ohr · Nebenhöhlen · Schulter · Armbeuge · Milz · Querkolon · Dünndarm · absteigendes Kolon · Sigma

rechts                   links

*Einige Reflexpunkte an den Fußsohlen*

---

## WEITERE THERAPIEN

**Akupressur**
*Vor über 3000 Jahren in China.* Massage zu Förderung des Flusses der »Lebensenergie«.

**Alexander-Technik**
*1931.* Verbesserung der Haltung, um die Belastung des Körpers zu vermindern.

**Anthroposophische Medizin**
*Begründet 1913 von Rudolf Steiner.* Holistische Methode zur Herstellung des inneren Gleichgewichts.

**Bachblütentherapie**
*1930er Jahre.* Heilende Pflanzenkräfte bringen Körper und Geist in Einklang.

**Bates-Methode**
*Anfang 20. Jh.* Übungen zur Stärkung der Sehkraft.

**Biochemische Gewebesalze**
*1870er Jahre.* Zwölf Mineralsalze als Nahrungsergänzung.

**Bioenergetik**
*1970er Jahre.* Übungen zur Entspannung, Körperkontrolle, Abbau von Ängsten und Traumata.

**Chiropraktik**
*1895 (Rückgrat-Manipulation).* Behandlung des Bewegungsapparats (Rückgrat, Gelenke, Muskeln) zur Gesunderhaltung von Nervensystem und Organen.

**Klinische Ökologie**
*1940er Jahre.* Vermeidung von Stoffen in der Umwelt, die Krankheiten oder Allergien auslösen.

**Cranio-Sacral-Therapie**
*Um 1970.* Manuelle Behandlung von Cranium (Hirnschale) und Sacrum (Kreuzbein) zur Stimulierung der Membranen.

**Feldenkrais-Methode**
*1940er Jahre.* Manipulation und Entwicklung von Körperbewußtsein durch Bewegungsübungen.

**Hellerarbeit**
*1970er Jahre.* Bindegewebsmassage gegen Verspannung und Streß.

**Meditation**
*Jahrtausendealt.* Entwickelte sich im Rahmen der großen Religionen, im 19. Jh. in Europa eingeführt. Ab den 60er Jahren weite Verbreitung. Entspannung zur Behandlung streßbedingter Probleme.

**Naturopathie**
*Jahrtausendealt, 1895 in den USA neu begründet.* Stimulierung der Selbstheilungskräfte.

**Orthomolekulare Medizin**
*1970er Jahre.* Behandlung mit hochdosierten Vitaminen, Mineralien und Aminosäuren.

**Rolfing**
*1940er Jahre.* Körpertherapie mit Massagen zur Auflösung psychischer, geistiger und körperlicher Spannungen.

**Shiatsu**
*Aus dem Alten China, vor 1500 Jahren nach Japan, dort im 19./ 20. Jh. wiederbelebt.* Massage und Stimulation von Schlüsselpunkten zur Verbesserung des Energieflusses.

**T'ai Chi Chu'an**
*13. Jh., von daoistischen Mönchen.* Bewegungs- und Atemübungen zur Förderung der Selbstheilungskräfte.

**Trager-Massagen**
*1975.* Massagen, Bewegungs- und Entspannungstechniken zur Reintegration von Körper und Geist.

**Yoga**
*Vor 5000 Jahren in Indien.* Körper- und Atemübungen zur Stärkung der inneren Harmonie.

Auch Musik, Kunst, Licht, Töne und Farben werden in speziellen Therapien zu Heilzwecken eingesetzt.

Dieses Buch bietet eine einzigartige Verbindung aus Zeittafeln und konventionellen Textseiten. Alle Fakten und Daten, die die Grundtendenzen der Medizingeschichte bestimmten, sind klar und leicht auffindbar dargestellt.

## DIE ZEITTAFELN

### Klappseiten (S. 20–36)

Jede Seite läßt sich ausklappen, so daß die Ereignisse der Medizingeschichte in ihrer Entwicklung von Seite zu Seite verfolgt werden können.

### Unter den Klappen

Unter den Klappen finden sich zusätzliche Informationen zu ausgewählten Themen aus dem jeweiligen Zeitabschnitt.

### Stränge

Die Informationen in den Zeittafeln sind nach Rubriken in »Strängen« geordnet:

Gesellschaft
Gesundheitswesen
Diagnose
Therapie
Chirurgie
Heiler und Lehrer
Verwandte Gebiete
Erfindungen, Entdeckungen
Geistige Gesundheit
Veröffentlichungen
Weltereignisse

Diese Darstellung ermöglicht einen raschen Überblick über das Zusammenwirken und die wechselseitige Ergänzung der verschiedenen Aspekte der Geschichte. Ein sich verbreiternder Strang zeigt etwa, wie im 19. Jh. die Erfindungen stark zunahmen. Der schmale Strang belegt, wie wenig bis in die jüngste Zeit für psychisch Kranke getan wurde. Nachdem Gutenberg die Drucktechnik revolutioniert hatte und sich in Westeuropa Bücher verbreiteten, erscheint eine neue Rubrik, die die Veröffentlichungen wissenschaftlicher Werke darstellt.

Manche Informationen oder Fakten lassen sich in mehrere Kategorien einordnen. In diesen Fällen wird die betreffende Information wiederholt oder als Querverweis angefügt.

### Flaggen und Symbole

Für einen raschen Überblick und zur Erleichterung der Zuordnung der Ereignisse erscheinen die Nationalflaggen der Länder, in denen sie stattfanden oder in denen die jeweiligen Personen zur Welt kamen, lebten oder arbeiteten.

Auch wenn es sich um heutige Flaggen handelt und sich die Grenzen der Staaten und ihre Namen verändert haben, ist die Verwendung von Flaggen (oder entsprechender Symbole für die alten Kulturen) doch die einfachste und verständlichste Möglichkeit, die Ereignisse bestimmten Nationen zuzuordnen. So taucht die Flagge der EU schon einige hundert Jahre vor dem Entstehen des politischen Gebildes auf – bei einer großen Epidemie im Jahr 1642.

Wir hoffen, daß dieses Vorgehen aus Gründen der Klarheit als hilfreich akzeptiert wird, auch wenn es historisch nicht völlig korrekt ist.

## Terminologie

Da die Medizin viele komplizierte Abläufe und Zusammenhänge umfaßt, sind Begriffe, die für Laien nicht ohne weiteres verständlich sind, kurz erklärt. Aufgrund des begrenzten Platzes werden folgende Begriffe ohne Erläuterung verwendet:

*ektopisch (extrauterin):*
    Schwangerschaft außerhalb der Gebärmutter
*-Ektomie:*
    Entfernung eines Organ- oder Körperteils
*exzidieren:*
    herausschneiden
*Histologie:*
    Gewebelehre
*Naht:*
    Vernähen von Wunden
*Otologie:*
    Lehre von den Ohrenerkrankungen
*pandemisch:*
    Erkrankungswelle, die weite Gebiete erfaßt oder sich über mehrere Länder ausbreitet (eine Epidemie ist auf ein kleineres Gebiet begrenzt)
*Physiologie:*
    Wissenschaft vom Leben der Zellen und Organe und ihrer Verknüpfung im Gesamtorganismus
*Pathologie:*
    Krankheitslehre und Erforschung der Krankheiten
*Resektion:*
    operative Entfernung eines erkrankten Organteils oder Knochens
*WHO*
    Weltgesundheitsorganisation

## REGISTER

Um das Auffinden von Informationen zu erleichtern, verbindet das *Register* (S. 37–52) die Ereignisse und Personen mit Daten und Ländern. Somit faßt es die Ereignisse zusammen, dient aber auch zur Suche nach Daten und Ereignissen auf den Zeittafeln.

## SPEZIALTHEMEN

Die Zeittafeln können jeweils nur sehr knappe Informationen liefern. Ergänzend werden deshalb ausgewählte Themen ausführlicher behandelt:

SEUCHEN und Krankheiten
PHARMAZIE – eine alte Kunst
ALTERNATIVE und komplementäre Medizin
NOBELpreisträger
FRAUEN und ihre Rolle in der Medizin

## LÄNDER
Kurzer Abriß der Ereignisse

In diesem Kapitel werden die Ereignisse länderbezogen zusammengefaßt. Notgedrungen wiederholen sich hier Informationen, die sich auch auf den Zeittafeln finden, aber die Zusammenstellung ermöglicht einen Überblick über die Bedeutung des jeweiligen Landes in der Medizingeschichte.

### Weiterführende Informationen

Da wir im Rahmen des Buches nicht alle Themen der Medizingeschichte behandeln können, bietet die BIBLIOGRAPHIE eine große Auswahl an weiterführender Literatur (inklusive nützlicher Internet-Seiten) sowie eine Liste von MUSEEN und Einrichtungen, die dem Leser detailliertere Informationen über einzelne Bereiche der Medizingeschichte bieten.

# ZUM LESEN

**DIESES BUCHES**

### Zahlen und Fakten

Übersetzungen oder Fehlinterpretationen führten häufig zu Verwirrung oder Fehlinformationen.
Die Herausgeber haben alle Fakten, Zahlen und Daten sorgfältig überprüft, können aber nicht die Verantwortung für Mißverständnisse oder Ungenauigkeiten übernehmen. Informationen über derartige Unzulänglichkeiten sind jedoch willkommen – desgleichen jeder Hinweis auf neue Entwicklungen, die sich nach dem Erscheinen des Buches ergeben haben und die wir gern in künftigen Auflagen berücksichtigen werden.

Diese Klappseite schließt chronologisch an die vorhergehende Seite an.

Die Rubrikbezeichnungen wiederholen sich auf jeder Seite.

Um 1500 wird erstmals die EU-Flagge verwendet. Sie bezieht sich auf das Gebiet der heutigen Europäischen Union.

Die Stränge sind unterschiedlich breit, je nach der Bedeutung der Entwicklungen in der jeweiligen Epoche. Das heißt nicht, daß es etwa um 1530 keine Chirurgie gegeben hätte!

Die ausklappbare Seite liefert ausführlichere Informationen zu bestimmten Themen.

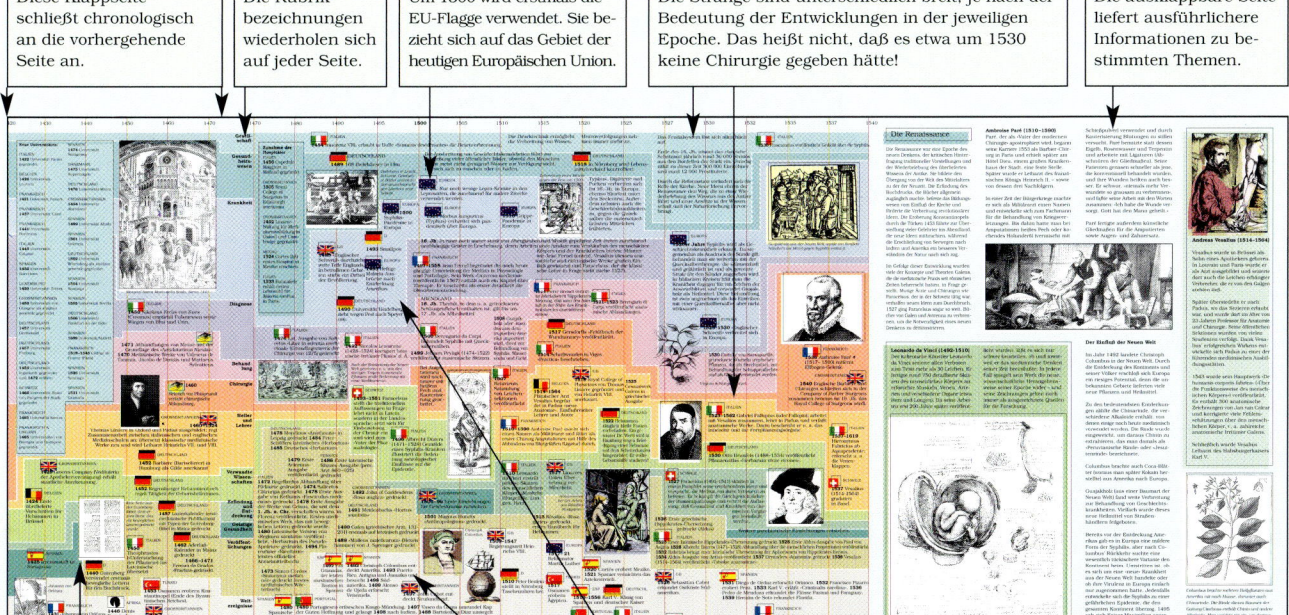

Die Rubrik »Veröffentlichungen« wird eingefügt, nachdem Gutenberg die Druckmaschine erfand, wodurch mehr Menschen Zugang zu Informationen erhielten.

Die Rubrik »Weltereignisse« zieht sich durch alle Zeittafeln. So erfährt man z. B., daß im Westen Tropenkrankheiten aufzutreten begannen, als Columbus Amerika entdeckte.

Um ein bestimmtes Ereignis auf den Zeittafeln zu finden, schlagen Sie im Register (S. 37–52) oder im Länder-Kapitel (S. 62–67) nach.

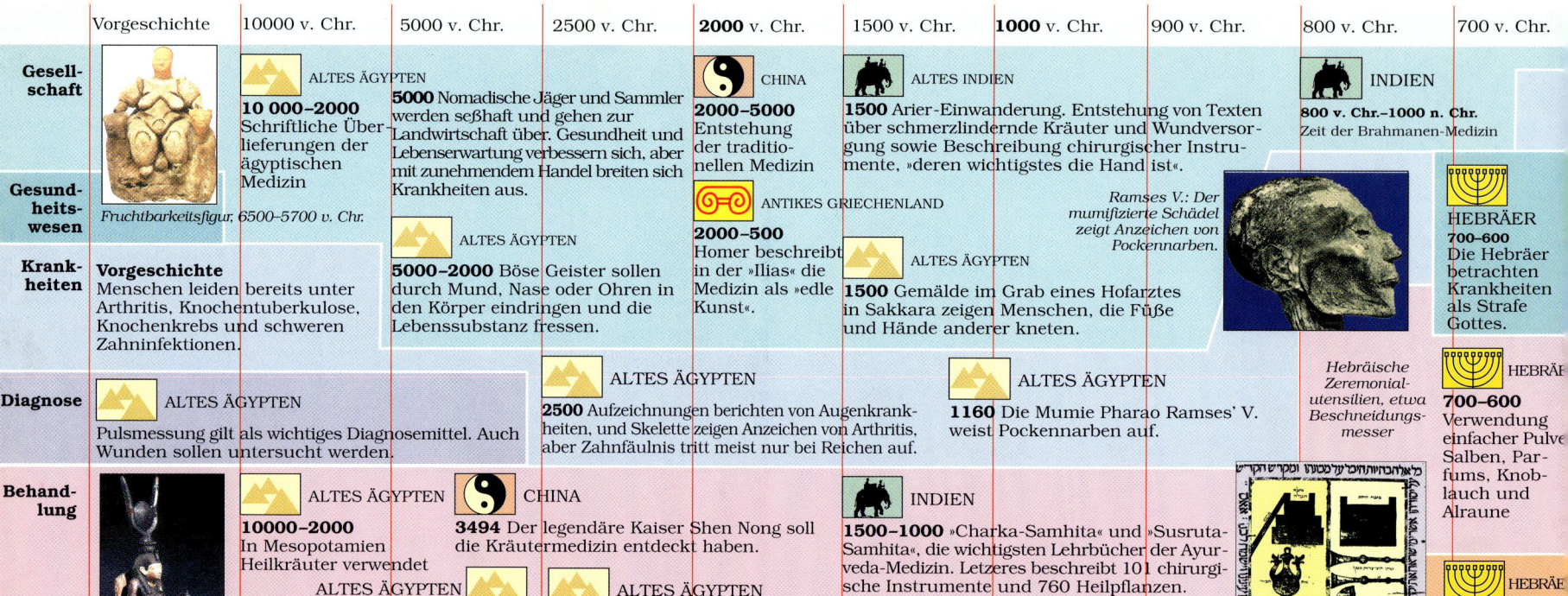

## Gesellschaft

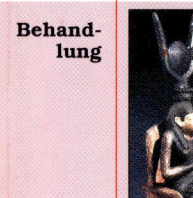
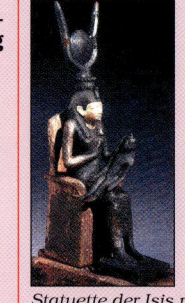

ALTES ÄGYPTEN **10 000–2000** Schriftliche Überlieferungen der ägyptischen Medizin

*Fruchtbarkeitsfigur, 6500–5700 v. Chr.*

CHINA **5000** Nomadische Jäger und Sammler werden seßhaft und gehen zur Landwirtschaft über. Gesundheit und Lebenserwartung verbessern sich, aber mit zunehmendem Handel breiten sich Krankheiten aus.

CHINA **2000–5000** Entstehung der traditionellen Medizin

ALTES INDIEN **1500** Arier-Einwanderung. Entstehung von Texten über schmerzlindernde Kräuter und Wundversorgung sowie Beschreibung chirurgischer Instrumente, »deren wichtigstes die Hand ist«.

INDIEN **800 v. Chr.–1000 n. Chr.** Zeit der Brahmanen-Medizin

## Gesundheitswesen

ANTIKES GRIECHENLAND **2000–500** Homer beschreibt in der »Ilias« die Medizin als »edle Kunst«.

*Ramses V.: Der mumifizierte Schädel zeigt Anzeichen von Pockennarben.*

HEBRÄER **700–600** Die Hebräer betrachten Krankheiten als Strafe Gottes.

## Krankheiten

**Vorgeschichte** Menschen leiden bereits unter Arthritis, Knochentuberkulose, Knochenkrebs und schweren Zahninfektionen.

ALTES ÄGYPTEN **5000–2000** Böse Geister sollen durch Mund, Nase und Ohren in den Körper eindringen und die Lebenssubstanz fressen.

ALTES ÄGYPTEN **1500** Gemälde im Grab eines Hofarztes in Sakkara zeigen Menschen, die Füße und Hände anderer kneten.

## Diagnose

ALTES ÄGYPTEN
Pulsmessung gilt als wichtiges Diagnosemittel. Auch Wunden sollen untersucht werden.

ALTES ÄGYPTEN **2500** Aufzeichnungen berichten von Augenkrankheiten, und Skelette zeigen Anzeichen von Arthritis, aber Zahnfäulnis tritt meist nur bei Reichen auf.

ALTES ÄGYPTEN **1160** Die Mumie Pharao Ramses' V. weist Pockennarben auf.

*Hebräische Zeremonialutensilien, etwa Beschneidungsmesser*

HEBRÄER **700–600** Verwendung einfacher Pulver, Salben, Parfums, Knoblauch und Alraune

## Behandlung

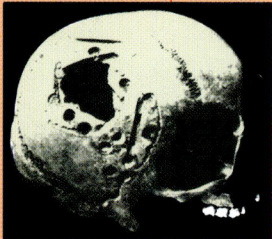

*Statuette der Isis mit ihrem Sohn Horus*

ALTES ÄGYPTEN **10000–2000** In Mesopotamien Heilkräuter verwendet

CHINA **3494** Der legendäre Kaiser Shen Nong soll die Kräutermedizin entdeckt haben.

INDIEN **1500–1000** »Charka-Samhita« und »Susruta-Samhita«, die wichtigsten Lehrbücher der Ayurveda-Medizin. Letzteres beschreibt 101 chirurgische Instrumente und 760 Heilpflanzen.

ALTES ÄGYPTEN **5000–2500** Verbrennungen werden mit Milch von Müttern männlicher Babies behandelt. Isis wird um Hilfe angerufen, da sie Brandwunden ihres Sohnes mit Muttermilch heilte.

ALTES ÄGYPTEN **2500** Es gibt drei Arten von Krankheiten: 1. behandelbare, 2. eindämmbare und 3. unbehandelbare. Letztere bedürfen übernatürlicher Hilfe. Beschwörungsformeln und positives Denken sind wichtig.

ALTES ÄGYPTEN **2500** Lapislazuli, Opium und Schierling, Kräutertees und zahlreiche Pflanzenextrakte werden verwendet: zum Abkochen, für Pillen, Pasten, Salben, Augenspülungen, Verbände, Breipackungen, Cremes, Inhalationen, Zäpfchen, Ausräucherungen und Klistiere – insgesamt mehr als 500 Substanzen.

CHINA **3000** Steinerne Akupunkturnadeln aus dieser Zeit in der Inneren Mongolei gefunden

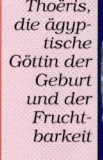

*Thoëris, die ägyptische Göttin der Geburt und der Fruchtbarkeit*

ALTES ÄGYPTEN **2500** Rohe Ochsenleber wird zur Behandlung von Nachtblindheit verwendet – dadurch Zufuhr von Vitamin A, dessen Mangel diese Erkrankung mit hervorruft.

CHINA **2000–1000** Behandlung von Krankheiten durch den Ausgleich der Elemente Erde, Wasser, Feuer, Holz und Metall sowie der gegensätzlichen Kräfte Yin und Yang

ASSYRER UND BABYLONIER **19.–18. Jh.** Assyrer und Babylonier betrachten die Leber als Sitz der Seele.

*Babylonisches Tonmodell einer Schafsleber*

ANTIKES GRIECHENLAND UND ROM **460–377** Hippokratischer Eid:
»Ich schwöre bei Apollo, dem Arzt, und Asklepios und Hygieia und Panakeia und allen Göttern und Göttinnen, ... daß ich ... diätetische Maßnahmen treffen werde zum Nutzer der Kranken nach meinem Können und Urteil vor Schädigung und Unrecht aber sie bewahre ... Nie werde ich jemanden, auch nicht, wenn man mich darum bittet, ein tödliches Mittel verabreichen oder auch nur einen derartigen Rat erteilen ... Lauter und redlich werde ich bewahren mein Leben und meine Kunst ..., mich fernhalten von jedem Unrecht insbesondere von sexuellen Beziehungen, so wohl wie männlichen wie weiblichen Personen ... Was immer ich bei der Behandlung sehe oder höre oder auch außerhalb der Behandlung, darüber werde ich schweigen, da ich solches als heiliges Geheimnis achte.«

HEBRÄER **700–600** Beschneidung der Knaben mit steinernen Instrumenten, später Übergang zu Metallinstrumenten

## Chirurgie

ALTES INDIEN – KULTUREN IM INDUSTAL **2500–1500** Anfangs große Bedeutung der Magie, später entwickeln sich Magier zu Ärzten und Gelehrten.

ALTES ÄGYPTEN **2500** Chirurgen stechen Furunkel an, nehmen Beschneidungen vor, behandeln Brüche und Zysten, arbeiten mit Skalpellen, Messern und Zangen und verwenden heiße Eisen zum Kauterisieren von Wunden.

ALTES ÄGYPTEN **2500** Auf Pharaonengräbern in Sakkara werden Operationen dargestellt.

*Trepanation, die älteste Form der Chirurgie*

*Ausschnitt aus dem Papyrus*

ALTES ÄGYPTEN **2500** Aufhebung des Verbots zu sezieren unter den Ptolemäern

ALTES ÄGYPTEN **2500** Durch die Mumifizierung vertieft sich das anatomische Wissen. Die Papyri Ebers und Edwin Smith sind aus der ersten Hälfte des 16. Jh. v. Chr. und wichtige Quellen. Der Papyrus Edwin Smith ist der älteste bekannte chirurgische Text.

**Vorgeschichte** Bei Trepanationen werden mit Steinen kleine Öffnungen in den Schädel geschlagen. Es wurden Schädel mit bis zu fünf Löchern gefunden. Runde Schädelstücke werden als Amulette getragen. Trepanationen werden noch heute bei erhöhtem Schädelinnendruck angewendet.

**3500** Erste medizinische Berichte auf Tonscherben in Keilschrift. Starke Reglementierung des Ärzteberufs.

CHINA **2698–2598** Huang-ti, der Erste Kaiser, verfaßt das »Nei Ching«, ein medizinisches Kompendium, das Jahrtausende als Standardwerk gilt.

*Der Erste Kaiser und Shen Nong*

ALTES ÄGYPTEN **2500** Viele spezialisierte Ärzte – für Augen-, Kopf- und Magenprobleme

## Heiler und Lehrer

ALTES ÄGYPTEN **5000–2500** Magier versuchen durch Zaubersprüche, Patienten vor Krankheiten zu bewahren.

ALTES ÄGYPTEN **2800** Imhotep, Baumeister und Arzt unter König Djoser, wird 535 v. Chr. zum Gott erhoben. Die Griechen ändern seinen Namen zu Imuthes und identifizieren ihn mit Asklepios.

*Der Gott Anubis balsamiert den Leichnam eines Pharaos ein.*

*In Griechenland arbeiten Männer und Frauen als Heiler.*

ANTIKES GRIECHENLAND **639–544** Thales von Milet, erster griechischer Philosoph, der das Wasser als Grundelement ansieht

## Verwandte Wissenschaften

CHINA **2700** Verwendung von Akupunktur zur Behandlung von Schmerzen durch Zahnfäule

ALTES ÄGYPTEN **2500** Anubis als Totengott und Patron der Balsamierer verehrt

*2900–2750 Ein ägyptischer Unterkiefer weist zwei Löcher auf, die durch den Knochen gebohrt wurden, vielleicht um einen Abszeß zu behandeln.*

MESOPOTAMIEN **1750** Codex Hammurabi. Erstmals staatliche Regulierung ärztlicher Tätigkeit

*Der ägyptische Arzt Imhotep wird später mit dem griechischen Gott Asklepios gleichgesetzt.*

*Der Codex Hammurabi auf einer Stele (um 1792–1790 v. Chr.)*

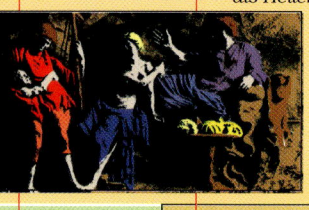
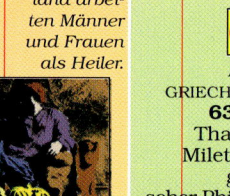

ANTIKES GRIECHENLAND UND ROM
Griechisches Hämorrhoiden-Mittel: Kuhschweiß, Asche von einem Hundekopf, in Essig eingeweichte Schlangenhaut und Rosenhonig. Heilige Hunde und Schlangen sollen die Wirkung verstärken.

## Erfindungen und Entdeckungen

## Geistige Gesundheit

**5000** Der früheste Hinweis auf Zahnkrankheiten stammt aus einem sumerischen Text, in dem »Zahnwürmer« als eine Ursache für Fäulnis der Zähne bezeichnet werden.

ALTES ÄGYPTEN **2900–2630** Bau der Pyramiden

MESOPOTAMIEN **2000** Entwicklung der Destillation und Herstellung von »Essenzen« aus Zedern und Ölen

**1000–500** Frühe Eisenzeit (Hallstatt-Kultur in Europa)

CHINA **725** Mechanische Uhr von I-Hsing erfunden

## Weltereignisse

**7000–2000** Jungsteinzeit in Europa

**5000–4500** Entstehen der sumerischen, ägyptischen und minoischen Kultur

**2000–1000** Bronzezeit in Europa

**1300** Papyrus Berlin

ALTES ÄGYPTEN **950?** Homer

ANTIKES GRIECHENLAND UND ROM **776** 1. Olympiade **753** Gründung Roms

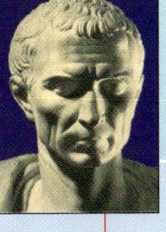

*Julius Cäsar, erfolgreicher Heerführer und geschickter Politiker, erlaubte allen Ärzten, römische Bürger zu werden.*

 CHINA

**In chinesischen Schriften** werden Skelettverformungen erwähnt, aber es bleibt unklar, ob diese durch Rachitis verursacht wurden.

 ANTIKES GRIECHENLAND UND ROM

**46** Julius Cäsar gewährt allen Ärzten in Rom das Bürgerrecht.

ANTIKES GRIECHENLAND UND ROM

**23**
Antonius Musa heilt Kaiser Augustus durch Wasserbehandlung von schwerer Krankheit. Ärzte werden von den Steuern befreit.

 ANTIKES GRIECHENLAND UND ROM

**55–63** Lukrez, römischer Dichter (*94 v. Chr.), beschreibt Epidemie in »De rerum natura« und legt darin die Lehren Epikurs dar.

 ANTIKES GRIECHENLAND UND ROM

**80** Mithridates VI., König von Pontus (120–63 v. Chr.), experimentiert mit Gegenmitteln zu Giften. Seine Rezeptur für Theriak enthält 41 Bestandteile.

CHINA

**200** Zhang Zhongjing verfaßt eine Arzneimittellehre mit allen bekannten Medikamenten und Behandlungsformen. Zur Linderung von Asthma wird ein Schachtelhalm-Präparat empfohlen. Dabei handelt es sich um Ephedrin, das 1928 von westlichen Ärzten anerkannt wird – 1700 Jahre nach seiner Entdeckung.

---

**150 v. Chr. Einstellungen zur Chirurgie**
Nach dem Hippokratischen Eid war die Verwendung von Messern und das Aufschneiden der Patienten den zugelassenen Ärzten verboten, so daß die Chirurgen, die als »Handwerker« galten, diese Aufgabe übernahmen. Später bekämpfte die Kirche das Sezieren und die Chirurgie, erst im 13. Jh. wurden diese medizinischen Bereiche wieder akzeptiert.

---

**Die Zahl vier**

*Die zahl Vier hat eine fast magische Bedeutung in der Medizin, denn sie verweist auf die vier Jahreszeiten, die vier Elemente, die vier Eigenschaften (feucht, trocken, heiß und kalt) und die vier Körpersäfte.*

 ANTIKES GRIECHENLAND UND ROM

**120–70** Asklepiades von Bithynien. Asklepiades ist umstritten, war jedoch sehr erfolgreich. Er vertrat eine mechanistische Sichtweise des Körpers, zog Wein, Bäder und Massagen starken Medikamenten vor und empfahl Übungen. Konnte angeblich beinahe Tote wieder zum Leben erwecken.

 ANTIKES GRIECHENLAND UND ROM

**100**
Julius Cäsar vermutlich durch Kaiserschnitt zur Welt gekommen

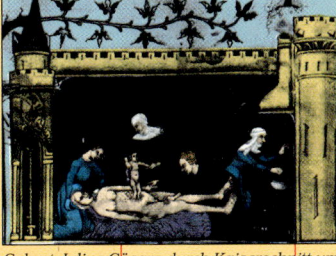

*Geburt Julius Cäsars durch Kaiserschnitt um 100 v. Chr. Illustration aus einem mittelalterlichen Manuskript*

 ANTIKES GRIECHENLAND UND ROM

**um 200**
Archagathis, ein griechischer Bürger Roms, gründet die erste Apotheke Europas in der Nähe des Forums. Er verkauft Heilmittel, versorgt Wunden und betreibt ein kleines Hospital.

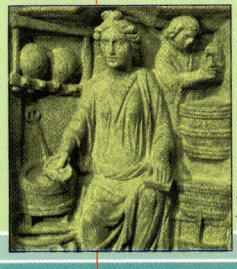

*Römische Apotheke*

### Die vier Körpersäfte

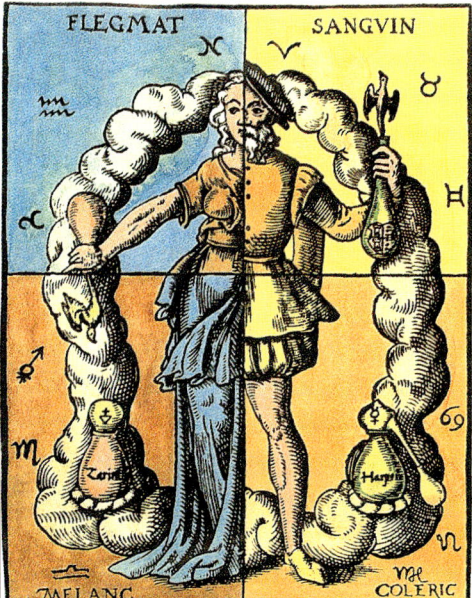

FLEGMAT      SANGVIN

MELANC      COLERIC

*Die Lehre der vier Körpersäfte beherrscht die Medizin von der Antike bis ins Mittelalter und hält sich sogar bis ins 19. Jh. Blut, Galle, schwarze Galle und Phlegma – diese vier Körperflüssigkeiten sollten sich im Gleichgewicht befinden, damit der Mensch gesund blieb.*

ANTIKES GRIECHENLAND UND ROM

**120–70** Asklepiades setzt sich für eine humane Behandlung Geisteskranker ein und zieht dazu Traumdeutung heran.

ANTIKES GRIECHENLAND UND ROM

**168** Eroberung Mazedoniens durch die Römer **146** Belagerung von Korinth **133** Königreich Pergamon fällt an Rom **106– 43** Cicero **58–52** Caesar erobert Gallien **49–45** Römischer Bürgerkrieg zwischen Caesar und Pompejus **31 v. Chr.–14 n. Chr.** Octavianus Augustus Caesar

**Geburt Christi um 4–6 v. Chr.**

**Herophilus von Chalkedon** (330–260). Herophilus erkannte, daß das Gehirn Sitz des Verstandes und der Gefühle ist, und beschrieb seinen Aufbau – ein Teil des Schädels wurde nach ihm benannt. Er unterschied Arterien von Venen und sensorische von motorischen Nerven, betrachtete das Herz als Pumpe und identifizierte Prostata und Zwölffingerdarm. Alexandrinische Ärzte lernten Blutgefäße abzubinden, so daß sie Operationen oder Amputationen durchführen konnten.

**Asklepios** ist Homers idealisierter Arzt und entwickelte sich zum Heilgott. Der Legende zufolge war er der Sohn des Apollo und wurde von Chiron erzogen, der ihn mit der Heilkunst vertraut machte. Später betrachtete man ihn als besonders kundigen Arzt aus Epidauros, der von Zeus durch einen Blitz getötet wurde, weil sein Erfolg den Menschen dazu verhalf, dem Tod zu entrinnen. Doch dank des Eingreifens von Apollo wurde Asklepios ein Platz unter den Sternen des Himmels zugewiesen.

Asklepios hatte vier Töchter. Einer davon, Hygieia, verdanken wir die Bezeichnung für Reinlichkeit. Eine andere, Panakaia, wörtlich »sie heilt alles«, lieh ihren Namen einem Allheilmittel.

**Hippokrates von Kos** (460–377) gilt als der Vater der europäischen Heilkunde. Seine Theorien fußen auf der Vier-Elemente-Lehre des Empedokles von Agrigent. Die Ausgewogenheit der vier Elemente ist Voraussetzung für Gesundheit. Die Hippokratische Schule stellte den Zusammenhang von Mensch und Natur (Umwelt) heraus, wies auf die Bedeutung der systematischen Beobachtung für Diagnose und Prognose hin.

**Aristoteles** (384–322), Schüler Platos und Lehrer Alexanders des Großen. Er verfaßte viele anatomische Schilderungen, erforschte das Verhalten von Tieren und legte das Fundament für die Embryologie. Wegweisend wurde seine Auffassung, daß wissenschaftliche Methodologie (sorgfältige Beobachtung, Experimente und Erforschung von Ursache und Wirkung) zu besserer Erkenntnis führen kann.

**Marcus Porcius Cato** (234–149), Soldat, Staatsmann und Zensor, sammelte Rezepte für Heilbehandlungen. Er empfahl z. B. den Saft von Kohlblättern gegen Wunden, Tumoren, Geschwüre, Verrenkungen, Blutergüsse und zur Schmerzlinderung. Sein Werk »Über die Landwirtschaft« gilt als ein Vorläufer der medizinischen Ratgeberliteratur. Seiner Ansicht nach sollte es in keinem Haushalt fehlen.

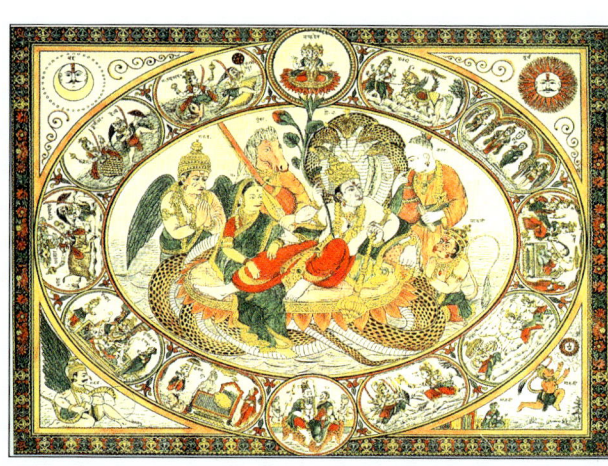

*Brahma, der Schöpfer des Universums, dem die indische Medizin geweiht ist*

## Vorkolumbianische Medizin

Die medizinischen Praktiken der Völker Mittel- und Südamerikas (vor allem Mexikos und Perus) waren bis zur Unterwerfung durch die Europäer im 16. Jh. unbekannt. Doch auch hier gab es offenbar interessante Ideen und Ansätze zur Chirurgie.

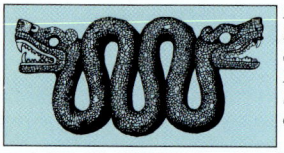

*Die doppelköpfige Schlange, ein Fruchtbarkeitssymbol der Azteken*

Bei den Maya und Azteken vermischten sich religiöse und medizinische Praktiken, und man nutzte in großem Umfang halluzinogene Pflanzen (insbesondere Pilze).

Hebammen überprüften die Lage der Embryos und überwachten die Ernährung der Mütter. Durch Tees versuchten sie, die Geburt zu beschleunigen, z. B. durch ein Mittel aus Opposum-Schwanz, das die Wehen förderte.

## Ayurveda-Medizin in Indien

Die Ayurveda-Medizin läßt sich bis 1000 v. Chr. zurückverfolgen. Der menschliche Körper gilt als Ergebnis des Zusammenspiels der Grundprinzipien *Kaph* (Phlegma), *Pitta* (Galle) und *Vata* (Wind). Das Gleichgewicht der Grundelemente wird von Alter, Geschlecht, Klima, Ernährung und dem individuellen Tagesablauf bestimmt.

*Charka-Samhita* (v. a. medizinisch) und *Susruta-Samhita* (v. a. chirurgisch) sind die beiden wichtigsten Lehrbücher der Ayurveda-Medizin und dürften um 500 v. Chr. niedergeschrieben worden sein, ihre Ursprünge liegen aber wesentlich weiter zurück. Bei der Behandlung überwiegen pflanzliche Arzneien (insgesamt rund 1500 Kräuter), die zu Tinkturen, Ölen oder Pasten verarbeitet werden. Um 1000 n. Chr. kamen alchemistische Präparate hinzu, darunter z. B. »Bhasmen« (Aschen) aus verschiedenen Metallen und Pflanzensäften. Zentral ist eine gesunde Balance, in der auch das Verhältnis zur Umwelt eine wichtige Rolle spielt.

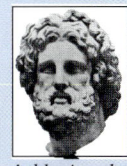
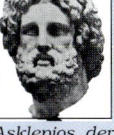

ANTIKES GRIECHENLAND UND ROM
**430–427**
Pest(?)-Epidemie in Athen

ANTIKES GRIECHENLAND UND ROM
**400**
Thukydides beschreibt die Athener Epidemie (»Pest des Thukydides«).

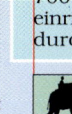
*Asklepios, der griechische Gott der Heilkunst*

ANTIKES GRIECHENLAND UND ROM
**3. Jh.** Die Bibliothek von Alexandria, von Ptolemäus I. gegründet, besitzt 700 000 Bände und eine Forschungseinrichtung. 48 v. Chr. wird sie teilweise durch Feuer zerstört.

 ALTES INDIEN
**3. Jh.**
Ungesicherte Hinweise darauf, daß in Indien Malaria durch Mücken und Pest durch Ratten übertragen werden.

 INDIEN
**500** Ayurveda-Medizin (entstanden um 1000 v. Chr.). Der menschliche Körper gilt als Abbild des Universums. Die Körpersubstanzen (Knochen, Fleisch, Fett, Blut, Samen, Mark) sind Ergebnis der drei *Doshas* (Grundprinzipien): *Kaph* (Phlegma), *Pitta* (Galle) und *Vata* (Wind).

*200 Dieses Flachrelief aus Bharut, Indien, zeigt einen Riesen, dem ein Zahn gezogen wird.*

ANTIKES GRIECHENLAND UND ROM
**234–149** Marcus Porcius Cato, Staatsmann, sammelt Rezepte zur medizinischen Behandlung.

 ALTES INDIEN
**4. Jh.** Vielfältige chirurgische Techniken, 121 verschiedene Instrumente. Nasenreparatur durch »plastische Chirurgie«: Haut von der Stirn wird über dem Nasenstumpf zusammengenäht. Eingeschobene hölzerne Röhren halten künstliche »Nasenlöcher« offen.

ANTIKES GRIECHENLAND UND ROM
**370–288** Theophrastos von Eresos, Schüler des Aristoteles, veröffentlicht Untersuchung der Pflanzen.

ANTIKES GRIECHENLAND UND ROM
**384–322** Aristoteles seziert Tiere und schafft die Grundlage für die Embryologie. Sorgfältige Beobachtung, Experimente und die Erforschung von Ursache und Wirkung fördern seiner Meinung nach die wissenschaftliche Erkenntnis.

 CHINA
**um 280**
Ts'ang Kung verfaßt 25 medizinische Fallstudien – die einzigen derartigen Werke der chinesischen Literatur für 1500 Jahre. Er beschreibt Magenkrebs, Blasenentzündung, Harnverhaltung, Arthritis, Lähmung, Aneurysma und Nierenleiden.

 INDIEN
**274** Indische Ärzte machen Hausbesuche. Ausgebildete Ärzte von den Schulen in Taxila und Baranas arbeiten mit Ärztepriestern, die medizinische mit religiöser Betreuung verbinden. 274 v. Chr. Gründung erster Krankenhäuser; die Pflegekräfte sind Männer.

ANTIKES GRIECHENLAND UND ROM
**500–420** Ärzteschule des Hippokrates. Erste Fassung des »Corpus Hippocraticum« entsteht um 420 v. Chr.

*Hippokrates*

ANTIKES GRIECHENLAND UND ROM
**460–377** Hippokrates, Leiter der Ärzteschule in Kos, gilt als Vater der Heilkunde.

ANTIKES GRIECHENLAND UND ROM
**280** Herophilos von Chalkedon (330–260), Pionier der Anatomie

ANTIKES GRIECHENLAND UND ROM
**219**
Archagathos, der erste griechische Arzt, trifft in Rom ein; erhält römisches Bürgerrecht und wirkt als Chirurg.

ANTIKES GRIECHENLAND UND ROM
**580–489** Pythagoras gründet Schule in Kroton. Erste wissenschaftliche Forschungen über Anatomie und Physiologie

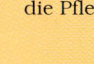 CHINA
**479–300** Das Handbuch »Nei Ching« beschreibt die Akupunktur, aufbauend auf einem Werk von 2600 v. Chr.

*Akupunktur wird seit Jahrhunderten in China angewendet.*

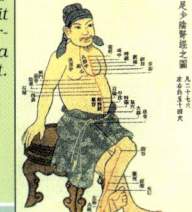

ANTIKES GRIECHENLAND UND ROM
**509** Etrusker sind geschickte Zahnärzte und setzen gezogene Zähne auf goldene Brücken. Goldfüllungen und Zahnkronen ausgegraben.

ANTIKES GRIECHENLAND UND ROM
**580–489**
Alkmeion aus Kroton entdeckt den Sehnerv und die Eustachische Röhre.

ANTIKES GRIECHENLAND UND ROM
**500–428** Anaxagoras glaubt, daß jedes Element aus vielen unsichtbaren Teilchen besteht, die bei der Verdauung aus der Nahrung freigesetzt werden und sich dann in Bestandteile des Körpers verwandeln.

ANTIKES GRIECHENLAND UND ROM
**ca. 460** Empedokles' Lehren führen zur Theorie der vier Elemente: Erde, Luft, Feuer und Wasser.

**500**
Späte Eisenzeit

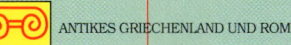 CHINA
**500** Erfindung des Abakus

*Alexander der Große: immer an vorderster Front*

AFRIKA

**490** Hanno umsegelt die Westküste Afrikas.

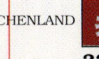 GRIECHENLAND
**470**
Alkmaion aus Kroton nimmt Sektionen vor.

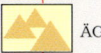 MAKEDONIEN
**336** Tod Philips II. von Makedonien

ÄGYPTEN
**323–282** Ptolemäus I. König von Ägypten

ANTIKES GRIECHENLAND UND ROM
**580–489** Pythagoras **490** Schlacht von Marathon **490** Erster Perserkrieg **480** Thermopylen und Schlacht von Salamis **461–430** Zeitalter des Perikles **431–430** Peloponnesischer Krieg **429–347** Plato **399** Tod von Sokrates **356–323** Alexander der Große **335–323** Alexanderkriege **323–279** Diadochenkriege **300** Eröffnung von Museum und Bibliothek in Alexandria **265–146** Punische Kriege **212** Archimedes bei römischer Eroberung von Syrakus getötet

## Vorgeschichte

### Die ältesten Behandlungsformen

Die Behandlung von Schmerzen, Verletzungen oder Krankheiten dürfte sich in der Urzeit auf instinktive Reaktionen beschränkt haben, wie z. B.
- Reiben eines verletzten Körperteils
- Druck ausüben, um Blutungen zu verlangsamen oder zu stoppen
- Aussaugen von Insektenstichwunden
- Wärme, um es dem Patienten angenehmer zu machen
- Herausziehen von Stacheln
- Kälte zur Schmerzlinderung

In Ablagerungen aus dem Paläolithikum wurden Knochennadeln gefunden, und wir wissen, daß es möglich gewesen wäre, Wunden zusammenzunähen. Vermutlich bedienten sich die Menschen der Urzeit aber einer Methode, die auch heute noch bei einigen Naturvölkern praktiziert wird: Sie drücken die Wunde zusammen und lassen Ameisen oder Termiten darüber laufen. Wenn die scharfen Kiefer der Insekten die Wunde verschlossen haben, entfernt man ihre Körper, beläßt aber die Kiefer in der Haut, bis die Wunde verheilt ist. Im Gefolge der Herausbildung gesellschaftlicher Strukturen wurden Heiler ein wichtiger Bestandteil des sozialen Gefüges. Medizinmann, Priester und Heiler waren dabei meist dieselbe Person, v. a. in den präkolumbianischen Kulturen Amerikas und in Afrika.

### Trepanation

Trepanation (oder Trepanieren) – das Öffnen des Schädels durch Entfernen eines meist runden Knochenstücks – ist die älteste bekannte Operationstechnik. Schädel-Trepanationen sind schon aus der Jungsteinzeit bekannt und wurden wohl aus religiösen oder medizinischen Gründen durchgeführt.

Sie dienten vermutlich der Schmerzlinderung (bei Verletzungen oder Tumoren) oder sollten das Entweichen böser Geister ermöglichen. Daß manche Patienten diese Behandlung überlebten, belegen Funde von Schädeln mit verheilten Wundrändern. Es wurden auch Schädel mit mehreren Löchern gefunden. Die Tatsache, daß relativ viele Schädel aus der Urzeit Trepanationsmale aufweisen, legt nahe, daß die Technik weitverbreitet war.

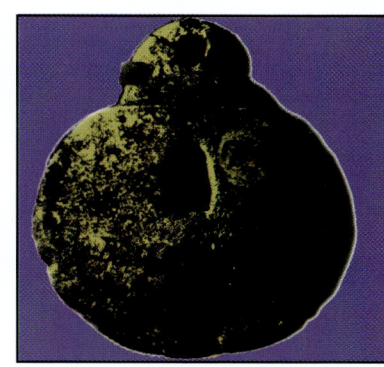
*Die herausgenommenen Knochenstücke wurden oft als Amulette verwendet.*

### Das Alte Ägypten

Da Krankheiten als Werk der Götter oder böser Geister galten, gibt es in der altägyptischen Kultur keine klare Trennlinie zwischen Religion und Medizin. Medikamente und Zauberformeln wurden gleichermaßen benutzt, was jedoch das Können der ägyptischen Ärzte nicht schmälern soll, deren Heilmethoden im ganzen Mittelmeerraum berühmt waren.

Schon um 2000 v. Chr. gab es »Spezialisten«, die man mit den heutigen Allgemeinärzten, Chirurgen, Tierärzten, Gynäkologen und Zahnärzten vergleichen könnte.

Erhalten gebliebene Papyri liefern interessante Einblicke in die ägyptische Medizin, beschreiben verschiedene Krankheiten und bieten Ratschläge zu Themen von der Verhütung (»nimm die Exkremente von Krokodilen und vermische sie mit saurer Milch«) bis zur Behandlung von Nilpferdbissen!

### Ägyptischer Schwangerschaftstest

Erwähnt wird auch ein Schwangerschaftstest mittels Gerste und Zweikorn. Die Frau soll sie »jeden Tag mit ihrem Urin anfeuchten … Wenn beide sprießen, wird sie ein Kind gebären.«

Experimente haben gezeigt, daß der Urin schwangerer Frauen Gerste zum Austreiben bringt, jener nicht schwangerer Frauen dagegen nicht – eine gewisse wissenschaftliche Untermauerung für den alten Test!

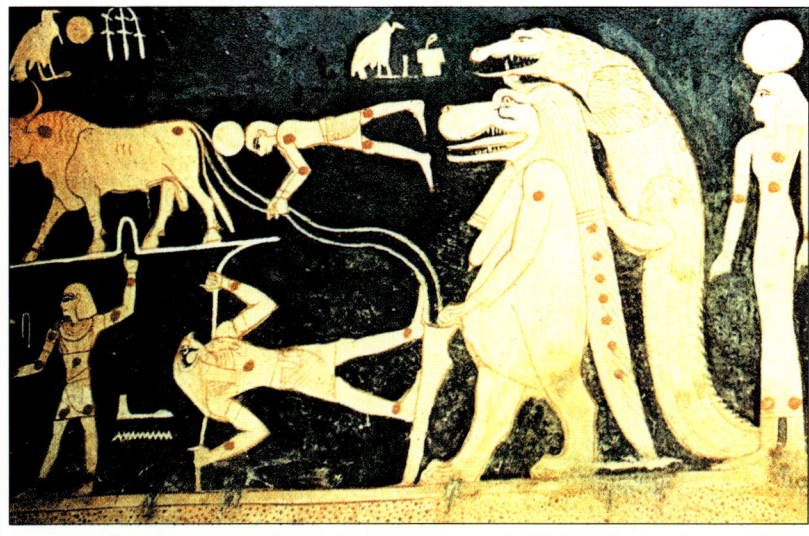
*Unfruchtbare Frauen baten die Göttin Tauret, als Nilpferd dargestellt, um Hilfe.*

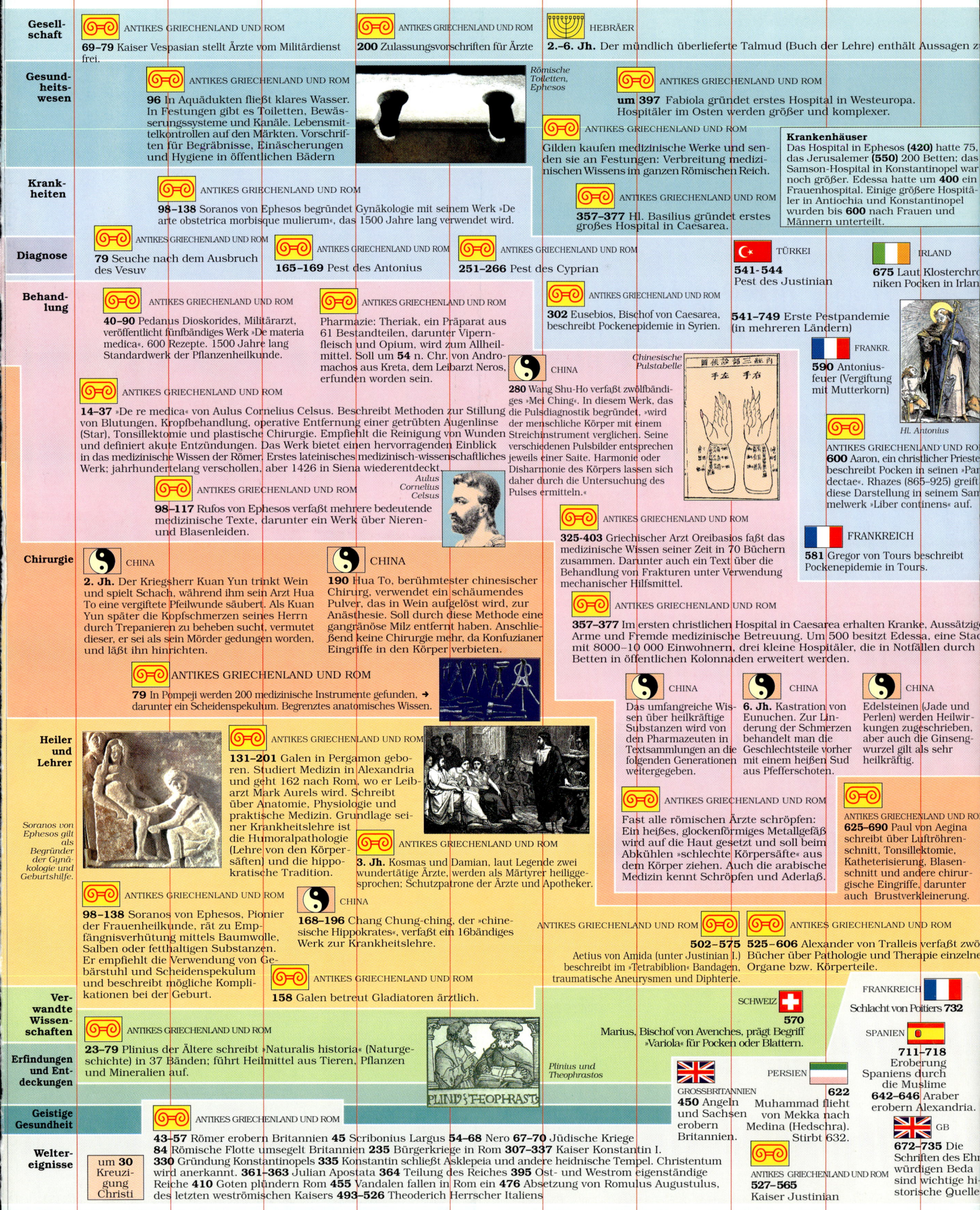

**Gesellschaft**

ANTIKES GRIECHENLAND UND ROM
**69–79** Kaiser Vespasian stellt Ärzte vom Militärdienst frei.

ANTIKES GRIECHENLAND UND ROM
**200** Zulassungsvorschriften für Ärzte

HEBRÄER
**2.–6. Jh.** Der mündlich überlieferte Talmud (Buch der Lehre) enthält Aussagen z...

**Gesundheitswesen**

ANTIKES GRIECHENLAND UND ROM
**96** In Aquädukten fließt klares Wasser. In Festungen gibt es Toiletten, Bewässerungssysteme und Kanäle. Lebensmittelkontrollen auf den Märkten. Vorschriften für Begräbnisse, Einäscherungen und Hygiene in öffentlichen Bädern

*Römische Toiletten, Ephesos*

ANTIKES GRIECHENLAND UND ROM
**um 397** Fabiola gründet erstes Hospital in Westeuropa. Hospitäler im Osten werden größer und komplexer.

ANTIKES GRIECHENLAND UND ROM
Gilden kaufen medizinische Werke und senden sie an Festungen: Verbreitung medizinischen Wissens im ganzen Römischen Reich.

**Krankenhäuser**
Das Hospital in Ephesos **(420)** hatte 75, das Jerusalemer **(550)** 200 Betten; das Samson-Hospital in Konstantinopel war noch größer. Edessa hatte um **400** ein Frauenhospital. Einige größere Hospitäler in Antiochia und Konstantinopel wurden bis **600** nach Frauen und Männern unterteilt.

**Krankheiten**

ANTIKES GRIECHENLAND UND ROM
**98–138** Soranos von Ephesos begründet Gynäkologie mit seinem Werk »De arte obstetrica morbisque mulierum«, das 1500 Jahre lang verwendet wird.

ANTIKES GRIECHENLAND UND ROM
**357–377** Hl. Basilius gründet erstes großes Hospital in Caesarea.

**Diagnose**

ANTIKES GRIECHENLAND UND ROM
**79** Seuche nach dem Ausbruch des Vesuv

ANTIKES GRIECHENLAND UND ROM
**165–169** Pest des Antonius

ANTIKES GRIECHENLAND UND ROM
**251–266** Pest des Cyprian

TÜRKEI
**541–544** Pest des Justinian

IRLAND
**675** Laut Klosterchroniken Pocken in Irlan...

**Behandlung**

ANTIKES GRIECHENLAND UND ROM
**40–90** Pedanus Dioskorides, Militärarzt, veröffentlicht fünfbändiges Werk »De materia medica«. 600 Rezepte. 1500 Jahre lang Standardwerk der Pflanzenheilkunde.

ANTIKES GRIECHENLAND UND ROM
Pharmazie: Theriak, ein Präparat aus 61 Bestandteilen, darunter Vipernfleisch und Opium, gilt als Allheilmittel. Soll um **54** n. Chr. von Andromachos aus Kreta, dem Leibarzt Neros, erfunden worden sein.

ANTIKES GRIECHENLAND UND ROM
**302** Eusebios, Bischof von Caesarea, beschreibt Pockenepidemie in Syrien.

**541–749** Erste Pestpandemie (in mehreren Ländern)

CHINA
**280** Wang Shu-Ho verfaßt zwölfbändiges »Mei Ching«. In diesem Werk, das die Pulsdiagnostik begründet, »wird der menschliche Körper mit einem Streichinstrument verglichen. Seine verschiedenen Pulsbilder entsprechen jeweils einer Saite. Harmonie oder Disharmonie des Körpers lassen sich daher durch die Untersuchung des Pulses ermitteln.«

*Chinesische Pulstabelle*

FRANKR.
**590** Antoniusfeuer (Vergiftung mit Mutterkorn)

*Hl. Antonius*

ANTIKES GRIECHENLAND UND ROM
**14–37** »De re medica« von Aulus Cornelius Celsus. Beschreibt Methoden zur Stillung von Blutungen, Kropfbehandlung, operative Entfernung einer getrübten Augenlinse (Star), Tonsillektomie und plastische Chirurgie. Empfiehlt die Reinigung von Wunden und definiert akute Entzündungen. Das Werk bietet einen hervorragenden Einblick in das medizinische Wissen der Römer; jahrhundertelang verschollen, aber 1426 in Siena wiederentdeckt.

*Aulus Cornelius Celsus*

ANTIKES GRIECHENLAND UND ROM
**600** Aaron, ein christlicher Priester, beschreibt Pocken in seinen »Pandectae«. Rhazes (865–925) greift diese Darstellung in seinem Sammelwerk »Liber continens« auf.

ANTIKES GRIECHENLAND UND ROM
**98–117** Rufos von Ephesos verfaßt mehrere bedeutende medizinische Texte, darunter ein Werk über Nieren- und Blasenleiden.

ANTIKES GRIECHENLAND UND ROM
**325–403** Griechischer Arzt Oreibasios faßt das medizinische Wissen seiner Zeit in 70 Büchern zusammen. Darunter auch ein Text über die Behandlung von Frakturen unter Verwendung mechanischer Hilfsmittel.

FRANKREICH
**581** Gregor von Tours beschreibt Pockenepidemie in Tours.

**Chirurgie**

CHINA
**2. Jh.** Der Kriegsherr Kuan Yun trinkt Wein und spielt Schach, während ihm sein Arzt Hua To eine vergiftete Pfeilwunde säubert. Als Kuan Yun später die Kopfschmerzen seines Herrn durch Trepanieren zu beheben sucht, vermutet dieser, er sei als sein Mörder gedungen worden, und läßt ihn hinrichten.

CHINA
**190** Hua To, berühmtester chinesischer Chirurg, verwendet ein schäumendes Pulver, das in Wein aufgelöst wird, zur Anästhesie. Soll durch diese Methode eine gangränöse Milz entfernt haben. Anschließend keine Chirurgie mehr, da Konfuzianer Eingriffe in den Körper verbieten.

ANTIKES GRIECHENLAND UND ROM
**357–377** Im ersten christlichen Hospital in Caesarea erhalten Kranke, Aussätzige, Arme und Fremde medizinische Betreuung. Um 500 besitzt Edessa, eine Stad... mit 8000–10 000 Einwohnern, drei kleine Hospitäler, die in Notfällen durch Betten in öffentlichen Kolonnaden erweitert werden.

ANTIKES GRIECHENLAND UND ROM
**79** In Pompeji werden 200 medizinische Instrumente gefunden, → darunter ein Scheidenspekulum. Begrenztes anatomisches Wissen.

CHINA
Das umfangreiche Wissen über heilkräftige Substanzen wird von den Pharmazeuten in Textsammlungen an die folgenden Generationen weitergegeben.

CHINA
**6. Jh.** Kastration von Eunuchen. Zur Linderung der Schmerzen behandelt man die Geschlechtsteile vorher mit einem heißen Sud aus Pfefferschoten.

CHINA
Edelsteinen (Jade und Perlen) werden Heilwirkungen zugeschrieben, aber auch die Ginsengwurzel gilt als sehr heilkräftig.

**Heiler und Lehrer**

*Soranos von Ephesos gilt als Begründer der Gynäkologie und Geburtshilfe.*

ANTIKES GRIECHENLAND UND ROM
**131–201** Galen in Pergamon geboren. Studiert Medizin in Alexandria und geht 162 nach Rom, wo er Leibarzt Mark Aurels wird. Schreibt über Anatomie, Physiologie und praktische Medizin. Grundlage seiner Krankheitslehre ist die Humoralpathologie (Lehre von den Körpersäften) und die hippokratische Tradition.

ANTIKES GRIECHENLAND UND ROM
**3. Jh.** Kosmas und Damian, laut Legende zwei wundertätige Ärzte, werden als Märtyrer heiliggesprochen; Schutzpatrone der Ärzte und Apotheker.

ANTIKES GRIECHENLAND UND ROM
Fast alle römischen Ärzte schröpfen: Ein heißes, glockenförmiges Metallgefäß wird auf die Haut gesetzt und soll beim Abkühlen »schlechte Körpersäfte« aus dem Körper ziehen. Auch die arabische Medizin kennt Schröpfen und Aderlaß.

ANTIKES GRIECHENLAND UND RO...
**625–690** Paul von Aegina schreibt über Luftröhrenschnitt, Tonsillektomie, Katheterisierung, Blasenschnitt und andere chirurgische Eingriffe, darunter auch Brustverkleinerung.

ANTIKES GRIECHENLAND UND ROM
**98–138** Soranos von Ephesos, Pionier der Frauenheilkunde, rät zu Empfängnisverhütung mittels Baumwolle, Salben oder fetthaltigen Substanzen. Er empfiehlt die Verwendung von Gebärstuhl und Scheidenspekulum und beschreibt mögliche Komplikationen bei der Geburt.

CHINA
**168–196** Chang Chung-ching, der »chinesische Hippokrates«, verfaßt ein 16bändiges Werk zur Krankheitslehre.

ANTIKES GRIECHENLAND UND ROM
**158** Galen betreut Gladiatoren ärztlich.

ANTIKES GRIECHENLAND UND ROM
**502–575** Aetius von Amida (unter Justinian I.) beschreibt im »Tetrabiblion« Bandagen, traumatische Aneurysmen und Diphterie.

ANTIKES GRIECHENLAND UND ROM
**525–606** Alexander von Tralleis verfaßt zwö... Bücher über Pathologie und Therapie einzelne... Organe bzw. Körperteile.

SCHWEIZ
**570** Marius, Bischof von Avenches, prägt Begriff »Variola« für Pocken oder Blattern.

FRANKREICH
Schlacht von Poitiers **732**

SPANIEN
**711–718** Eroberung Spaniens durch die Muslime
**642–646** Araber erobern Alexandria.

**Verwandte Wissenschaften**

**Erfindungen und Entdeckungen**

ANTIKES GRIECHENLAND UND ROM
**23–79** Plinius der Ältere schreibt »Naturalis historia« (Naturgeschichte) in 37 Bänden; führt Heilmittel aus Tieren, Pflanzen und Mineralien auf.

*Plinius und Theophrastos*

**Geistige Gesundheit**

GROSSBRITANNIEN
**450** Angeln und Sachsen erobern Britannien.

PERSIEN
**622** Muhammad flieht von Mekka nach Medina (Hedschra). Stirbt 632.

GB
**672–735** Die Schriften des Ehrwürdigen Beda sind wichtige historische Quelle...

**Weltereignisse**

ANTIKES GRIECHENLAND UND ROM
**43–57** Römer erobern Britannien **45** Scribonius Largus **54–68** Nero **67–70** Jüdische Kriege **84** Römische Flotte umsegelt Britannien **235** Bürgerkriege in Rom **307–337** Kaiser Konstantin I. **330** Gründung Konstantinopels **335** Konstantin schließt Asklepeia und andere heidnische Tempel. Christentum wird anerkannt. **361–363** Julian Apostata **364** Teilung des Reiches **395** Ost- und Westrom eigenständige Reiche **410** Goten plündern Rom **455** Vandalen fallen in Rom ein **476** Absetzung von Romulus Augustulus, des letzten weströmischen Kaisers **493–526** Theoderich Herrscher Italiens

**um 30** Kreuzigung Christi

ANTIKES GRIECHENLAND UND ROM
**527–565** Kaiser Justinian

...Krankheiten und Chirurgie.

## Gründung von Hospitälern und Universitäten

**FRANKREICH**
**um 500** Erstes Klosterhospital für Kranke und Arme in Arles von Bischof Caesarius gegründet, später Hospital in Poitiers von Königin Radegunde initiiert.

**SPANIEN**
**580** Klosterhospital in Merida von Bischof Masona gegründet.

**ANTIKES GRIECHENLAND UND ROM**
**610** Klosterhospital in Ephesos

**ARABIEN**
**707** Ausbildungshospitäler in Damaskus. Die Obrigkeit baut im gesamten Reich Hospitäler.

**GROSSBRITANNIEN**
**794** St.-Albans-Hospital in England

**FRANKREICH**
**962** Hospiz des hl. Bernhard

**ITALIEN**
**1080–1200** Schule von Salerno wird medizinisches Zentrum. Fünfjährige Mediziner-Ausbildung. Sektion von Tieren.

**GROSSBRITANNIEN**
**1123** St.-Bartholomew-Hospital in London von Rahere gegründet.
**1132** Heiligkreuz-Hospital in Winchester eröffnet.

**TÜRKEI**
**1136** Kaiser Johannes II. läßt Pantokrator-Kloster (mit Hospital) in Konstantinopel erbauen.

**FRANKREICH**
**1145** Heiliggeist-Hospital von Wilhelm VIII. in Montpellier gegründet.

**ITALIEN**
**ca. 1150** Medizinschule in Bologna eingerichtet.

---

**GROSSBRITANNIEN**
**10. Jh.** Der Glaube an Elfen ist in Nordeuropa weitverbreitet. Die Angelsachsen fürchten, von Elfen mit einem Hagel von Pfeilen angegriffen zu werden, die plötzliche Erkrankungen verursachen.

**FRANKREICH**
**1130** Konzil von Reims verbietet Mönchen ärztliche Tätigkeit: Ende der Klostermedizin

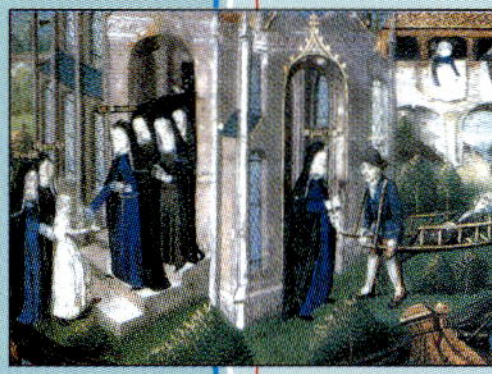

*Hospital Hôtel-Dieu in Paris*

**ITALIEN**
**1140** Laterankonzil erneuert Verbot von Rheims.

**ITALIEN**
**1140** Sizilien beschränkt Heiltätigkeit auf zugelassene Ärzte

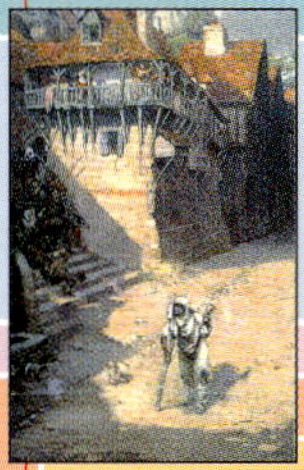

**1096–1099** Kreuzfahrer bringen Krankheiten, darunter Lepra, mit nach Hause.

**HEBRÄER**
**1135–1204** Moses Maimonides, Schüler des Averroes von Cordoba, wird Leibarzt Saladins.

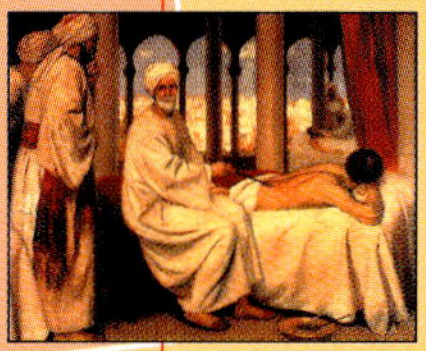

**SPANIEN**
**1094–1162** Ibn Zuhr (Avenzoar), arabischer Arzt in Cordoba, verfaßt »Teisir«, ein Werk über Medizin und Ernährung.

**BÜCHER**
**1140** In Salerno entsteht das »Antidotarium Nicolai«, das viele Jahrhunderte als Apothekerhandbuch dient.

---

**ALTES INDIEN**
Bereits vor dem 11. Jh. Impfungen gegen Pocken mit Eiter aus einer Eiterbeule von Erkrankten.

**FRANKREICH**
**829** Trotula, Ärztin aus Salerno, arbeitet in Paris. »Über die Leiden der Frau, vor, während und nach der Entbindung« wird ihr zugeschrieben.

**ARABIEN**
**850–920** Isaac Judaeus, jüdisch-arabischer Arztphilosoph, verfaßt Fieberschrift, Urinschrift sowie Werk über Ernährung.

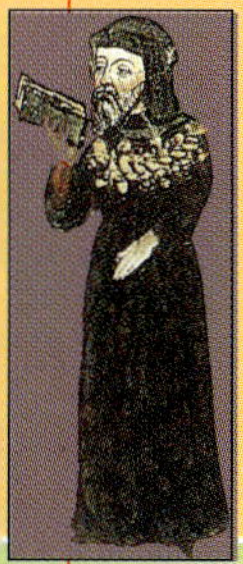

**PERSIEN**
**860–925** Rhazes, einer der bedeutendsten arabischen Ärzte des Mittelalters, verfaßt rund 200 Schriften über Medizin, Logik, Philosophie, Theologie, Naturwissenschaften, Alchemie, Astronomie und Mathematik. Sein Sammelwerk »Liber continens« wird ins Lateinische übersetzt.

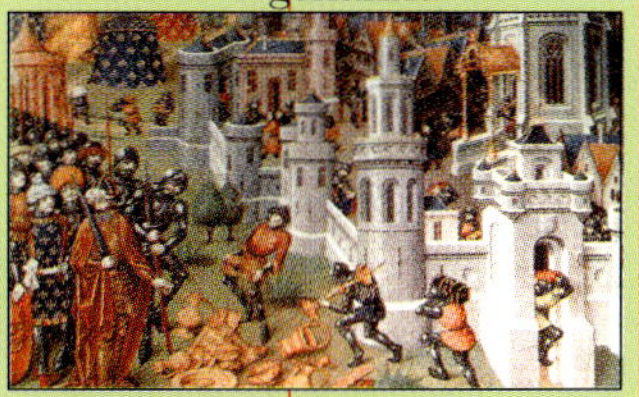

**SPANIEN**
**936** Abu'l-Quasim Zahrawi (Albucasis), muslimischer Arzt, verfaßt erstes illustriertes Chirurgie-Handbuch und verwendet heißes Eisen zur Kauterisierung von Wunden.

**PERSIEN**
**980–1037** Ibn Sina (Avicenna), arabischer Arztphilosoph, ist Mitverfasser eines Kanons der Medizin, der jahrhundertelang gültiges Standardwerk bleibt.

**ITALIEN**
**1020–1087** Constantinus Africanus überträgt griechische und arabische Texte über die Medizin ins Lateinische und fördert dadurch die Wiederbelebung der Medizin der Antike.

**HEBRÄER**
**1099** Gründung des Johanniter-Ordens in Jerusalem nach der Eroberung der Stadt durch die Kreuzfahrer. Sie errichten Ordenshäuser in allen Teilen Europas; seit 19. Jh. meist »Malteserorden« genannt.

*Kreuzfahrer erobern Jerusalem.*

---

**850** Zusammenbruch der Maya-Kultur

**HEILIGES RÖMISCHES REICH**
**25. Dezember 800** Karl der Große von Leo III. in Rom zum Kaiser gekrönt

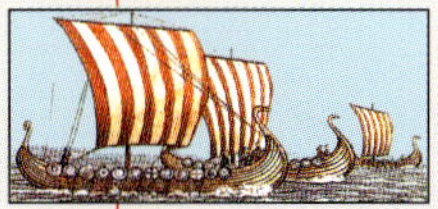

**ITALIEN**
**1073–80** Gregor VII.

**GROSSBRITANNIEN**
**1066** Schlacht von Hastings: Normannen erobern Britannien.

**WIKINGER**
**982** Erik der Rote segelt nach Grönland.
**985** Winkinger besiedeln Grönland.
**1000** Wikinger gelangen nach Amerika.

**PERSIEN**
**786–809** Herrschaft Harun ar-Raschids

**GB**
**871–899** Alfred der Große, König von Wessex

**ISLAMISCHES REICH**
**750–1258** Begründung der Abbasiden-Dynastie

**1138–1254** Hohenstaufen: deutsche Kaiser
**1095–1270** Kreuzzüge
**1096–1099** Erster Kreuzzug

**CHINA**
**1044** Erfindung des Schießpulvers

---

## Jahr 0 bis 1245

### Galen 131–201

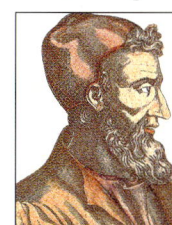

Galen, eine der einflußreichsten Persönlichkeiten in der Geschichte der Medizin, wurde in Pergamon in Kleinasien geboren, dem heutigen Bergama in der Türkei. Dort sammelte er erste ärztliche Erfahrungen als Betreuer von Gladiatoren. Er reiste viel und studierte Medizin an der Universität von Alexandria. Um 162 ging er nach Rom, wo er später Leibarzt des Kaisers Mark Aurel wurde. Seine medizinischen Schriften fußen auf der Lehre von den Körpersäften (Humoralpathologie) und den Theorien des Hippokrates. Er soll 125 Bücher geschrieben haben. Sein Werk beeinflußte das medizinische Denken noch viele Jahrhunderte nach seinem Tod.

### Rhazes (865–923/932)

Arabische Gelehrte erhielten der Nachwelt einen großen Teil der Werke des antiken Griechenlands, auch auf dem Gebiet der Medizin. Rhazes, einer der größten arabischen Ärzte des Mittelalters, wurde in Raj bei Teheran (Persien) geboren. Dort leitete er ein Krankenhaus, bevor er eine ähnliche Aufgabe in Bagdad übernahm.

Rhazes war nicht nur Arzt, sondern auch Alchemist und Philosoph. Er schrieb zahlreiche Bücher über griechische, syrische, arabische und indische Medizin und ergänzte sie durch eigene Erfahrungen und Überlegungen. Seine Werke umfassen exakte klinische Beschreibungen von Krankheitsbildern wie Pocken und Masern, erklären die Verwendung von Därmen zur Wundversorgung und legen seine atomische Theorie der Materie dar. Auch zu Fragen der ärztlichen Ethik äußert er sich.

Trotz seiner wissenschaftlichen Herangehensweise mahnt er: »Alles, was in Büchern geschrieben steht, ist viel weniger wert als die Erfahrung eines weisen Arztes.«

*Rhazes führte neue Kräuter im Westen ein.*

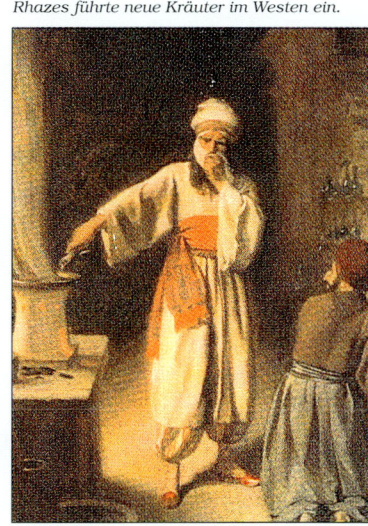

---

### Antoniusfeuer

Nach 591 kam es in mehreren Ländern zum epidemischen Ausbruch einer Krankheit, die als Antoniusfeuer bekannt wurde. Nach Ansicht der Wissenschaftler handelte es sich dabei um eine Erkrankung, die heute als Ergotismus bezeichnet wird, einer Vergiftung mit Mutterkorn, die durch den Verzehr verdorbenen Getreides hervorgerufen wird. Sie kann zu Hautrötungen und Blasenbildung führen, weshalb man sie mit Feuer

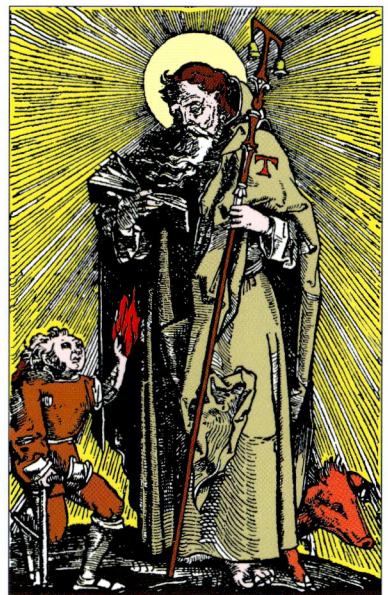

assoziierte. Die meisten Erkrankungen traten in Frankreich auf. Die Patienten, die meist in Klosterhospitälern behandelt wurden, baten die Heiligen um Hilfe, insbesondere den hl. Antonius von Theben, einen Einsiedler und Mönch, der in der Wüste lebte – später auch den hl. Antonius von Padua (siehe oben).

### Hildegard von Bingen (1098–1179)

Hildegard kam mit acht Jahren in ein Kloster, das ihre Tante leitete. Später wurde sie selbst Äbtissin und verfaßte medizinische Werke, wie »Causae et curae« (Ursachen und Wirkungen), in dem sie sich mit der Physiologie und Pathologie des Men-

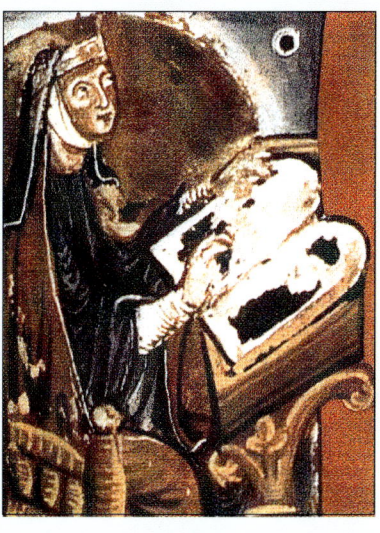

schen befaßte, und das naturkundlich-medizinische »Physica«, in dem sie Arzneimittel beschrieb. Sie war im Mittelalter sehr einflußreich.

| | 1255 | 1270 | 1285 | **1300** | 1310 | 1320 | 1330 | 1340 | 1350 | 1360 |
|---|---|---|---|---|---|---|---|---|---|---|

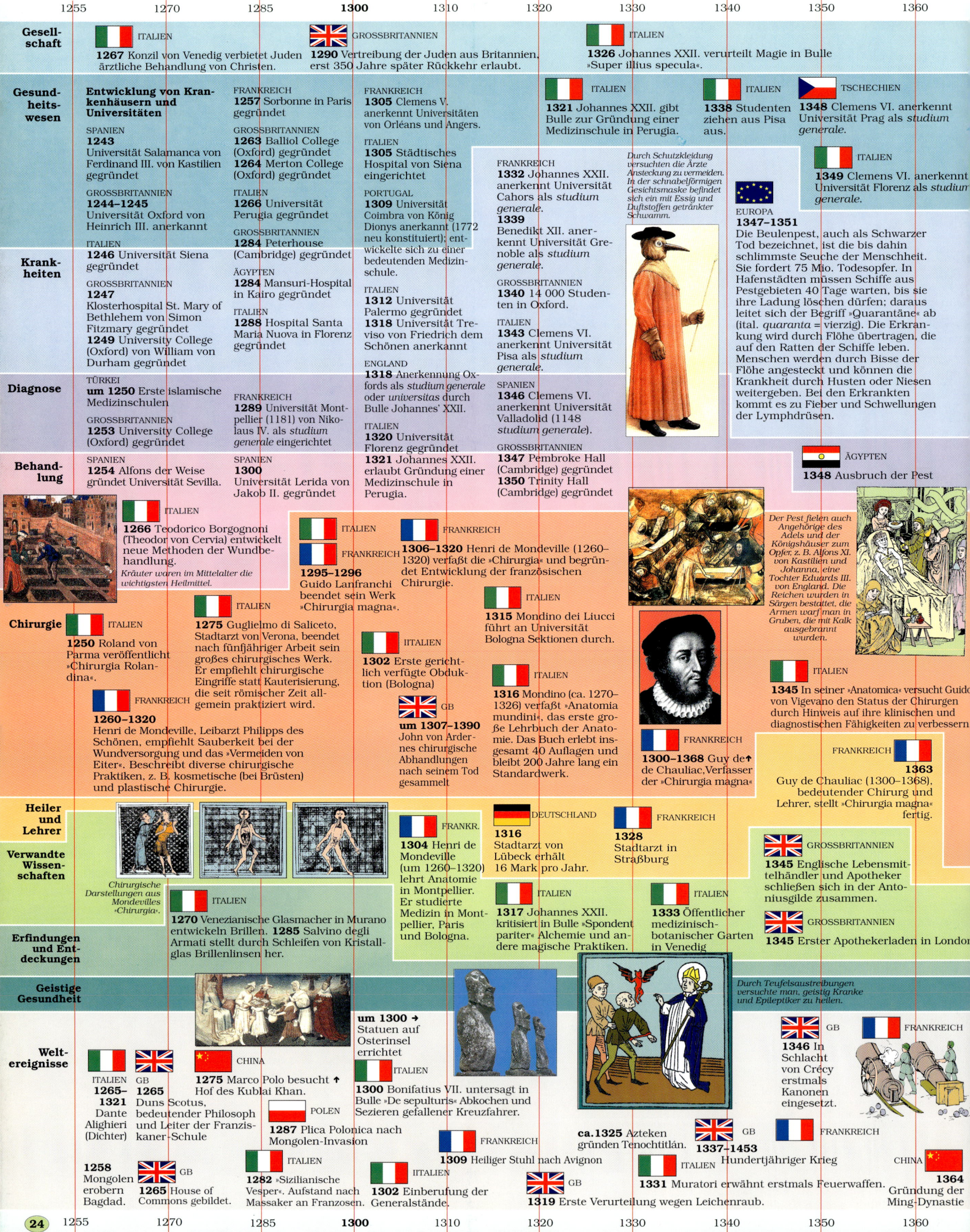

**Gesellschaft**

🇮🇹 ITALIEN
**1267** Konzil von Venedig verbietet Juden ärztliche Behandlung von Christen.

🇬🇧 GROSSBRITANNIEN
**1290** Vertreibung der Juden aus Britannien, erst 350 Jahre später Rückkehr erlaubt.

🇮🇹 ITALIEN
**1326** Johannes XXII. verurteilt Magie in Bulle »Super illius specula«.

**Gesundheitswesen**

**Entwicklung von Krankenhäusern und Universitäten**

SPANIEN
**1243** Universität Salamanca von Ferdinand III. von Kastilien gegründet

GROSSBRITANNIEN
**1244–1245** Universität Oxford von Heinrich III. anerkannt

ITALIEN
**1246** Universität Siena gegründet

**Krankheiten**

GROSSBRITANNIEN
**1247** Klosterhospital St. Mary of Bethlehem von Simon Fitzmary gegründet
**1249** University College (Oxford) von William von Durham gegründet

FRANKREICH
**1257** Sorbonne in Paris gegründet

GROSSBRITANNIEN
**1263** Balliol College (Oxford) gegründet
**1264** Merton College (Oxford) gegründet

ITALIEN
**1266** Universität Perugia gegründet

GROSSBRITANNIEN
**1284** Peterhouse (Cambridge) gegründet

ÄGYPTEN
**1284** Mansuri-Hospital in Kairo gegründet

ITALIEN
**1288** Hospital Santa Maria Nuova in Florenz gegründet

FRANKREICH
**1305** Clemens V. anerkennt Universitäten von Orléans und Angers.

ITALIEN
**1305** Städtisches Hospital von Siena eingerichtet

PORTUGAL
**1309** Universität Coimbra von König Dionys anerkannt (1772 neu konstituiert); entwickelte sich zu einer bedeutenden Medizinschule.

ITALIEN
**1312** Universität Palermo gegründet

ITALIEN
**1318** Universität Treviso von Friedrich dem Schönen anerkannt

ENGLAND
**1318** Anerkennung Oxfords als *studium generale* oder *universitas* durch Bulle Johannes' XXII.

🇮🇹 ITALIEN
**1321** Johannes XXII. gibt Bulle zur Gründung einer Medizinschule in Perugia.

FRANKREICH
**1332** Johannes XXII. anerkennt Universität Cahors als *studium generale*.
**1339** Benedikt XII. anerkennt Universität Grenoble als *studium generale*.

GROSSBRITANNIEN
**1340** 14 000 Studenten in Oxford.

ITALIEN
**1343** Clemens VI. anerkennt Universität Pisa als *studium generale*.

SPANIEN
**1346** Clemens VI. anerkennt Universität Valladolid (1148 *studium generale*)

🇮🇹 ITALIEN
**1338** Studenten ziehen aus Pisa aus.

🇨🇿 TSCHECHIEN
**1348** Clemens VI. anerkennt Universität Prag als *studium generale*.

🇮🇹 ITALIEN
**1349** Clemens VI. anerkennt Universität Florenz als *studium generale*.

🇪🇺 EUROPA
**1347–1351**
Die Beulenpest, auch als Schwarzer Tod bezeichnet, ist die bis dahin schlimmste Seuche der Menschheit. Sie fordert 75 Mio. Todesopfer. In Hafenstädten müssen Schiffe aus Pestgebieten 40 Tage warten, bis sie ihre Ladung löschen dürfen; daraus leitet sich der Begriff »Quarantäne« ab (ital. *quaranta* = vierzig). Die Erkrankung wird durch Flöhe übertragen, die auf den Ratten der Schiffe leben. Menschen werden durch Bisse der Flöhe angesteckt und können die Krankheit durch Husten oder Niesen weitergeben. Bei den Erkrankten kommt es zu Fieber und Schwellungen der Lymphdrüsen.

*Durch Schutzkleidung versuchten die Ärzte Ansteckung zu vermeiden. In der schnabelförmigen Gesichtsmaske befindet sich ein mit Essig und Duftstoffen getränkter Schwamm.*

**Diagnose**

TÜRKEI
**um 1250** Erste islamische Medizinschulen

GROSSBRITANNIEN
**1253** University College (Oxford) gegründet

FRANKREICH
**1289** Universität Montpellier (1181) von Nikolaus IV. als *studium generale* eingerichtet

ITALIEN
**1320** Universität Florenz gegründet
**1321** Johannes XXII. erlaubt Gründung einer Medizinschule in Perugia.

GROSSBRITANNIEN
**1347** Pembroke Hall (Cambridge) gegründet
**1350** Trinity Hall (Cambridge) gegründet

**Behandlung**

SPANIEN
**1254** Alfons der Weise gründet Universität Sevilla.

SPANIEN
**1300** Universität Lerida von Jakob II. gegründet

🇪🇬 ÄGYPTEN
**1348** Ausbruch der Pest

**Chirurgie**

🇮🇹 ITALIEN
**1266** Teodorico Borgognoni (Theodor von Cervia) entwickelt neue Methoden der Wundbehandlung.
*Kräuter waren im Mittelalter die wichtigsten Heilmittel.*

🇮🇹 ITALIEN
**1250** Roland von Parma veröffentlicht »Chirurgia Rolandina«.

🇫🇷 FRANKREICH
**1260–1320**
Henri de Mondeville, Leibarzt Philipps des Schönen, empfiehlt Sauberkeit bei der Wundversorgung und das »Vermeiden von Eiter«. Beschreibt diverse chirurgische Praktiken, z. B. kosmetische (bei Brüsten) und plastische Chirurgie.

🇮🇹 ITALIEN
**1275** Guglielmo di Saliceto, Stadtarzt von Verona, beendet nach fünfjähriger Arbeit sein großes chirurgisches Werk. Er empfiehlt chirurgische Eingriffe statt Kauterisierung, die seit römischer Zeit allgemein praktiziert wird.

🇫🇷 FRANKREICH
**1295–1296**
Guido Lanfranchi beendet sein Werk »Chirurgia magna«.

🇫🇷 FRANKREICH
**1306–1320** Henri de Mondeville (1260–1320) verfaßt die »Chirurgia« und begründet Entwicklung der französischen Chirurgie.

🇮🇹 ITALIEN
**1302** Erste gerichtlich verfügte Obduktion (Bologna)

🇬🇧 GB
**um 1307–1390**
John von Ardernes chirurgische Abhandlungen nach seinem Tod gesammelt

🇮🇹 ITALIEN
**1315** Mondino dei Liucci führt an Universität Bologna Sektionen durch.

🇮🇹 ITALIEN
**1316** Mondino (ca. 1270–1326) verfaßt »Anatomia mundini«, das erste große Lehrbuch der Anatomie. Das Buch erlebt insgesamt 40 Auflagen und bleibt 200 Jahre lang ein Standardwerk.

🇫🇷 FRANKREICH
**1300–1368** Guy de de Chauliac, Verfasser der »Chirurgia magna«

🇮🇹 ITALIEN
**1345** In seiner »Anatomica« versucht Guido von Vigevano den Status der Chirurgen durch Hinweis auf ihre klinischen und diagnostischen Fähigkeiten zu verbessern.

🇫🇷 FRANKREICH
**1363**
Guy de Chauliac (1300–1368), bedeutender Chirurg und Lehrer, stellt »Chirurgia magna« fertig.

*Der Pest fielen auch Angehörige des Adels und der Königshäuser zum Opfer, z. B. Alfons XI. von Kastilien und Johanna, eine Tochter Eduards III. von England. Die Reichen wurden in Särgen bestattet, die Armen warf man in Gruben, die mit Kalk ausgebrannt wurden.*

**Heiler und Lehrer**

**Verwandte Wissenschaften**

*Chirurgische Darstellungen aus Mondevilles »Chirurgia«.*

🇮🇹 ITALIEN
**1270** Venezianische Glasmacher in Murano entwickeln Brillen. **1285** Salvino degli Armati stellt durch Schleifen von Kristallglas Brillenlinsen her.

🇫🇷 FRANKR.
**1304** Henri de Mondeville (um 1260–1320) lehrt Anatomie in Montpellier. Er studierte Medizin in Montpellier, Paris und Bologna.

🇩🇪 DEUTSCHLAND
**1316** Stadtarzt von Lübeck erhält 16 Mark pro Jahr.

🇮🇹 ITALIEN
**1317** Johannes XXII. kritisiert in Bulle »Spondent pariter« Alchemie und andere magische Praktiken.

🇫🇷 FRANKREICH
**1328** Stadtarzt in Straßburg

🇮🇹 ITALIEN
**1333** Öffentlicher medizinisch-botanischer Garten in Venedig

🇬🇧 GROSSBRITANNIEN
**1345** Englische Lebensmittelhändler und Apotheker schließen sich in der Antoniusgilde zusammen.

🇬🇧 GROSSBRITANNIEN
**1345** Erster Apothekerladen in London

**Erfindungen und Entdeckungen**

**Geistige Gesundheit**

**um 1300 →** Statuen auf Osterinsel errichtet

*Durch Teufelsaustreibungen versuchte man, geistig Kranke und Epileptiker zu heilen.*

**Weltereignisse**

🇮🇹 ITALIEN 🇬🇧 GB
**1265–1321** **1265**
Dante Alighieri (Dichter) / Duns Scotus, bedeutender Philosoph und Leiter der Franziskaner-Schule

🇨🇳 CHINA
**1275** Marco Polo besucht → Hof des Kublai Khan.

🇮🇹 ITALIEN
**1300** Bonifatius VII. untersagt in Bulle »De sepulturis« Abkochen und Sezieren gefallener Kreuzfahrer.

🇬🇧 GB 🇫🇷 FRANKREICH
**1346** In Schlacht von Crécy erstmals Kanonen eingesetzt.

🇮🇹 ITALIEN
**1258** Mongolen erobern Bagdad.

🇬🇧 GB
**1265** House of Commons gebildet.

🇵🇱 POLEN
**1287** Plica Polonica nach Mongolen-Invasion

🇮🇹 ITALIEN
**1282** »Sizilianische Vesper«. Aufstand nach Massaker an Franzosen.

🇫🇷 FRANKREICH
**1309** Heiliger Stuhl nach Avignon

🇮🇹 ITALIEN
**1302** Einberufung der Generalstände

🇬🇧 GB
**1319** Erste Verurteilung wegen Leichenraub.

**ca. 1325** Azteken gründen Tenochtitlán.

🇬🇧 GB 🇫🇷 FRANKREICH
**1337–1453** Hundertjähriger Krieg

🇮🇹 ITALIEN
**1331** Muratori erwähnt erstmals Feuerwaffen.

🇨🇳 CHINA
**1364** Gründung der Ming-Dynastie

| | 1255 | 1270 | 1285 | **1300** | 1310 | 1320 | 1330 | 1340 | 1350 | 1360 |

**Neue Universitäten:**

ITALIEN
**1422** Universität Parma gegründet

BELGIEN
**1426** Universität Louvain

FRANKREICH
**1431** Universität Poitiers

FRANKREICH
**1437** Universität Caen

FRANKREICH
**1441** Universität Bordeaux

ITALIEN
**1445** Universität Catania

SPANIEN
**1450** Universität Barcelona

LUXEMBURG
**1450** Universität Trèves

GROSSBRITANNIEN
**1450** Universität von Glasgow als *studium generale* gegründet

DEUTSCHLAND
**1457** Universität Greifswald

DEUTSCHLAND
**1457** Universität Freiburg

DEUTSCHLAND
**1459** Universität Ingolstadt gegründet und **1472** eröffnet

SCHWEIZ
**1460** Universität Basel von Bürgern der Stadt gegründet

FRANKREICH
**1463** Universität Nantes

FRANKREICH & UNGARN
**1465** Universitäten von Bourges und Budapest gegründet

SPANIEN
**1474** Universität Saragossa

DÄNEMARK
**1475** Universität Kopenhagen

DEUTSCHLAND
**1476** Universität Mainz

GROSSBRITANNIEN
**1494** Universität Aberdeen

SPANIEN
**1499** Universität Alcala

SPANIEN
**1501** Universität Valencia

DEUTSCHLAND
**1502** Universität Wittenberg als *studium generale* gegründet

SPANIEN
**1504** Universität Santiago

SPANIEN
**1505** Universität Sevilla

DEUTSCHLAND
**1506** Universität Fankfurt an der Oder

SPANIEN
**1508** Universität Madrid

FRANKREICH
**1518–1545** Collège de France (Paris)

SPANIEN
**1526** Universität Santiago

SPANIEN
**1531** Universität Granada

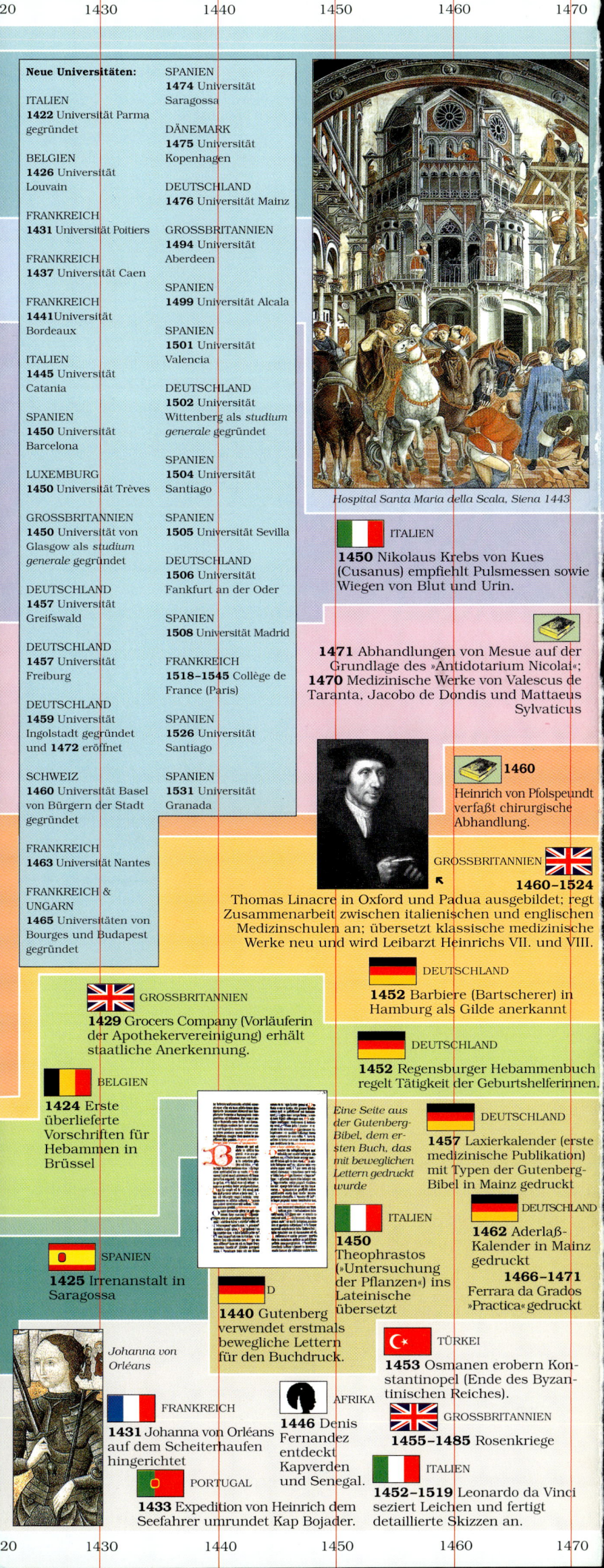

*Hospital Santa Maria della Scala, Siena 1443*

ITALIEN
**1450** Nikolaus Krebs von Kues (Cusanus) empfiehlt Pulsmessen sowie Wiegen von Blut und Urin.

**1471** Abhandlungen von Mesue auf der Grundlage des »Antidotarium Nicolai«; **1470** Medizinische Werke von Valescus de Taranta, Jacobo de Dondis und Mattaeus Sylvaticus

**1460**
Heinrich von Pfolspeundt verfaßt chirurgische Abhandlung.

GROSSBRITANNIEN
**1460–1524**
Thomas Linacre in Oxford und Padua ausgebildet; regt Zusammenarbeit zwischen italienischen und englischen Medizinschulen an; übersetzt klassische medizinische Werke neu und wird Leibarzt Heinrichs VII. und VIII.

DEUTSCHLAND
**1452** Barbiere (Bartscherer) in Hamburg als Gilde anerkannt

DEUTSCHLAND
**1452** Regensburger Hebammenbuch regelt Tätigkeit der Geburtshelferinnen.

GROSSBRITANNIEN
**1429** Grocers Company (Vorläuferin der Apothekervereinigung) erhält staatliche Anerkennung.

BELGIEN
**1424** Erste überlieferte Vorschriften für Hebammen in Brüssel

*Eine Seite aus der Gutenberg-Bibel, dem ersten Buch, das mit beweglichen Lettern gedruckt wurde*

DEUTSCHLAND
**1457** Laxierkalender (erste medizinische Publikation) mit Typen der Gutenberg-Bibel in Mainz gedruckt

ITALIEN
**1450** Theophrastos (»Untersuchung der Pflanzen«) ins Lateinische übersetzt

DEUTSCHLAND
**1462** Aderlaß-Kalender in Mainz gedruckt
**1466–1471** Ferrara da Grados »Practica« gedruckt

SPANIEN
**1425** Irrenanstalt in Saragossa

*Johanna von Orléans*

D
**1440** Gutenberg verwendet erstmals bewegliche Lettern für den Buchdruck.

TÜRKEI
**1453** Osmanen erobern Konstantinopel (Ende des Byzantinischen Reiches).

FRANKREICH
**1431** Johanna von Orléans auf dem Scheiterhaufen hingerichtet

AFRIKA
**1446** Denis Fernandez entdeckt Kapverden und Senegal.

GROSSBRITANNIEN
**1455–1485** Rosenkriege

ITALIEN
**1452–1519** Leonardo da Vinci seziert Leichen und fertigt detaillierte Skizzen an.

PORTUGAL
**1433** Expedition von Heinrich dem Seefahrer umrundet Kap Bojador.

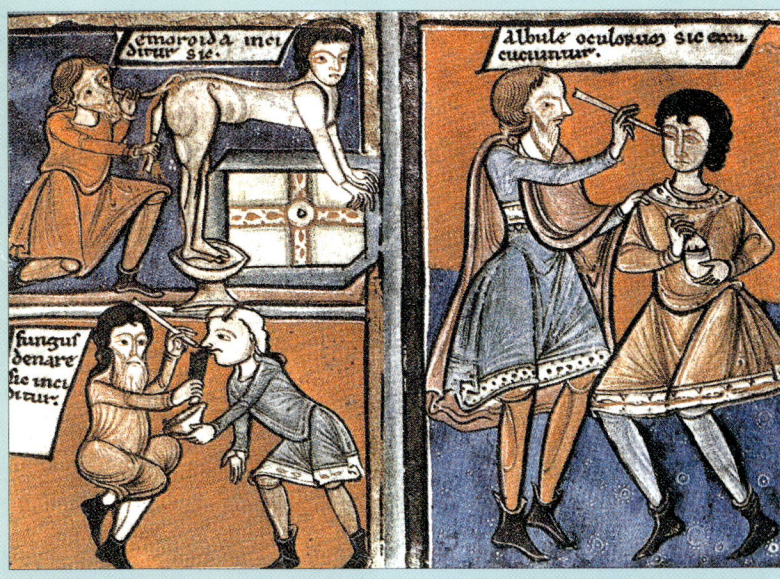

*Chirurgische Eingriffe, illustriert in einem Manuskript aus Salerno aus dem 13. Jh.*

Ein ähnlich herausragender Lehrer war Guglielmo Salicetti. Zudem kam Mondino dei Liucci, ein Pionier der Anatomie, von hier.

Um 1300 erlaubte der Papst Bologna die Durchführung einiger Sektionen an Menschen, doch Mönche und Priester durften weiterhin nicht als Chirurgen tätig werden.

**Padua 1222**

Padua war ein Ableger der Medizinschule von Bologna. Im Anatomischen Theater Paduas wurde gleichzeitig unterrichtet und seziert; Operationen wurden gut sichtbar durchgeführt.

Die Ärzteschule in Padua war 300 Jahre lang ein wichtiges Studien- und Ausbildungszentrum. Im Lauf der Zeit entwickelte sich auch Montpellier in Frankreich zu einer einflußreichen europäischen Medizinschule.

**Lepra**

Lepra-Kranke wurden ausgegrenzt. Sie waren Ausgestoßene, mußten Schellen oder Klappern mit sich führen und kennzeichnende Kleidung tragen, um die Ansteckungsgefahr zu vermindern.

Es gibt Anhaltspunkte dafür, daß diese Krankheit von heimkehrenden Kreuzfahrern nach Europa eingeschleppt wurde. 1179 übertrugen die Kirchenbehörden den Priestern die Aufgabe, sich um die Lepra-Kranken zu kümmern. In den folgenden Jahrzehnten entstanden überall in Europa Anstalten, sogenannte Leprosorien (in Deutschland später auch als »Siechenhäuser« bezeichnet), in denen die Opfer der Krankheit versorgt wurden. Bis zum 13. Jh. nahm die Lepra weiter zu, danach verschwand sie aus Europa. Dazu mag die Isolierung der Erkrankten beigetragen haben, aber auch die Tatsache, daß durch die Pestepidemie die Bevölkerung stark dezimiert worden war und das Reisen und der Kontakt zwischen Menschen verschiedener Länder zurückgegangen waren.

Man vermutet, daß eine Vielzahl von Hauterkrankungen fälschlicherweise als Lepra diagnostiziert wurde, nicht nur aus Unwissenheit, sondern oft auch aus machtpolitischen Gründen.

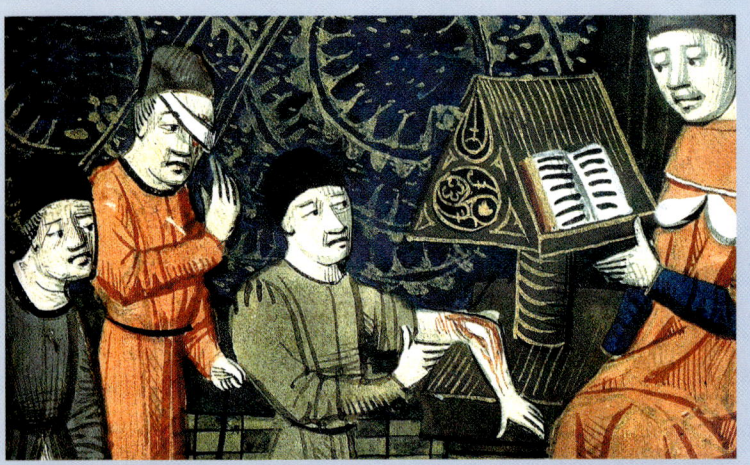

**Guy de Chauliac 1300–1368**

Guy de Chauliac studierte in Paris, Toulouse und Montpellier sowie in Bologna. Er wurde ein bedeutender Lehrmeister der Chirurgie und beschrieb z. B. die Operation von Gallensteinen, Amputationen durch Abschnüren der Gliedmaßen, Aufbinden von Bleiplatten gegen Geschwüre und Verwendung von Streckapparaturen zur Stützung eines gebrochenen Beins.

🇬🇧 **GROSSBRITANNIEN**
Kirche beherrscht Bildungswesen und Kunst

🇩🇪 **DEUTSCHLAND**
**1388** Bezahlter Stadtarzt in Ulm

🇮🇹 **ITALIEN**
**um 1400** Mailand richtet ständigen Gesundheitsausschuß ein.

Kreuzfahrer bringen Türkisches Bad nach Europa. Im 13. Jh. entstehen 32 öffentliche Bäder in Paris, im 14. Jh. entwickeln sich die meisten Bäder in England zu Bordellen.

🇮🇹 **ITALIEN**
**1374** Venetianischer Gesundheitsausschuß/**1403** Quarantäne (*quaranta giorni*) in Venedig verhängt.

🇪🇺 **EUROPA**
**1377** Ragusa (heute Dubrovnik) verhängt Quarantäne.

🇪🇺 **EUROPA**
**1400** Epilepsie gilt noch immer als Infektionskrankheit. Ein medizinischer Text reiht sie unter die ansteckenden Erkrankungen ein.

## Entstehung von Universitäten

SPANIEN
**1354** Peter IV. gründet Universität Huesca.

ITALIEN
**1355** Karl IV. anerkennt Universität Arezzo (1215) als *studium generale*.
**1357** Karl IV. anerkennt Universität Siena (1246) als *studium generale*.
**1360** Innozenz VI. anerkennt Universität von Bologna als *studium generale*.
**1361** Karl IV. anerkennt Universität Pavia.

POLEN
**1364** Kasimir der Große anerkennt Universität Krakau.

ÖSTERREICH
**1365** Herzog Rudolf IV. gründet Universität Wien.

FRANKREICH
**1365** Universität Orange von Karl IV. gegründet

UNGARN
**1367** Universität Fünfkirchen von König Ludwig gegründet

DEUTSCHLAND UND FRANKREICH
**1379** Clemens VII. anerkennt Universitäten von Erfurt und Perpignan.

DEUTSCHLAND
**1386** Urban VI. anerkennt Universität Heidelberg als *studium generale*.
**1388** Urban VI. anerkennt Universität Köln als *studium generale*.
**1389** Urban VI. erneuert Anerkennung der Universität Erfurt.

ITALIEN
**1391** Bonifatius IX. anerkennt Universität Ferrara als *studium generale*.

ÖSTERREICH
**1399** Entstehung der Medizinischen Fakultät an der Universität Wien.

DEUTSCHLAND
**1402** Bonifatius IX. anerkennt Universität Würzburg.

ITALIEN
**1404** Universität Turin gegründet

DEUTSCHLAND
**1409** Alexander V. anerkennt Universität Leipzig als *studium generale*.

FRANKREICH
**1409** *Studium generale* in Aix-en-Provence.

GROSSBRITANNIEN
**1411** Universität St. Andrews von Bischof Henry Wardlaw als *studium generale* oder *universitas* gegründet

ITALIEN
**1412** Universität Turin von den Grafen von Savoyen gegründet (erneuert 1431)

DEUTSCHLAND
**1419** Martin V. anerkennt Universität Rostock.

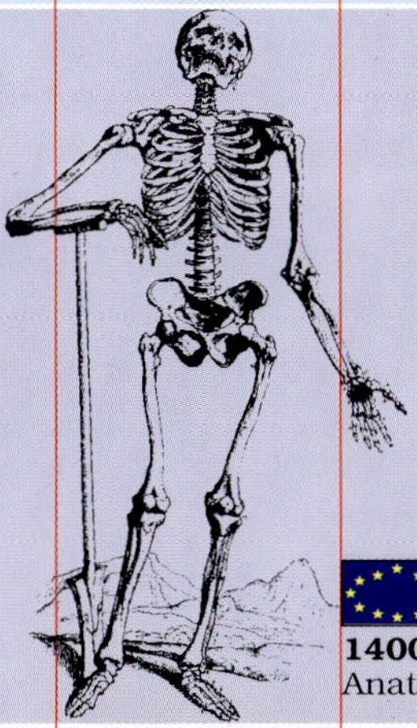

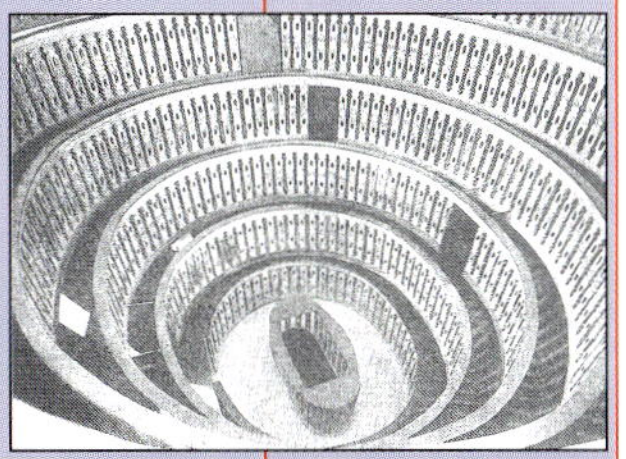

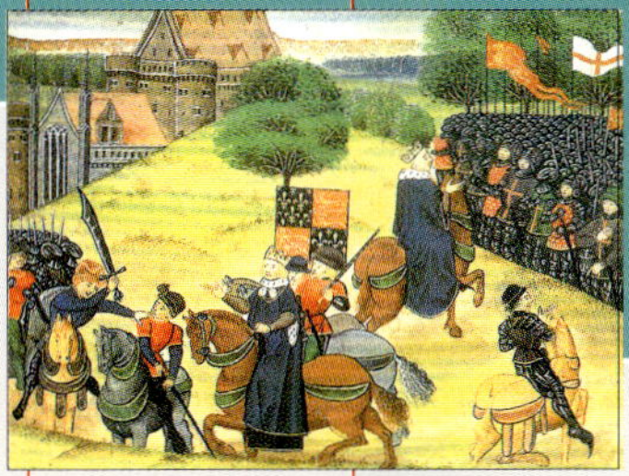

*Der Schwarze Prinz kämpft bei Crécy.*

*Im Anatomischen Theater in Padua konnten Hunderte von Studenten unterrichtet werden.*

🇪🇺 **EUROPA**
**1400–1499** Wiederbelebung der Anatomie in der Renaissance.

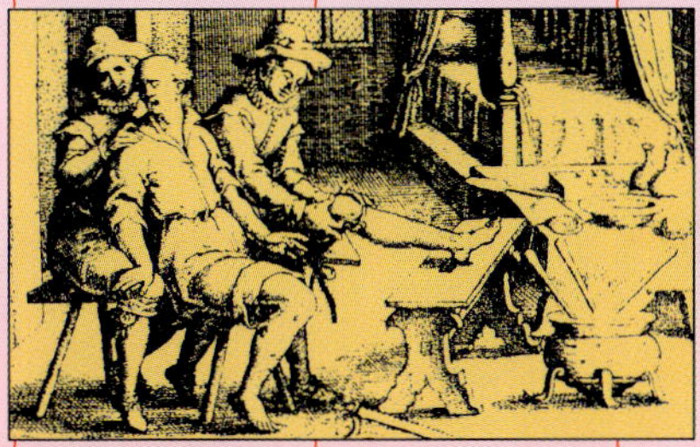

*Bei Wunden, Verletzungen und Amputationen wurde der betreffende Körperteil mit einem heißen Eisen kauterisiert.*

🇪🇸 **SPANIEN**
**1391** Erste historisch belegte Sektion in Spanien

🇦🇹 **ÖSTERREICH**
**1401** Erste öffentliche Sektion in Wien.

🇪🇸 **SPANIEN**
**1391** Universität Lerida erhält die Erlaubnis, alle drei Jahre einen Leichnam zu sezieren.

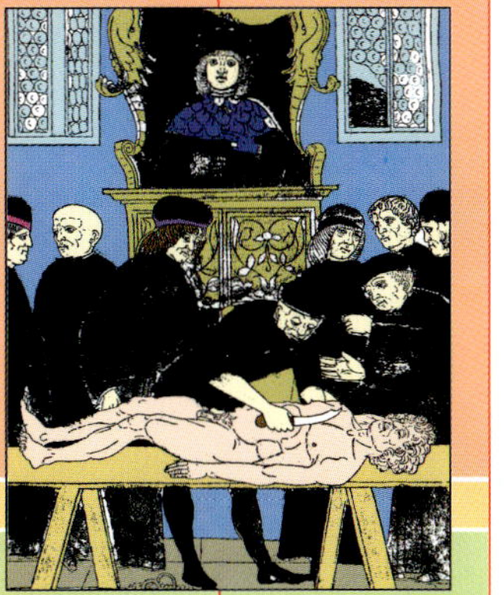

*Mondino dei Liucci hält eine Vorlesung, während seine Assistenten einen Leichnam sezieren.*

🇪🇸 **SPANIEN**
**15. Jh.** Blattgold als Zahnfüllung benutzt.

🇪🇸 **SPANIEN**
**1409** Irrenanstalt in Sevilla

🇮🇹 **ITALIEN**
**1410** Irrenanstalt in Padua

*Richard II. empfängt Rebellen unter Führung von Wat Tyler und beendet Bauernaufstand.*

🇬🇧 **GROSSBRITANNIEN**
**1381** Bauernaufstand in England

☀ **SÜDAMERIKA**
**15. Jh.** Ausdehnung des Inka- und des Aztekenreiches.

🇮🇹 **ITALIEN**
**1376–1377** Rückkehr der Päpste nach Rom. Gregor XI. zieht am 17. Januar 1377 in Rom ein.

🇮🇹 **ITALIEN**
**1400** Tod von Geoffrey Chaucer

---

## 1255 bis 1470

### Das Mittelalter

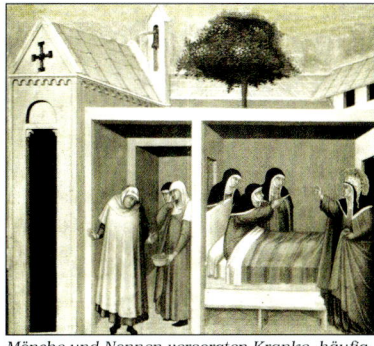

*Mönche und Nonnen versorgten Kranke, häufig in Klosterhospitälern.*

Kirchliche Einrichtungen, besonders Klosterhospitäler, kümmerten sich um die Kranken. Hier erhielten Einheimische, Fremde und Reisende medizinische Betreuung durch Mönche oder Nonnen, die mit pflanzlichen Heilmitteln die Krankheiten behandelten. Da pflanzliche Arzneien die Grundlage des mittelalterlichen Heilwesens bildeten, unterhielten die Klöster eigene Kräutergärten.

Die Teufelsaustreibung (von der Kirche für viele geistige oder körperliche Beschwerden empfohlen) galt als anerkannte Behandlungsmethode bei Krankheiten wie Epilepsie.

Auch die Astrologie spielte eine große Rolle in Denken, Diagnostik und Therapie. Die Tierkreiszeichen wurden bestimmten Körperteilen zugeordnet.

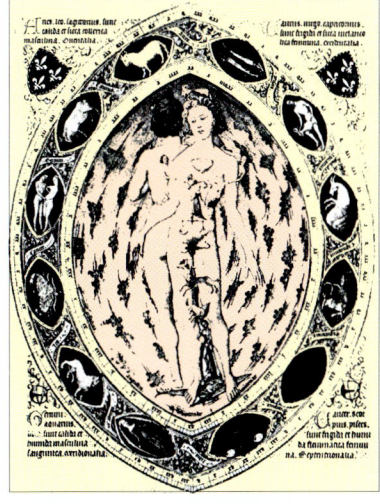

Die Gründung von Gilden vertiefte die Trennung zwischen Chirurgen und Allgemeinärzten. Da Chirurgen ähnliche Instrumente wie Barbiere verwendeten, faßte man sie mit diesen zusammen. Ärzte, Apotheker und Künstler dagegen gehörten einer Gilde an, weil sie alle mit Pulvern arbeiteten.

Da es sich für Kleriker nicht schickte, Geburtshilfe zu leisten, spielten Hebammen eine wichtige eigenständige Rolle im Gesundheitswesen – wie Barbier-Chirurgen und Volksheiler. Außerdem traten sie manchmal als Mittlerinnen auf, wenn Frauen von einem Arzt behandelt wurden.

Der Aderlaß sollte durch Ableitung der Körpersäfte das Blut von der erkrankten Körperstelle abziehen und das Gleichgewicht wiederherstellen.

---

## ITALIENISCHE MEDIZINSCHULEN

### Salerno

Die berühmte Ärzteschule im süditalienischen Salerno war die erste echte medizinische Ausbildungsstätte Europas und spielte ab dem 11. Jh. eine wichtige Rolle. Sie zog Schüler und Ärzte aus vielen Ländern an und ließ auch Frauen als Schüler und Lehrpersonal zu.

1224 wurde ihre Position durch Friedrich II. von Sizilien gestärkt, der verfügte, daß sich jeder Arzt vor Aufnahme seiner Tätigkeit um eine Zulassung durch diese Medizinschule zu bemühen hatte.

In der »Chirurgia Rolandina«, die auf den Methoden von Roger, dem bedeutendsten Chirurgen Salernos beruht, finden sich u. a. Darstellungen zur Trepanation und zur Versorgung von Brüchen, Verrenkungen und Wunden.

### Bologna 1158

Die berühmte Medizinschule der Universität Bologna zog viele begabte Studenten und Ärzte an. Theodor de Lucca entwickelte hier ein Anästhetikum, das aus einem mit Opium und Alraun getränkten Schwamm bestand, den man aussaugte oder schluckte.

### Die Pest: Fakten und Zahlen

In Europa starben rund 25 Mio. Menschen, ein Viertel der damaligen Bevölkerung, an der Seuche.

Weltweit forderte sie 75 Mio. Opfer.

In Florenz erlagen der Seuche an ihrem Höhepunkt täglich bis zu 1000 Menschen.

Keine andere Epidemie und kein Krieg forderten je so viele Opfer.

Die Pest kam aus Asien. Während der dreijährigen Belagerung von Caffa auf der Krim-Halbinsel wurden Leichen von Pestopfern von den Angreifern über die Stadtmauern katapultiert. Einige italienische Kaufleute, die in Caffa vor den Tataren Zuflucht gesucht hatten, überlebten die Belagerung, brachten aber später die Pest mit nach Hause nach Genua. Die Ratten auf den Schiffen und deren Flöhe verbreiteten die Seuche sehr schnell.

### Der Weg der Pest

1347: China und Turkestan – Krim – Genua – Sizilien

1348: Nordafrika – Korsika – Sardinien – Italien – Spanien – Deutschland – Frankreich

1349: Österreich – Ungarn – Schweiz – Deutschland – Holland – England

1350: Schottland – Skandinavien

Vielerorts verbrannte man Juden, die man der Brunnenvergiftung verdächtigte.

**Gesellschaft**

ITALIEN
**1484** Innozenz VIII. erlaubt in Bulle »Summis desiderantes« die Hexenverbrennung.

Die Drucktechnik ermöglicht die Verbreitung von Wissen.

Hexenverfolgungen nehmen immer mehr zu.

**Gesundheitswesen**

**Zunahme der Hospitäler**

ITALIEN
**1456** Ospedale Maggiore in Mailand gegründet

DEUTSCHLAND
**1489** 168 Badehäuser in Ulm

Badehaus in Leuck, Schweiz. Gemischte Bäder waren in den deutschsprachigen Ländern sehr beliebt.

Die Ausbreitung von Geschlechtskrankheiten führt zur Schließung vieler öffentlicher Bäder, obwohl den Menschen privat meist nicht genügend Wasser zur Verfügung steht, um sich sich zu waschen oder zu baden.

DEUTSCHLAND
**1518** In Nürnberg wird Lebensmittelverkauf kontrolliert.

GROSSBRITANNIEN
**1505** Royal College of Surgeons in Edinburgh anerkannt

EUROPA
**16. Jh.** Nur noch wenige Lepra-Kranke in den Leprosorien, die zunehmend für andere Zwecke verwendet werden.

Zubereitung eines Mittels gegen die Pest um 1500

**Krankheit**

GROSSBRITANNIEN
**1492** Linacre-Stiftung für Medizinerausbildung in Oxford und Cambridge gegründet

EUROPA
**1496–1500** Syphilis-Pandemie in Europa

EUROPA
**1501** Morbus hungaricus (Typhus) verbreitet sich pandemisch über Europa.

EUROPA
**1510** Grippe-Pandemie in Europa

Typhus, Diphterie und Pocken verbreiten sich im 16. Jh. in Europa, ebenso Skorbut unter den Seeleuten. Außerdem nehmen auch die Geschlechtskrankheiten zu, gegen die Quacksalber die unterschiedlichsten Mittelchen feilbieten.

MEXIKO
**1524** Cortes läßt erstes Hospital in Mexiko errichten.

GB
**1485** »Englischer Schweiß« durchzieht weite Teile Englands. In betroffenen Gebieten stirbt ein Drittel der Bevölkerung.

D
**1493** Smallpox

EUROPA
**1493** Heftige Malaria-Ausbrüche nach Entdeckung Amerikas

FRANKREICH
**1497–1558** Jean Fernel begründet die noch heute gängige Unterteilung der Medizin in Physiologie und Pathologie. Sein Werk »Universa medicina« (veröffentlicht 1567) enthält auch ein Kapitel über Therapie. Er beschreibt als erster detailliert die Blinddarmentzündung.

**16. Jh.** In einer noch immer stark von Aberglauben und Mystik geprägten Zeit treten zunehmend unabhängige Geister in Erscheinung, deren Arbeiten neue Ansätze zum Verständnis des menschlichen Körpers und der Krankheiten bieten: Männer wie Jean Fernel (unten), Vesalius (dessen anatomische und chirurgische Werke großen Einfluß gewinnen) und Paracelsus, der die klassische Lehre in Frage stellt (siehe 1527).

ITALIEN
**1533** Buonafede erhält ersten Lehrstuhl für Materia medica in Paris.

FRANKREICH
**1514** Pierre Brissot vertritt im Aderlaßstreit Hippokrates' Meinung, daß man den Aderlaß in der Nähe des Krankheitsherdes durchführen müsse.

ITALIEN
**1521–1523** Berengario di Carpi veröffentlicht anatomische Abhandlungen.

**Diagnose**

DEUTSCHLAND
**1490** Universität Heidelberg zieht wegen Pest nach Speyer um.

ABENDLAND
**16. Jh.** Theriak, in dem u. a. getrocknetes Schlangenfleisch enthalten ist, gilt bis ins 17. Jh. als Allheilmittel.

**1508** Guajakholz oder -harz, das aus dem tropischen Amerika importiert wird, dient zur Behandlung von Syphilis, Wassersucht und Gicht.

DEUTSCHLAND
**1517** Gersdorffs »Feldtbuch der Wundtarzney« veröffentlicht.

ITALIEN
**1514** Schußwunden in Vigos »Practica« beschrieben.

**Behandlung**

ITALIEN
**1476** Lat. Ausgabe von Salicetos »Liber in scientia medicinali« (Grundlagenwerk der Chirurgie von 1275) gedruckt

ITALIEN
**1492** Niceolos Leoniceno (1428–1524) korrigiert botanische Irrtümer Plinius' d. Ä.

ITALIEN
**1500** Berengario da Carpi behandelt Syphilis mit Quecksilbersalben.

**1499** Johann Peyligk (1474–1522) veröffentlicht anatomische Skizzen.

Nach der Entdeckung der Neuen Welt gewinnen v. a. aus den dortigen Tropen stammende Pflanzen große Bedeutung als neue Medikamente.

Bei Amputationen wird noch immer mit heißem Pech und Kauterisierung gearbeitet.

ITALIEN
**1507** Benivienis Sammlung von Leichensektionen veröffentlicht

BELGIEN
**1514–1564** Flämischer Arzt Vesalius begründet in Padua »neue Anatomie«. Einflußreicher Lehrer und Autor

FRANKREICH
**1510–1590** Ambroise Paré macht sich einen Namen als Militärarzt und führt als erster Chirurg Amputationen mit Hilfe des Abbindens von Blutgefäßen (Ligatur) durch.

GB
**1518** Royal College of Physicians von Thomas Linacre gegründet und von Heinrich VIII. anerkannt.

**1525** Gesamtwerk Galens in griechischer Ausgabe

**Chirurgie**

SCHWEIZ
**1493–1551** Paracelsus stellt die traditionellen Auffassungen in Frage; lehrt nicht in Latein, sondern in der Landessprache; setzt sich für Einbeziehung der Chemie ein und wird zum »Vater der Pharmakologie«.

ITALIEN
**1496** Albrecht Dürers (1471–1528) Gemälde eines Syphilis-Kranken illustriert die Bedeutung astrologischer Einflüsse auf die Epidemie.

**Heiler und Lehrer**

DEUTSCHLAND
**1478** Mondinos »Anathomia« in Leipzig gedruckt **1484** Peter Schöffers lateinisches »Herbarium« **1485** Deutsches »Herbarium«

PERSIEN
**1486** Erste lateinische Rhazes-Ausgabe (pers. Arzt 860–925) gedruckt

ITALIEN
**1510** Leonardo da Vinci erstellt präzise Skizzen des menschlichen Körpers (Muskeln, Blutgefäße, Lungen, Herz).

GB
**1517** Linacres Galen-Übersetzung veröffentlicht

DEUTSCHLAND
**1522** Hebammentätigkeit bleibt Frauen vorbehalten. Ein gewisser Dr. Wertt in Hamburg wegen Beleidigung einer Hebamme auf dem Scheiterhaufen hingerichtet: Er wollte Geburtshilfe studieren!

**Verwandte Wissenschaften**

ITALIEN
**1472** Bagellardos Abhandlung über Pädiatrie gedruckt. **1474** Salicetos Chirurgia gedruckt. **1478** Erste Ausgabe von Kethams »Fasciculus medicinae« gedruckt. **1478** Erste Ausgabe der Werke von Celsus, die seit dem 1. Jh. n. Chr. verschollen waren, in Florenz veröffentlicht. Erstes medizinisches Werk, das mit beweglichen Lettern gedruckt wurde.

**1479** Erste Avicenna-Ausgabe veröffentlicht

GROSSBRITANNIEN
**1492** John of Gaddesdens »Rosa anglica« gedruckt

DEUTSCHLAND
**1491** Meidenbachs »Hortus sanitatis«

GROSSBRITANNIEN
**1500–99** Erste Einrichtungen für Geisteskranke entstehen.

**Erfindung und Entdeckung**

**1480** Lateinische Version von »Regimen sanitatis« veröffentlicht. »Herbarium des Pseudo-Apuleius« veröffentlicht. **1494** Florentiner »Ricettario« (erstes offizielles Arzneimittelbuch)

**1490** Galen (griechischer Arzt, 131–201) erstmals auf lateinisch gedruckt

**1489** »Malleus maleficarum« (Hexenhammer) von J. Sprenger gedruckt

**1501** Magnus Hundts »Anthropologium« gedruckt.

Christoph Columbus

GB
**1509–1547** Regierungszeit Heinrichs VIII.

EUROPA
**1517–21** Reformator Martin Luther

**Geistige Gesundheit**

**Veröffentlichungen**

**1473** Simon Cordos »Synonyma medicinae« gedruckt (erstes medizinisches Wörterbuch)

**1513** Rösslins »Roszgarten« gedruckt, erstes Handbuch für Hebammen

Hebammen bei der Arbeit; aus Rösslins »Roszgarten«

DEUTSCHLAND
**1510** Peter Henlein stellt in Nürnberg Taschenuhren her.

**Weltereignisse**

ESP
**1492** Fall Granadas, der letzten muslimischen Bastion in Spanien

SPANIEN
**1492** Christoph Columbus entdeckt Amerika, **1493** Puerto Rico, Antigua und Jamaika und besucht **1498** Südamerika **1499** Alonso de Ojeda erforscht Venezuela.

GROSSBRITANNIEN
**1497** John Cabot entdeckt Neufundland.

TÜRKEI
**1517** Osmanen erobern Ägypten.

SPANIEN
**1520** Cortés erobert Mexiko. **1521** Spanier vernichten das Aztekenreich.

ESP DEUTSCHL.
**1519–1556** Karl V. König von Spanien und deutscher Kaiser

SPANIEN
**1480** Spanische Inquisition

PORTUGAL
**1480** Portugiesen erforschen Kongo-Mündung. **1487** Vasco da Gama umrundet Kap der Guten Hoffnung und gelangt **1498** nach Indien. **1488** Bartolomeu Diaz umsegelt Kap der Guten Hoffnung. **1500** Diego Dias entdeckt Madagaskar. Caspar de Corte Real erforscht Küsten Grönlands und Labradors; Pedro Alvarez Cabral entdeckt Brasilien.

SPANIEN
**1513** Vasco Nuñez de Balboa entdeckt Magalhães Zugang zum Pazifischen Ozean.

PORTUGAL
**1519–1521** Weltumsegelung durch Fernão de Magalhães

ITALIEN
**1524** Giovanni de Verrazano entdeckt Bucht von New York und Hudson River.

ITALIEN
**1475–1564** Michelangelo

GROSSBRITANNIEN
**1497** Beginn der aus Wales stammenden Tudor-Dynastie

ITALIEN
**1499** Amerigo Vespucci entdeckt Amazonas, **1501** erkundet er Küste Südamerikas.

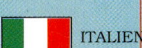

**ITALIEN**
**1204** Kreuzfahrer plündern Konstantinopel.

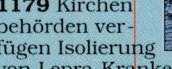

**TSCHECHIEN**
**1161** Jüdische Ärzte in Prag wegen angeblicher »Brunnenvergiftung« verbrannt.

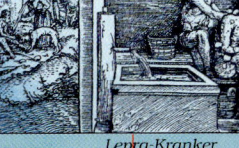

*Lepra-Kranker*

**ITALIEN**
**1231** Friedrich II. erlaubt für fünf Jahre Sektionen in Salerno.

**ITALIEN**
**1179** Kirchenbehörden verfügen Isolierung von Lepra-Kranken.

**PALÄSTINA**
**1160** Islamisches Hospital in Damaskus.

**ITALIEN**
**1214** Ugo Borgognoni zum städtischen Arzt von Bologna ernannt

**ITALIEN**
**1231** Gregor IX. erlaubt in der Bulle »Parens scientiarum« einzelnen Fakultäten, Universitäten zu leiten.

**GROSSBRITANNIEN**
**1167–1168** Studenten absolvieren in Oxford ein *studium generale*.

**Entstehung von Hospitälern und Universitäten**

ITALIEN
**1158** Universiät von Bologna gegründet

FRANKREICH
**1180** Universität von Montpellier gegründet
**1181** Montpellier von Graf Wilhelm VIII. zur freien Medizinschule erklärt

GROSSBRITANNIEN
**1197** St. Mary's Spital in London

ITALIEN
**1198** Hospitalgründungen durch Innozenz III. angeregt

FRANKREICH
**um 1200** Universität von Paris gegründet

GROSSBRITANNIEN
**um 1200** Gründung der Universität Oxford

ITALIEN
**1204** Innozenz III. eröffnet das Hospital Santo Spirito in Sassia.
**1204** Universität von Vicenza nach Zuzug von Studenten gegründet

GROSSBRITANNIEN
**1215** Hospital St. Thomas von Peter, Bischof von Winchester. gegründet
**1217** Cambridge: erste Lehrtätigkeit

ITALIEN
**1222** Gründung der Universität Padua

FRANKREICH
**1223–1226** 2000 Leprosorien in Frankreich

ITALIEN
**1224** Friedrich II. regelt Medizinstudium und gründet die Universität von Messina.
**1224** Friedrich II. gründet Universität von Neapel.

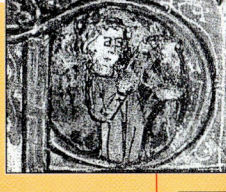

*Arnold von Villanova, ein berühmter Arzt, versuchte sich auch als Alchemist.*

**FRANKREICH**
**um 1240**
Arnold von Villanova († 1311), Alchemist und Übersetzer von Galen und Avicenna, fordert: »Ziehe drei Ärzte heran: zuerst Doktor Ruhe, dann Doktor Fröhlichkeit, schließlich Doktor Speis und Trank.«

**DEUTSCHLAND**
**1163** Hildegard von Bingen, Äbtissin und Mystikerin, verfaßt naturkundliche und medizinische Bücher im Kloster Ruprechtsberg bei Bingen.

**ITALIEN**
**1210–1277** Guglielmo Salicetti (Saliceto), bedeutender Chirurg, der zahlreiche Bücher verfaßt, beharrt im Gegensatz zur herrschenden Meinung auf enger Verbindung zwischen Medizin und Chirurgie.

**SPANIEN**
**1235–1350** Raymond Lull, Alchemist

**ITALIEN**
**1170** Roger von Sizilien stellt Atlas mit chirurgischen Bildern zusammen. Durch seinen Schüler Roland von Parma erweiterte Fassung (»Chirurgia Rolandina«) wird im Mittelalter ein wichtiges Lehrbuch.

**DEUTSCHLAND**
**1193–1280** Albertus Magnus, bedeutender Gelehrter und Theologe

**ITALIEN**
Kaiser Friedrich II. verfügt **1240** Trennung zwischen Apothekern und Ärzten und führt staatliche Kontrolle der Apotheken ein. Apotheker müssen schwören, ihre Medikamente mit größter Sorgfalt herzustellen. Außerdem werden Sektionen ausdrücklich erlaubt.

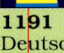

**PALÄSTINA**
**1191** Deutschherren als Krankenpflegeorden mit Sitz in Akko gegründet.

**ITALIEN**
**1221** Kaiser Friedrich II. bestimmt, daß Ärzte erst nach öffentlicher Approbation durch die Schule von Salerno praktizieren dürfen.

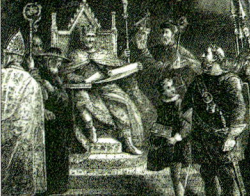

*König Johann setzt sein Siegel auf die Magna Charta.*

**GB**
**1215** Magna Charta.

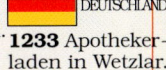

**DEUTSCHLAND**
**1233** Apothekerladen in Wetzlar.

**MONGOLENREICH**
**1206** Dschingis Khan begründet Mongolenreich.

**ITALIEN**
**1227–1272** Thomas von Aquin, Philosoph und Theologe.

**PALÄSTINA**
**1187** Muslime erobern Jerusalem.

**GB**
**1214–1292** Roger Bacon, Naturphilosoph, beeinflußt medizinisches Denken.

**GB**
**1242** Roger Bacon verweist auf Schießpulver.

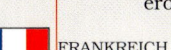

**FRANKREICH**
**1163** Konzil von Tours

**PERU**
**1200** Gründung der Inka-Dynastie.

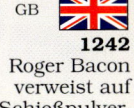

## Chinesische Medizin

Die Medizin des Alten China war hochentwickelt und der des Abendlands weit überlegen. Das medizinische Kompendium »Nei Ching« des Ersten Kaisers Huang-ti (entstanden etwa um 2600 v. Chr.) galt jahrtausendelang als Standardwerk. Seine letzte Fassung ist eine erweiterte Version, die Wang Ping um 800 n. Chr. erstellte. Ein Abschnitt ist der Akupunktur gewidmet.

Shen Nung, der Rote Kaiser, hatte um 2800 v. Chr. Pen-tsao, das erste Sammelwerk zur Pflanzenheilkunde, zusammengestellt.

Sun Szu-miao (581–682) verfaßte sein 30bändiges Werk »Tausend Goldene Heilmittel« und leitete ein Ärztegremium, das ein 50bändiges Werk über Pathologie erstellte.

Da der Konfuzianismus jegliche Verletzung des menschlichen Körpers untersagte, konnten die Ärzte keine Sektionen vornehmen und mußten sich mit Beobachtungen und theoretischen Ableitungen begnügen.

Sie gingen von einem System von Körpersäften aus, ähnlich wie die

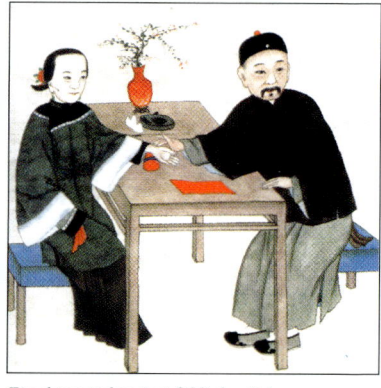

*Ein chinesischer Arzt fühlt den Puls.*

abendländische Medizin, jedoch aus fünf statt vier Elementen. Außerdem ordneten sie die Gefühle bestimmten Organen zu: Wut und die Seele der Leber, Freude dem Herzen, Denken der Milz und Trauer der Lunge.

Das Fühlen des Pulses galt als wichtige Diagnosetechnik und wurde im zwölfbändigen »Mei Ching« ausführlich behandelt, das verschiedene Pulsbilder beschrieb. Die chinesischen Ärzte gingen davon aus, »daß sich das Blut in einem ständigen Kreislauf bewegt und niemals stillsteht« und daß diese Bewegung vom Herzen gesteuert wird.

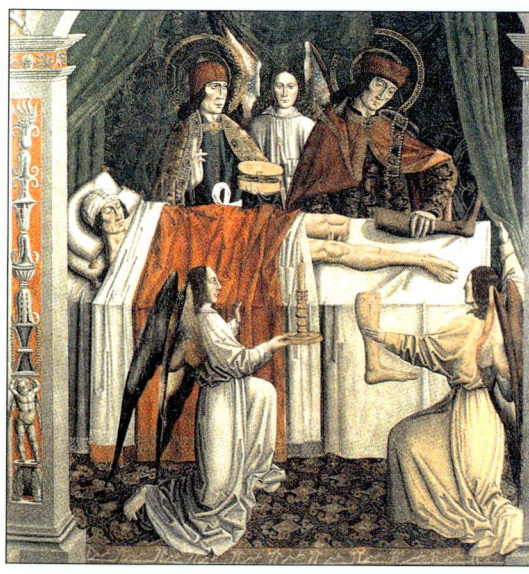

## Die Heiligen

Zwischen 800 und 1000 wurden viele Heilige mit der Heilung bestimmter Körperteile assoziiert, und Kosmas und Damian wurden gar zu den Schutzpatronen der Ärzte und Apotheker.

Hl. Blasius:
– Hals und Lunge
Hl. Apollonia:
– Unterleib
Hl. Lucia und Triduana:
– Augen

*Kosmas und Damian und das Wunder einer Beinverpflanzung*

## Die Pest des Justinian

Procopius von Caesarea beschrieb diese Seuche in seiner »Kriegsgeschichte« detailliert und behauptete, an ihrem Höhepunkt habe sie in Konstantinopel täglich 10 000 Opfer

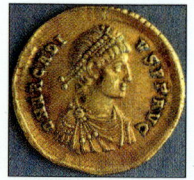

gefordert. Sie dauerte zwar nur etwa ein Jahr, war aber die erste der drei großen Pandemien (neben dem Schwarzen Tod im Mittelalter und der Grippeepidemie im 20. Jh.). Die Seuche verbreitete sich von Italien nach Südfrankreich, erreichte 554 England und hatte mittlerweile auch im Nahen Osten und Nordafrika gewütet. Vermutlich erlagen ihr rund 100 Millionen Menschen, etwa ein Viertel des Bevölkerung des Römischen Reiches.

## Ibn Sina (Avicenna) 980–1037

Avicenna, ein persischer Arzt und Philosoph, galt schon mit 18 Jahren als brillanter Arzt und erwarb sich den Ruf eines »Fürsten der Medizin«. Er hielt die Logik für wichtiger als

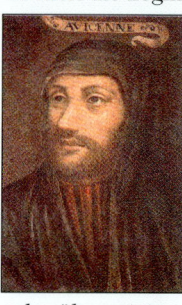

die praktische Untersuchung und schuf mit seinem kunstvoll verzierten »Kanon der Medizin« eine klassische Enzyklopädie der Heilkunst, die ins Lateinische übersetzt und in Europa bis ins 16. Jh. benutzt wurde. Sie enthielt Anleitungen zur Diagnose (wie etwa Urinproben und Pulsmessen) und Empfehlungen für präventive Maßnahmen.

**GROSSBRITANNIEN**
**1562** In England Todesstrafe für Hexerei
**1563** In Schottland Todesstrafe für Hexerei

**ITALIEN**
**1546** Girolamo Fracastoro (1483–1553) publiziert Werk über Infektionskrankheiten. Sie sollen durch nicht wahrnehmbare Partikel in der Luft oder durch Kontakt übertragen werden.

**GB**
**1560** John Harington geboren. Übersetzt »Regimen sanitatis salernitarum« und erfindet die Toilette mit Wasserspülung. Erstes WC 1596 im Königspalast in Richmond installiert. Erst ab Ende des 19. Jh. allgemeine Verbreitung in England.

**ITALIEN**
**1558** Cornaro: Abhandlung über persönliche Hygiene

**1562–1568**
**1574–1577**
**1580–1582**
Grippe-Pandemien

**GROSSBRITANNIEN**
**1554** Johannes Lange beschreibt *Morbus virgineus* (Jungfrauenkrankheit), die später als Chlorose bezeichnet wird und durch Blässe und Schwäche gekennzeichnet ist. Als Heilmittel gelten Heirat und Mutterschaft.

*»Englischer Schweiß« verbreitet sich 1551.*

**EUROPA**
**1540** Nachdem Mattioli 1533 innerliche Anwendung von Quecksilber bei Syphilis empfohlen hat, setzt sich dies durch.

**FRANKREICH**
**1554** Werk des Aretaios von Kappadokien (120–180) in Paris gedruckt, das viele detaillierte Krankheitsbeschreibungen enthält.

**SCHWEIZ**
**1567** Paracelsus' Bericht über Bergarbeiter-Erkrankungen gedruckt.
**1576** Abhandlung über Mineralwasser.
**1589–1591** Erste Paracelsus-Sammlung in Basel veröffentlicht.

**GROSSBRITANNIEN**
**1540** Heinrich VIII. erlaubt vier Sektionen pro Jahr.
**1565** Elizabeth I. gestattet Sektion hingerichteter Verbrecher.

**FRANKREICH**
**1545** Paré (1517–1590) verbessert Amputationstechnik und Versorgung von Schußwunden. Begründet die Orthopädie. Sammlung seiner Werke erscheint 1575.

**DEUTSCHLAND**
**1560–1634** Wilhelm Fabry von Hilden (Fabricus Hildanus), der »Vater der deutschen Chirurgie«, führt Amputationen mit glühendem Messer durch, was die Blutung vermindern soll. Empfiehlt als erster Amputationen von gangränösem Gewebe oberhalb von gesundem und klassifiziert Verbrennungen.

**FRANK-REICH**
**SCHWEIZ**
**1556**
Wanderchirurg Pierre Franco entfernt Blasenstein durch Schnitt in Bauchwand.

**ITALIEN**
**1561** Fallopius (Gabriel Fallopio) veröffentlicht »Observationes anatomicae«, das eine wesentliche Erweiterung des anatomischen Wissens vermittelt, v. a. über weibliche Geschlechtsorgane, Innenohr, Hirnarterien und -nerven, Augenmuskeln und Gewebe.

**ITALIEN**
**1543** Vesalius begründet moderne Anatomie. Sein »De humanis corporis fabrica« wird eines der einflußreichsten medizinischen Werke.

**SPANIEN**
**1553** Miguel Serveto, der den Blutkreislauf durch die Lungen beschrieb, wird in Genf wegen Ketzerei auf dem Scheiterhaufen verbrannt.

**SCHWEIZ**
**1554** Jacob Rueffs Neuausgabe von Rösslins »Swangern frawen« (»De conceptu«) wird populäres Handbuch für Hebammen.

*Paré entwickelt 1575 künstliche Hand.*

**DEUTSCHLAND**
**1546** Valerius Cordus publiziert erstes deutsches Arzneibuch für Apotheker.

**1550** Hollerius verschreibt Brillen gegen Kurzsichtigkeit.

**ITALIEN**
**1564** Geburt Galileis. Entwickelt Dosierungsanleitungen für Medikamente und erfindet das Teleskop.
**1560** Maurolycos beschreibt Weit- und Kurzsichtigkeit und die Funktion der Augenlinse.

**F**
**1575** Paré entwickelt künstliche Augen.

**1540** Valerius Cordus entdeckt Schwefeläther.

**ITALIEN**
**1559** Realdo Columbo (1516?–1559) beschreibt Blutkreislauf der Lungen.

**ITALIEN**
**1564** Eustachius entdeckt Abduzens (Hirnnerv), Milchbrustgang und Nebenniere.

**SCHWEIZ**
**1570** Felix Platter (1536–1614) unterscheidet zwischen diversen psychischen Störungen.

**GB**
**1547** Irrenabteilung im Kloster St. Mary of Bethlehem (»Bedlam«) neu gegründet

**BAYERN**
**1542** Leonhard Fuchs (1501–1566) veröffentlicht »De historia stirpium«, das berühmteste Heilkräuterbuch des 16. Jh.

**CHINA**
**1552–1578** 52bändiges Werk über Pflanzenheilkunde von Shi-chen zusammengestellt. Enthält rund 1900 Rezepte.

**1561** Pierre Francois publiziert Abhandlung über Hernien (Brüche).

**FRANKREICH**
**1564** Henri Estienne (1531–1598) und Jean de Gorris (1505–1577) veröffentlichen jeweils ein medizinisches Wörterbuch.

**ITALIEN**
**1572** Geralamo Mercurialis' Abhandlung über Hautkrankheiten. Schreibt über medizinische Gymnastik.

**GROSSBRITANNIEN**
**1540** Raynald übersetzt Rösslins »Roszgarten« (»The Byrth of Mankynde«). **1545** »Boke of Children« von Thomas Tayre erscheint: erstes englisches Werk über Pädiatrie. **1552** Caius' Abhandlung über »Englischen Schweiß«

**GB**
**1564–1616**
W. Shakespeare

*Shakespeares Globe Theatre*

**ITALIEN**
**1543** Kopernikus beschreibt Bewegung der Planeten um die Sonne (»De revolutionibus orbium celestium). **1545–1563** Konzil von Trient

**DEUTSCHL.**
**1555** Augsburger Reichstag
**1556–1598** Philipp II. von Spanien

**FRANKREICH**
**1562–1598** Französische Religionskriege **1562–1629** Hugenottenkriege
**1565** Jean Nicot führt Tabak in Frankreich ein.
**1572** Bartholomäusnacht in Paris (Hugenotten-Massaker)

**GB**
**1577–1580** Weltumsegelung Francis Drakes

**SPANIEN**
**1541** Hernán de Soto entdeckt den Mississippi.

**GB**
**1558–1603** Herrschaft Elisabeths I.
**1560** Francis Bacon geboren

**1562** Beginn des Sklavenhandels

**ITALIEN**
**1571** Schlacht von Lepanto

Schießpulver) verwendet und durch Kauterisierung Blutungen zu stillen versucht. Paré benutzte statt dessen Eigelb, Rosenwasser und Terpentin und arbeitete mit Ligaturen (Abschnüren der Gliedmaßen). Seine Patienten genasen schneller als jene, die konventionell behandelt wurden, und ihre Wunden heilten auch besser. Er schwor, »niemals mehr Verwundete so grausam zu verbrennen«, und faßte seine Arbeit mit den Worten zusammen: »Ich habe die Wunde versorgt, Gott hat den Mann geheilt.«

Paré fertigte außerdem künstliche Gliedmaßen für die Amputierten sowie Augen- und Zahnersatz.

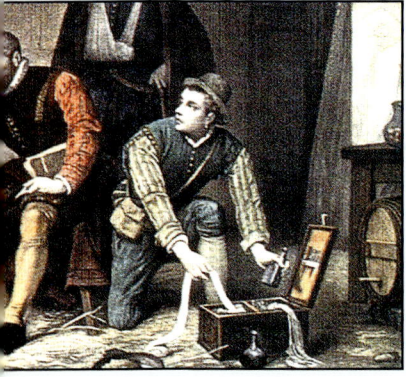

### Der Einfluß der Neuen Welt

Im Jahr 1492 landete Christoph Columbus in der Neuen Welt. Durch die Entdeckung des Kontinents und seiner Völker erschloß sich Europa ein riesiges Potential, denn die unbekannten Gebiete lieferten viele neue Pflanzen und Heilmittel.

Zu den bedeutendsten Entdeckungen zählte die Chinarinde, die verschiedene Alkaloide enthält, von denen einige noch heute medizinisch verwendet werden. Die Rinde wurde eingeweicht, um daraus Chinin zu extrahieren, das man damals als »Peruvianische Rinde« oder »Jesuitenrinde« bezeichnete.

Columbus brachte auch Coca-Blätter (woraus man später Kokain herstellte) aus Amerika nach Europa.

Guajakholz (aus einer Baumart der Neuen Welt) fand weite Verbreitung zur Behandlung von Geschlechtskrankheiten. Vielfach wurde dieses neue Heilmittel von Straßenhändlern feilgeboten.

Bereits vor der Entdeckung Amerikas gab es in Europa eine mildere Form der Syphilis, aber nach Columbus' Rückkehr suchte eine wesentlich tückischere Variante den Kontinent heim. Umstritten ist, ob es sich um eine »neue« Krankheit aus der Neuen Welt handelte oder ob ihre Virulenz in Europa einfach nur zugenommen hatte. Jedenfalls entwickelte sich die Syphilis zu einer gefährlichen Epidemie, die den gesamten Kontinent überzog. 1495 sah sich Kaiser Maximilian sogar genötigt, Blasphemie, Glücksspiel und gottloses Verhalten unter Strafe zu stellen, da die neue Seuche als Strafe Gottes für die Sündhaftigkeit der Menschen angesehen wurde.

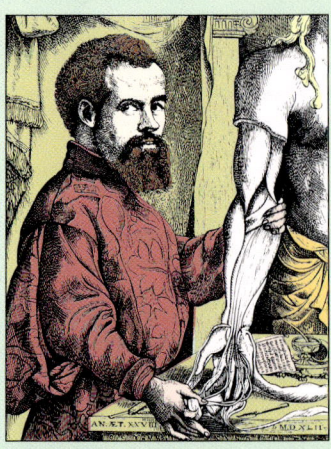

**Andreas Vesalius (1514–1564)**

Vesalius wurde in Brüssel als Sohn eines Apothekers geboren. In Louvain und Paris wurde er als Arzt ausgebildet und sezierte dort auch die Leichen erhängter Verbrecher, die er von den Galgen stehlen ließ.

Später übersiedelte er nach Padua, wo das Sezieren erlaubt war, und wurde dort im Alter von 23 Jahren Professor für Anatomie und Chirurgie. Seine öffentlichen Sektionen wurden von vielen Studenten verfolgt. Dank Vesalius' erfolgreichen Wirkens entwickelte sich Padua zu einer der führenden medizinischen Ausbildungsstätten.

1543 wurde sein Hauptwerk »De humanis corporis fabrica« (»Über die Funktionsweise des menschlichen Körpers«) veröffentlicht. Es enthält 300 anatomische Zeichnungen von Jan van Calcar und korrigierte viele Fehleinschätzungen über den menschlichen Körper, v. a. zahlreiche anatomische Irrtümer Galens.

Schließlich wurde Vesalius Leibarzt des Habsburgerkaisers Karl V.

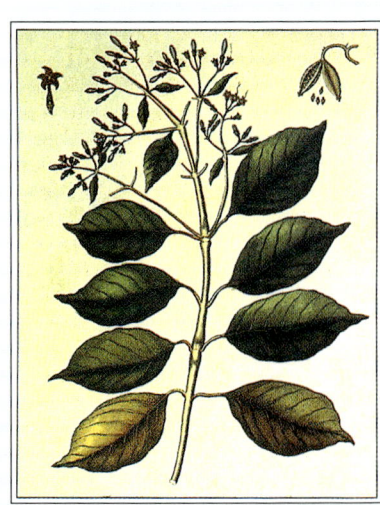

*Columbus brachte mehrere Heilpflanzen aus Amerika mit nach Hause, darunter auch Chinarinde. Die Rinde dieses Baumes der Gattung* Cinchona *enthält Chinin und andere Alkaloide. Man weichte sie ein, um daraus ein fiebersenkendes Mittel zu gewinnen. Cocablätter (aus denen man Jahrhunderte später Kokain erzeugte) wurden von den südamerikanischen Indianern als schmerzstillendes Mittel gekaut.*

Das Feudalsystem löst sich allmählich auf.

Ende des 15. Jh. nimmt das römische Schatzamt jährlich rund 30 000 Scudos aus den Bordellen der Stadt ein. Venedig zählt zu dieser Zeit rund 300 000 Einwohner und rund 12 000 Prostituierte.

Durch die Reformation verändert sich die Rolle der Kirche. Neue Ideen ebnen der Renaissance den Weg, die zu einer Wiederbelebung des Wissens aus der Antike führt und neue Ansätze in der Wissenschaft und der Naturforschung hervorbringt.

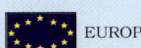 **ITALIEN**
**1530** Frascatorius veröffentlicht Gedicht über die Syphilis.

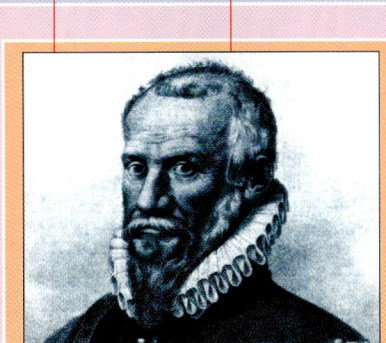

*Guajakholz aus der Neuen Welt wurde von Straßenhändlern als Mittel gegen Syphilis verkauft.*

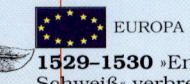 **EUROPA**

**1520er Jahre** Syphilis wird als Geschlechtskrankheit erkannt. Da sie gemeinhin als Ausdruck der Sünde gilt, behandelt man sie weiterhin mit der Quecksilbertherapie, die schmerzhaft und gefährlich ist und als gerechte Strafe für den Sünder angesehen wird. In höfischen Kreisen hält man die Krankheit dagegen für ein Zeichen der Auserwähltheit und verwendet Guajakholz als Heilmittel. Diese Behandlung ist zwar angenehmer als das Einreiben mit einer Quecksilbersalbe, aber nicht wirksamer.

**EUROPA**

**1529–1530** »Englischer Schweiß« verbreitet sich in Europa.

**1530** Einfuhr von Sarsaparilla: getrocknete Wurzeln tropischer Pflanzen, die als Brechmittel, zur Behandlung der Schuppenflechte und als Gewürz verwendet werden.

*Virginia Schlangenwurzel*

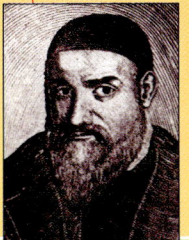

**FRANKREICH**
**1536** Ambroïse Paré ↑ (1517– 1590) entfernt Ellbogen-Gelenk.

**GROSSBRITANIEN**
**1540** Englische Barbiere und Chirurgen schließen sich in der Company of Barber Surgeons zusammen (woraus im 19. Jh. das Royal College of Surgeons wird).

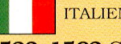 **ITALIEN**
**1523–1562** Gabriel Fallopius (oder Fallopio); arbeitet mit Vesalius zusammen, lehrt in Padua und verfaßt anatomische Werke. Darin beschreibt er u. a. das Innenohr und die Fortpflanzungsorgane.

 **DEUTSCHLAND**
**1530** Otto Brunfels (1488–1534) veröffentlicht Pflanzenatlas »Herbarum vivae eicones«.

**ITALIEN**
**1537–1619** Hieronymus Fabricius ab Aquapendente; erforscht u. a. die Venenklappen.

 **SCHWEIZ**
**1527** Paracelsus (1493–1541) skizziert in einem Pamphlet seine revolutionären Ideen und verspricht, die Medizin von ihren Irrtümern zu befreien. Er bekämpft die Gleichgewichtslehre der Humoralpathologie und vertritt die Auffassung, daß Gesundheit und Krankheit von chemischen Vorgängen beeinflußt werden.

**SCHWEIZ**
**1537** Vesalius (1514–1564) graduiert in Basel.

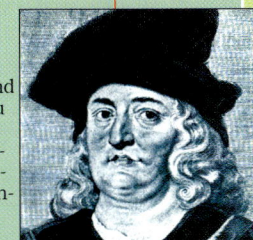

*Weitere psychiatrische Einrichtungen entstehen.*

**1526** Erste griechische Hippokrates-Übersetzung gedruckt (Aldus)

**ITALIEN**
**1525** Erste lateinische Hippokrates-Übersetzung gedruckt **1528** Erste Aldus-Ausgabe von Paul von Aegina **1528** Albrecht Dürers (1471–1528) Abhandlung über die menschlichen Proportionen veröffentlicht **1532** Rabelais bringt erste lateinische Übersetzung der Aphorismen von Hippokrates heraus. **1534** Aldus-Ausgabe von Aetius veröffentlicht **1537** Dryanders »Anatomia« gedruckt **1538** Vesalius (1514–1564) veröffentlicht »Tabulae anatomicae«.

 **GB**
**1526** Sebastian Cabot erkundet Ostküste Südamerikas.

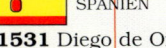 **SPANIEN**
**1531** Diego de Ordaz erforscht Orinoco. **1532** Francisco Pizarro erobert Peru. **1533** Karl V. erläßt »Criminalis carolina«. **1536** Pedro de Mendoza erkundet die Flüsse Paraná und Paraguay. **1539** Hernán de Soto erkundet Florida.

**FRANKREICH**
**1533** Schriftsteller Michel de Montaigne geboren **1534** Jacques Cartier erforscht den St.-Lorenz-Strom.

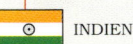 **ITALIEN**
**1527** Plünderung Roms durch Karl V.

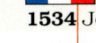 **INDIEN**
**1526** Mogul-Dynastie in Dehli

**FRANKREICH**
**1534** Jesuitenorden in Paris gegründet.

---

## Die Renaissance

Die Renaissance war eine Epoche des neuen Denkens, der kritischen Hinterfragung traditioneller Vorstellungen und der Wiederbelebung des überlieferten Wissens der Antike. Sie bildete den Übergang von der Welt des Mittelalters zu der der Neuzeit. Die Erfindung des Buchdrucks, die Bücher allgemein zugänglich machte, befreite das Bildungswesen vom Einfluß der Kirche und förderte die Verbreitung revolutionärer Ideen. Die Eroberung Konstantinopels durch die Türken 1453 führte zur Übersiedlung vieler Gelehrter ins Abendland, die neue Ideen mitbrachten, während die Erschließung von Seewegen nach Indien und Amerika ein besseres Verständnis der Natur nach sich zog.

Im Gefolge dieser Entwicklung wurden viele der Konzepte und Theorien Galens, die die medizinische Praxis seit römischen Zeiten beherrscht hatten, in Frage gestellt. Mutige Ärzte und Chirurgen wie Paracelsus, der in der Schweiz tätig war, verhalfen neuen Ideen zum Durchbruch. 1527 ging Paracelsus sogar so weit, Bücher von Galen und Avicenna zu verbrennen, um die Notwendigkeit eines neuen Denkens zu demonstrieren.

### Ambroise Paré (1510–1590)

Paré, der als »Vater der modernen Chirurgie« apostrophiert wird, begann seine Karriere 1553 als Barbier-Chirurg in Paris und erhielt später am Hôtel Dieu, einem großen Krankenhaus der Stadt, eine feste Stelle. Später wurde er Leibarzt des französischen Königs Heinrich II. – sowie von dessen drei Nachfolgern.

In einer Zeit der Bürgerkriege machte er sich als Militärarzt einen Namen und entwickelte sich zum Fachmann für die Behandlung von Kriegsverletzungen. Bis dahin hatte man bei Amputationen heißes Pech oder kochendes Holunderöl (vermischt mit

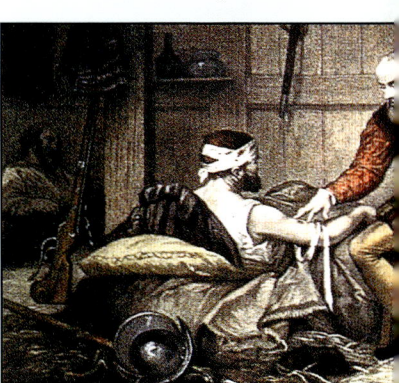

### Leonardo da Vinci (1492-1510)

Der italienische Künstler Leonardo da Vinci sezierte allen Verboten zum Trotz mehr als 30 Leichen. Er fertigte rund 750 detaillierte Skizzen des menschlichen Körpers an, erforschte Muskeln, Venen, Arterien und verschiedene Organe (etwa Herz und Lungen). Da seine Arbeiten erst 200 Jahre später veröffentlicht wurden, läßt es sich nur schwer beurteilen, ob und inwieweit er das medizinische Denken seiner Zeit beeinflußte. In jedem Fall spiegelt sein Werk die neue, wissenschaftliche Herangehensweise seiner Epoche wider – und seine Zeichnungen gelten noch immer als ausgezeichnete Quellen für die Forschung.

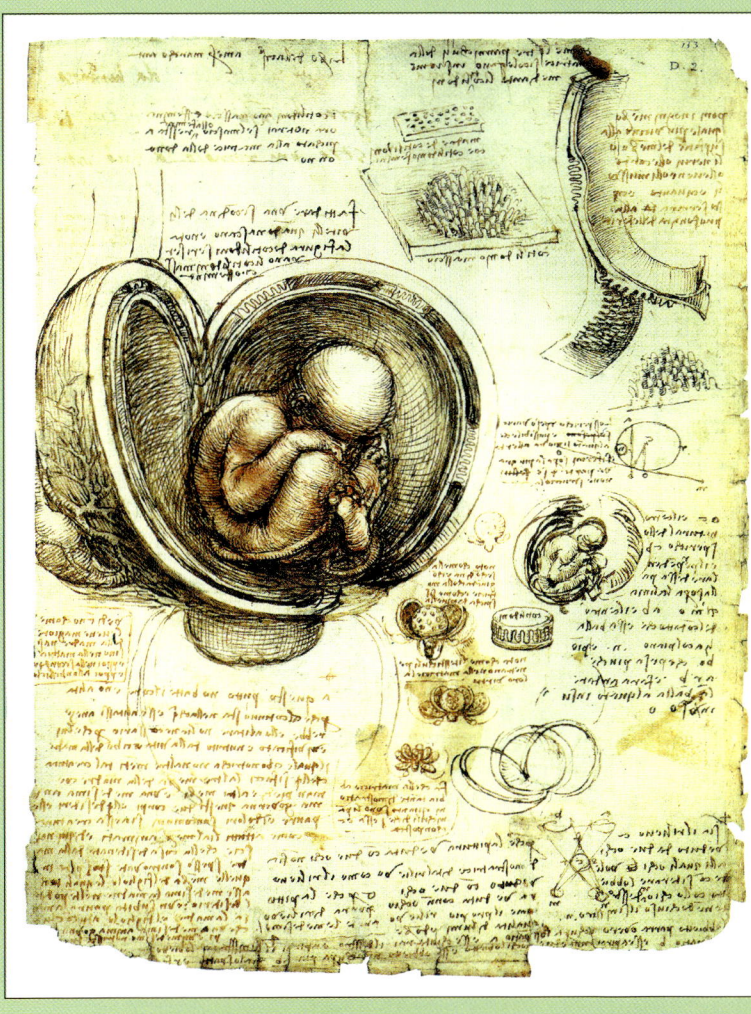

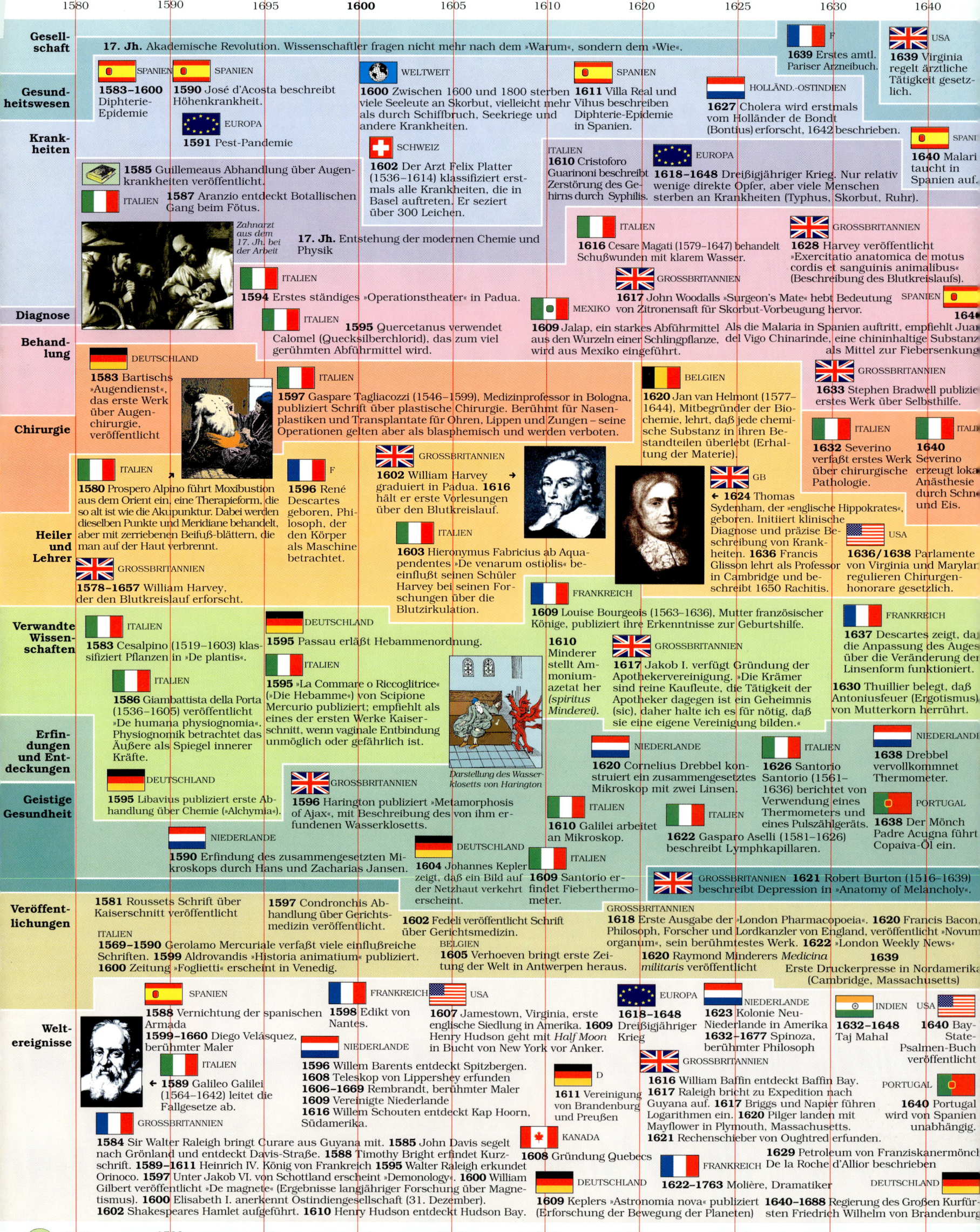

**1580** | **1590** | **1695** | **1600** | **1605** | **1610** | **1620** | **1625** | **1630** | **1640**

**Gesellschaft**

17. Jh. Akademische Revolution. Wissenschaftler fragen nicht mehr nach dem »Warum«, sondern dem »Wie«.

🇫🇷 F
**1639** Erstes amtl. Pariser Arzneibuch.

🇬🇧 USA
**1639** Virginia regelt ärztliche Tätigkeit gesetzlich.

**Gesundheitswesen**

🇪🇸 SPANIEN
**1583–1600** Diphterie-Epidemie

🇪🇸 SPANIEN
**1590** José d'Acosta beschreibt Höhenkrankheit.

🌍 WELTWEIT
**1600** Zwischen 1600 und 1800 sterben viele Seeleute an Skorbut, vielleicht mehr als durch Schiffbruch, Seekriege und andere Krankheiten.

🇪🇸 SPANIEN
**1611** Villa Real und Vihus beschreiben Diphterie-Epidemie in Spanien.

🇳🇱 HOLLÄND.-OSTINDIEN
**1627** Cholera wird erstmals vom Holländer de Bondt (Bontius) erforscht, 1642 beschrieben.

🇪🇸 SPANI
**1640** Malari taucht in Spanien auf.

**Krankheiten**

🇪🇺 EUROPA
**1591** Pest-Pandemie

🇨🇭 SCHWEIZ
**1602** Der Arzt Felix Platter (1536–1614) klassifiziert erstmals alle Krankheiten, die in Basel auftreten. Er seziert über 300 Leichen.

ITALIEN
**1610** Cristoforo Guarinoni beschreibt Zerstörung des Gehirns durch Syphilis.

🇪🇺 EUROPA
**1618–1648** Dreißigjähriger Krieg. Nur relativ wenige direkte Opfer, aber viele Menschen sterben an Krankheiten (Typhus, Skorbut, Ruhr).

📖 **1585** Guillemeaus Abhandlung über Augenkrankheiten veröffentlicht.

🇮🇹 ITALIEN
**1587** Aranzio entdeckt Botallischen Gang beim Fötus.

*Zahnarzt aus dem 17. Jh. bei der Arbeit*

17. Jh. Entstehung der modernen Chemie und Physik

🇮🇹 ITALIEN
**1616** Cesare Magati (1579–1647) behandelt Schußwunden mit klarem Wasser.

🇬🇧 GROSSBRITANNIEN
**1628** Harvey veröffentlicht »Exercitatio anatomica de motus cordis et sanguinis animalibus« (Beschreibung des Blutkreislaufs).

**Diagnose**

🇮🇹 ITALIEN
**1594** Erstes ständiges »Operationstheater« in Padua.

🇬🇧 GROSSBRITANNIEN
**1617** John Woodalls »Surgeon's Mate« hebt Bedeutung von Zitronensaft für Skorbut-Vorbeugung hervor.

🇪🇸 SPANIEN
**164**

**Behandlung**

🇮🇹 ITALIEN
**1595** Quercetanus verwendet Calomel (Quecksilberchlorid), das zum viel gerühmten Abführmittel wird.

🇲🇽 MEXIKO
**1609** Jalap, ein starkes Abführmittel aus den Wurzeln einer Schlingpflanze, wird aus Mexiko eingeführt.

Als die Malaria in Spanien auftritt, empfiehlt Juan del Vigo Chinarinde, eine chininhaltige Substanz als Mittel zur Fiebersenkung

**Chirurgie**

🇩🇪 DEUTSCHLAND
**1583** Bartischs »Augendienst«, das erste Werk über Augenchirurgie, veröffentlicht

🇮🇹 ITALIEN
**1597** Gaspare Tagliacozzi (1546–1599), Medizinprofessor in Bologna, publiziert Schrift über plastische Chirurgie. Berühmt für Nasenplastiken und Transplantate für Ohren, Lippen und Zungen – seine Operationen gelten aber als blasphemisch und werden verboten.

🇧🇪 BELGIEN
**1620** Jan van Helmont (1577–1644), Mitbegründer der Biochemie, lehrt, daß jede chemische Substanz in ihren Bestandteilen überlebt (Erhaltung der Materie).

🇬🇧 GROSSBRITANNIEN
**1633** Stephen Bradwell publiziert erstes Werk über Selbsthilfe.

🇮🇹 ITALIEN
**1632** Severino verfaßt erstes Werk über chirurgische Pathologie.

ITALI
**1640** Severino erzeugt loka Anästhesie durch Schn und Eis.

**Heiler und Lehrer**

🇮🇹 ITALIEN
**1580** Prospero Alpino führt Moxibustion aus dem Orient ein, eine Therapieform, die so alt ist wie die Akupunktur. Dabei werden dieselben Punkte und Meridiane behandelt, aber mit zerriebenen Beifuß-blättern, die man auf die Haut verbrennt.

🇫🇷 F
**1596** René Descartes geboren, Philosoph, der den Körper als Maschine betrachtet.

🇬🇧 GROSSBRITANNIEN
**1602** William Harvey graduiert in Padua. **1616** hält er erste Vorlesungen über den Blutkreislauf.

**1603** Hieronymus Fabricius ab Aquapendentes »De venarum ostiolis« beeinflußt seinen Schüler Harvey bei seinen Forschungen über die Blutzirkulation.

🇬🇧 GB
← **1624** Thomas Sydenham, der »englische Hippokrates«, geboren. Initiiert klinische Diagnose und präzise Beschreibung von Krankheiten. **1636** Francis Glisson lehrt als Professor in Cambridge und beschreibt 1650 Rachitis.

🇺🇸 USA
**1636/1638** Parlamente von Virginia und Maryland regulieren Chirurgenhonorare gesetzlich.

🇬🇧 GROSSBRITANNIEN
**1578–1657** William Harvey, der den Blutkreislauf erforscht.

**Verwandte Wissenschaften**

🇮🇹 ITALIEN
**1583** Cesalpino (1519–1603) klassifiziert Pflanzen in »De plantis«.

🇩🇪 DEUTSCHLAND
**1595** Passau erläßt Hebammenordnung.

🇫🇷 FRANKREICH
**1609** Louise Bourgeois (1563–1636), Mutter französischer Könige, publiziert ihre Erkenntnisse zur Geburtshilfe.

🇫🇷 FRANKREICH
**1637** Descartes zeigt, da die Anpassung des Auges über die Veränderung der Linsenform funktioniert.

🇮🇹 ITALIEN
**1586** Giambattista della Porta (1536–1605) veröffentlicht »De humana physiognomia«. Physiognomik betrachtet das Äußere als Spiegel innerer Kräfte.

🇮🇹 ITALIEN
**1595** »La Commare o Riccoglitrice« (»Die Hebamme«) von Scipione Mercurio publiziert; empfiehlt als eines der ersten Werke Kaiserschnitt, wenn vaginale Entbindung unmöglich oder gefährlich ist.

**1610** Minderer stellt Ammoniumazetat her (spiritus Minderei).

🇬🇧 GROSSBRITANNIEN
**1617** Jakob I. verfügt Gründung der Apothekervereinigung. »Die Krämer sind seine Kaufleute, die Tätigkeit der Apotheker dagegen ist ein Geheimnis (sic), aber halte ich es für nötig, daß sie eine eigene Vereinigung bilden.«

🇩🇪 DEUTSCHLAND
**1630** Thuillier belegt, daß Antoniusfeuer (Ergotismus) von Mutterkorn herrührt.

**Erfindungen und Entdeckungen**

🇩🇪 DEUTSCHLAND
**1595** Libavius publiziert erste Abhandlung über Chemie (»Alchymia«).

🇬🇧 GROSSBRITANNIEN
**1596** Harington publiziert »Metamorphosis of Ajax«, mit Beschreibung des von ihm erfundenen Wasserklosetts.

*Darstellung des Wasserklosetts von Harington*

🇳🇱 NIEDERLANDE
**1620** Cornelius Drebbel konstruiert ein zusammengesetztes Mikroskop mit zwei Linsen.

🇮🇹 ITALIEN
**1626** Santorio Santorio (1561–1636) berichtet von Verwendung eines Thermometers und eines Pulszählgeräts.

🇳🇱 NIEDERLANDI
**1638** Drebbel vervollkommnet Thermometer.

**Geistige Gesundheit**

🇳🇱 NIEDERLANDE
**1590** Erfindung des zusammengesetzten Mikroskops durch Hans und Zacharias Jansen.

🇩🇪 DEUTSCHLAND
**1604** Johannes Kepler zeigt, daß ein Bild auf der Netzhaut verkehrt erscheint.

🇮🇹 ITALIEN
**1610** Galilei arbeitet an Mikroskop.

🇮🇹 ITALIEN
**1609** Santorio erfindet Fieberthermometer.

🇮🇹 ITALIEN
**1622** Gasparo Aselli (1581–1626) beschreibt Lymphkapillaren.

🇵🇹 PORTUGAL
**1638** Der Mönch Padre Acugna führt Copaiva-Öl ein.

**Veröffentlichungen**

**1581** Roussets Schrift über Kaiserschnitt veröffentlicht

**1597** Condronchis Abhandlung über Gerichtsmedizin veröffentlicht.

**1602** Fedeli veröffentlicht Schrift über Gerichtsmedizin.

🇬🇧 GROSSBRITANNIEN
**1621** Robert Burton (1516–1639) beschreibt Depression in »Anatomy of Melancholy«.

ITALIEN
**1569–1590** Gerolamo Mercuriale verfaßt viele einflußreiche Schriften. **1599** Aldrovandis »Historia animatium« publiziert. **1600** Zeitung »Foglietti« erscheint in Venedig.

BELGIEN
**1605** Verhoeven bringt erste Zeitung der Welt in Antwerpen heraus.

GROSSBRITANNIEN
**1618** Erste Ausgabe der »London Pharmacopoeia«. **1620** Francis Bacon, Philosoph, Forscher und Lordkanzler von England, veröffentlicht »Novum organum«, sein berühmtestes Werk. **1622** »London Weekly News«

**1620** Raymond Minderers *Medicina militaris* veröffentlicht

**1639** Erste Druckerpresse in Nordamerika (Cambridge, Massachusetts)

**Weltereignisse**

🇪🇸 SPANIEN
**1588** Vernichtung der spanischen Armada
**1599–1660** Diego Velásquez, berühmter Maler

🇫🇷 FRANKREICH
**1598** Edikt von Nantes.

🇺🇸 USA
**1607** Jamestown, Virginia, erste englische Siedlung in Amerika. **1609** Henry Hudson geht mit *Half Moon* in Bucht von New York vor Anker.

🇪🇺 EUROPA
**1618–1648** Dreißigjähriger Krieg

🇳🇱 NIEDERLANDE
**1623** Kolonie Neu-Niederland in Amerika
**1632–1677** Spinoza, berühmter Philosoph

🇮🇳 INDIEN
**1632–1648** Taj Mahal

🇺🇸 USA
**1640** Bay-State-Psalmen-Buch veröffentlicht

ITALIEN
← **1589** Galileo Galilei (1564–1642) leitet die Fallgesetze ab.

🇳🇱 NIEDERLANDE
**1596** Willem Barents entdeckt Spitzbergen.
**1608** Teleskop von Lippershey erfunden
**1606–1669** Rembrandt, berühmter Maler
**1609** Vereinigte Niederlande
**1616** Willem Schouten entdeckt Kap Hoorn, Südamerika.

🇩🇪
**1611** Vereinigung von Brandenburg und Preußen

🇬🇧 GROSSBRITANNIEN
**1616** William Baffin entdeckt Baffin Bay. **1617** Raleigh bricht zu Expedition nach Guyana auf. **1617** Briggs und Napier führen Logarithmen ein. **1620** Pilger landen mit Mayflower in Plymouth, Massachusetts. **1621** Rechenschieber von Oughtred erfunden.

🇵🇹 PORTUGAL
**1640** Portugal wird von Spanien unabhängig.

🇬🇧 GROSSBRITANNIEN
**1584** Sir Walter Raleigh bringt Curare aus Guyana mit. **1585** John Davis segelt nach Grönland und entdeckt Davis-Straße. **1588** Timothy Bright erfindet Kurzschrift. **1589–1611** Heinrich IV. König von Frankreich **1595** Walter Raleigh erkundet Orinoco. **1597** Unter Jakob VI. von Schottland erscheint »Demonology«. **1600** William Gilbert veröffentlicht »De magnete« (Ergebnisse jahrelanger Forschung über Magnetismus). **1600** Elisabeth I. anerkennt Ostindiengesellschaft (31. Dezember). **1602** Shakespeares Hamlet aufgeführt. **1610** Henry Hudson entdeckt Hudson Bay.

🇨🇦 KANADA
**1608** Gründung Quebecs

🇫🇷 FRANKREICH
**1622–1763** Molière, Dramatiker

**1609** Keplers »Astronomia nova« publiziert (Erforschung der Bewegung der Planeten)

🇩🇪
**1629** Petroleum von Franziskanermönch De la Roche d'Allior beschrieben

🇩🇪 DEUTSCHLAND
**1640–1688** Regierung des Großen Kurfürsten Friedrich Wilhelm von Brandenburg

**USA**

**1666** Jeder Bezirk Marylands erhält einen Gerichtsmediziner.

**DEUTSCHLAND**

**1685** Preußische Medizinalordnung regelt Ärztehonorare.

**EUROPA**

**1666–75** Pocken in Europa **1677–1681** Malaria-Pandemie in Europa

**USA**

**1668** Gelbfieber tritt in New York auf.

**GROSSBRITANNIEN**

**1675** Sydenham (1624–1689) unterscheidet Scharlach von Masern.

**GB**

**1689** Walter Harris veröffentlicht Abhandlung über Kinderkrankheiten (»De morbis acutis infantum«).

**GB**

**1665** Große Pest in London

**USA 1677** Pocken in Boston

**1668–1672** Ruhr-Epidemie in England (beschrieben von Sydenham und Morton)

**FRANKREICH**

1667 Jean Baptiste Denis, Paris, überträgt Blut von Schaf→ auf Mensch.

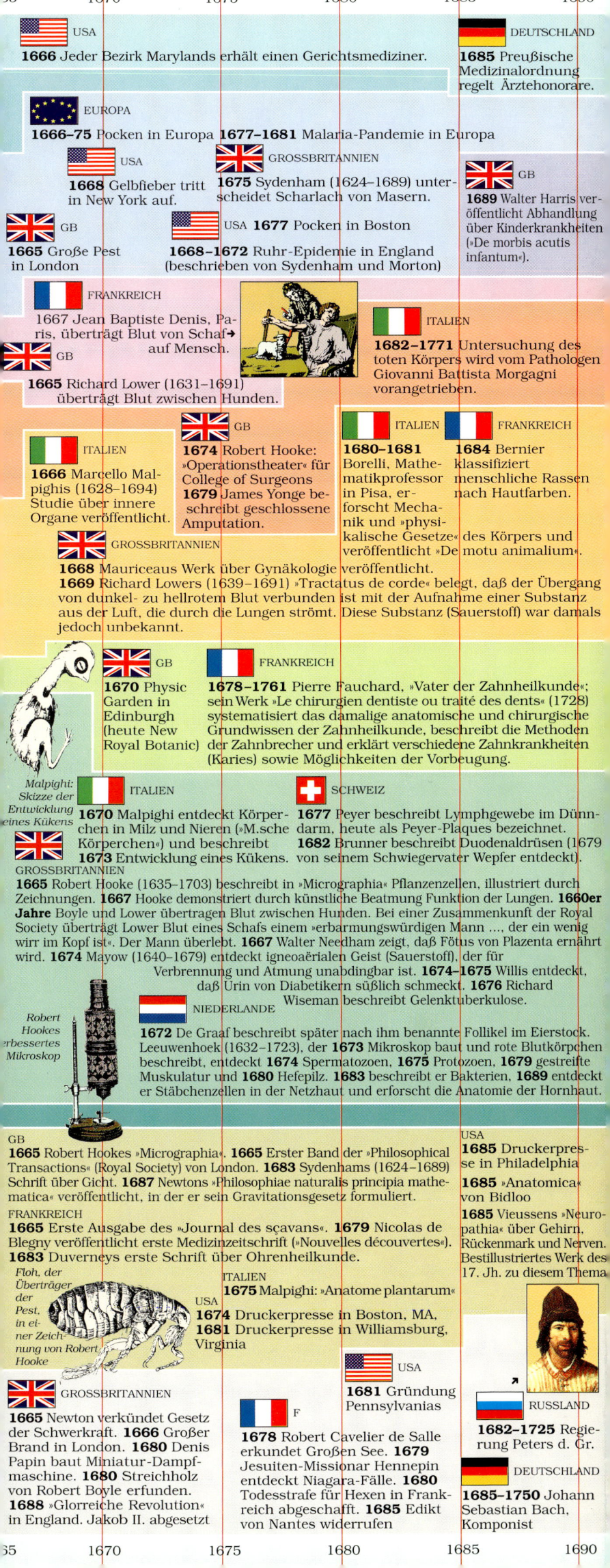

**ITALIEN**

**1682–1771** Untersuchung des toten Körpers wird vom Pathologen Giovanni Battista Morgagni vorangetrieben.

**GB**

**1665** Richard Lower (1631–1691) überträgt Blut zwischen Hunden.

**ITALIEN**

**1666** Marcello Malpighis (1628–1694) Studie über innere Organe veröffentlicht.

**GB**

**1674** Robert Hooke: »Operationstheater« für College of Surgeons
**1679** James Yonge beschreibt geschlossene Amputation.

**ITALIEN**

**1680–1681** Borelli, Mathematikprofessor in Pisa, erforscht Mechanik und »physikalische Gesetze« des Körpers und veröffentlicht »De motu animalium«.

**FRANKREICH**

**1684** Bernier klassifiziert menschliche Rassen nach Hautfarben.

**GROSSBRITANNIEN**

**1668** Mauriceaus Werk über Gynäkologie veröffentlicht.
**1669** Richard Lowers (1639–1691) »Tractatus de corde« belegt, daß der Übergang von dunkel- zu hellrotem Blut verbunden ist mit der Aufnahme einer Substanz aus der Luft, die durch die Lungen strömt. Diese Substanz (Sauerstoff) war damals jedoch unbekannt.

**GB**

**1670** Physic Garden in Edinburgh (heute New Royal Botanic)

**FRANKREICH**

**1678–1761** Pierre Fauchard, »Vater der Zahnheilkunde«; sein Werk »Le chirurgien dentiste ou traité des dents« (1728) systematisiert das damalige anatomische und chirurgische Grundwissen der Zahnheilkunde, beschreibt die Methoden der Zahnbrecher und erklärt verschiedene Zahnkrankheiten (Karies) sowie Möglichkeiten der Vorbeugung.

*Malpighi: Skizze der Entwicklung eines Kükens*

**ITALIEN**

**1670** Malpighi entdeckt Körperchen in Milz und Nieren (»M.sche Körperchen«) und beschreibt **1673** Entwicklung eines Kükens.

**SCHWEIZ**

**1677** Peyer beschreibt Lymphgewebe im Dünndarm, heute als Peyer-Plaques bezeichnet.
**1682** Brunner beschreibt Duodenaldrüsen (1679 von seinem Schwiegervater Wepfer entdeckt).

**GROSSBRITANNIEN**

**1665** Robert Hooke (1635–1703) beschreibt in »Micrographia« Pflanzenzellen, illustriert durch Zeichnungen. **1667** Hooke demonstriert durch künstliche Beatmung Funktion der Lungen. **1660er Jahre** Boyle und Lower übertragen Blut zwischen Hunden. Bei einer Zusammenkunft der Royal Society überträgt Lower Blut eines Schafs einem »erbarmungswürdigen Mann ..., der ein wenig wirr im Kopf ist«. Der Mann überlebt. **1667** Walter Needham zeigt, daß Fötus von Plazenta ernährt wird. **1674** Mayow (1640–1679) entdeckt igneoaërialen Geist (Sauerstoff), der für Verbrennung und Atmung unabdingbar ist. **1674–1675** Willis entdeckt, daß Urin von Diabetikern süßlich schmeckt. **1676** Richard Wiseman beschreibt Gelenktuberkulose.

*Robert Hookes verbessertes Mikroskop*

**NIEDERLANDE**

**1672** De Graaf beschreibt später nach ihm benannte Follikel im Eierstock. Leeuwenhoek (1632–1723), der **1673** Mikroskop baut und rote Blutkörperchen beschreibt, entdeckt **1674** Spermatozoen, **1675** Protozoen, **1679** gestreifte Muskulatur und **1680** Hefepilz. **1683** beschreibt er Bakterien, **1689** entdeckt er Stäbchenzellen in der Netzhaut und erforscht die Anatomie der Hornhaut.

**GB**

**1665** Robert Hookes »Micrographia«. **1665** Erster Band der »Philosophical Transactions« (Royal Society) von London. **1683** Sydenhams (1624–1689) Schrift über Gicht. **1687** Newtons »Philosophiae naturalis principia mathematica« veröffentlicht, in der er sein Gravitationsgesetz formuliert.

**FRANKREICH**

**1665** Erste Ausgabe des »Journal des sçavans«. **1679** Nicolas de Blegny veröffentlicht erste Medizinzeitschrift (»Nouvelles découvertes«). **1683** Duverneys erste Schrift über Ohrenheilkunde.

**USA**

**1685** Druckerpresse in Philadelphia

**1685** »Anatomica« von Bidloo

**1685** Vieussens »Neuropathia« über Gehirn, Rückenmark und Nerven. Bestillustriertes Werk des 17. Jh. zu diesem Thema

*Floh, der Überträger der Pest, in einer Zeichnung von Robert Hooke*

**ITALIEN**

**1675** Malpighi: »Anatome plantarum«

**USA**

**1674** Druckerpresse in Boston, MA,
**1681** Druckerpresse in Williamsburg, Virginia

**USA**

**1681** Gründung Pennsylvanias

**RUSSLAND**

**1682–1725** Regierung Peters d. Gr.

**GROSSBRITANNIEN**

**1665** Newton verkündet Gesetz der Schwerkraft. **1666** Großer Brand in London. **1680** Denis Papin baut Miniatur-Dampfmaschine. **1680** Streichholz von Robert Boyle erfunden. **1688** »Glorreiche Revolution« in England. Jakob II. abgesetzt

**F**

**1678** Robert Cavelier de Salle erkundet Großen See. **1679** Jesuiten-Missionar Hennepin entdeckt Niagara-Fälle. **1680** Todesstrafe für Hexen in Frankreich abgeschafft. **1685** Edikt von Nantes widerrufen

**DEUTSCHLAND**

**1685–1750** Johann Sebastian Bach, Komponist

## William Harvey (1578–1657)

1628 veröffentlichte Harvey seine Schrift »Exercitatio anatomica de motus cordis et sanguinis animalibus« (»Über die Bewegung des Herzens und des Blutes«). In diesem einflußreichen Werk legte er die Ergebnisse seiner Forschungen über den Blutkreislauf dar und zeigte, wie das Herz schlägt. Die Erkenntnis, daß sich das Blut innerhalb eines geschlossenen Systems bewegt, war ein großer Fortschritt in der Physiologie und der Medizin.

Doch diese Idee war nicht gänzlich neu. Schon im 2. Jh. war Galen davon ausgegangen, daß das Blut in den Adern hin- und zurückfließt. Daß es die Lungen passiert, hatte bereits Miguel Serveto (1511–1553) vermutet, und Andrea Cesalpino (1519–1603) hatte gefolgert, daß es einen geschlossenen Kreislauf geben müsse, ohne jedoch schlüssige Beweise dafür liefern zu können.

William Harvey studierte zunächst in Cambridge und ging dann nach Padua, wo einige der berühmtesten Mediziner der damaligen Zeit lehrten. Nach seiner Rückkehr nach London wurde er ins Londoner College of Physicians gewählt und stieg zum Leibarzt Jakobs I. und Karls I. auf.

Durch Experimente mit Tieren, Beobachtungen und Sektionen fand Harvey heraus, daß das Herz pro Minute 144 Unzen (rund 4 l) Blut in die Adern pumpte. Da dies nur in einer Richtung erfolgte, mußte es sich um ein geschlossenes System handeln. Neben Arterien und Venen ging Harvey auch von der Existenz von Kapillaren aus, doch diese mikroskopischen Strukturen konnten erst nach seinem Tod nachgewiesen werden. Harveys Theorien wurden selbstverständlich angezweifelt, doch dank seiner sorgfältigen Experimente, präzisen Erläuterungen und logischen Schlußfolgerungen ließen sie sich nicht widerlegen.

*Harvey zeigt Karl I. und dem jungen Prinzen das Herz eines Hirschs. Gemälde von Robert Hannah (1848)*

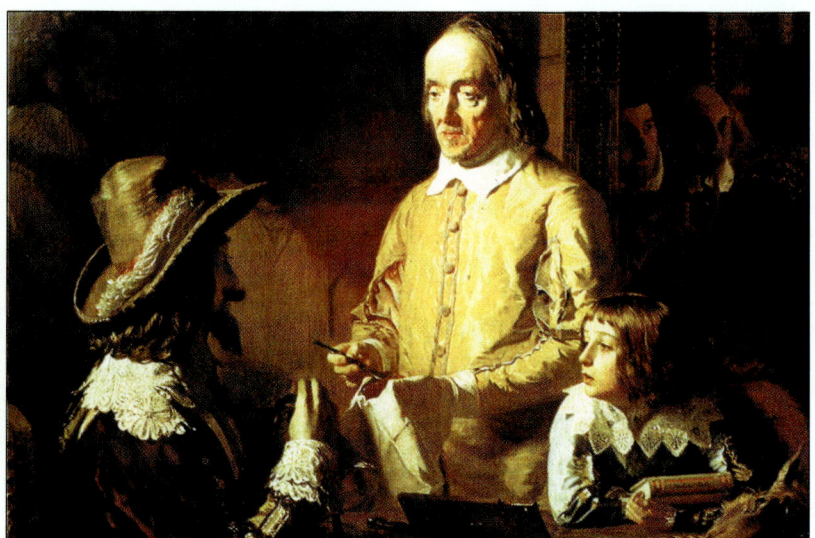

## Skorbut

Zwischen 1600 und 1800 starben etwa 1 Mio. Seeleute an Skorbut. Diese Krankheit trat erstmals im Zeitalter der großen Entdeckungsfahrten in Erscheinung. Lange Seereisen ohne frisches Obst und Gemüse führten bei den Seeleuten zwangsläufig zu einem Mangel an Vitamin C. Nach drei Monaten treten die ersten Symptome der Krankheit auf, nach neun Monaten wird sie lebensbedrohend.

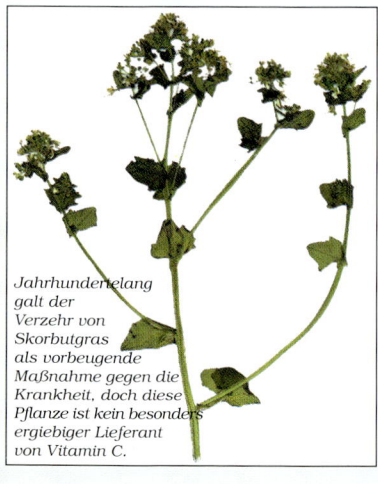

*Jahrhundertelang galt der Verzehr von Skorbutgras als vorbeugende Maßnahme gegen die Krankheit, doch diese Pflanze ist kein besonders ergiebiger Lieferant von Vitamin C.*

1497–1499 starb vermutlich die Hälfte von Vasco da Gamas Mannschaft auf dem Weg nach Indien an Skorbut. Auch Magalhães' Leute litten während ihrer Weltumsegelung (1519–1522) unter der Krankheit, hielten sie jedoch unter Kontrolle, da sie auf Feuerland wilden Sellerie und Ratten zu sich nahmen.

Allmählich lernte man den Skorbut besser zu verstehen, und Ende des 16. Jh. wußte man, daß Zitrusfrüchte eine entscheidende Rolle spielten.

Der britische Marinechirurg Edward Ives versorgte seine Männer mit Apfelwein, was ebenfalls sehr hilfreich zu sein schien. Daraufhin führte James Lind 1747 ein kontrolliertes Experiment durch, bei dem eine Gruppe von Seeleuten Zitronensaft als Grundnahrungsmittel bekam, die andere Apfelwein und eine dritte eine Mischung verschiedener Substanzen. Dabei bewies er, daß man der Krankheit am besten mit Zitronensaft vorbeugte.

Später nannte man britische Seeleute auch »Limeys«, da sie Zitronen (*limes*) aßen, um sich mit ausreichend Vitamin C zu versorgen.

**GB**
**1644** Hexenjäger Matthew Hopkins bringt viele Frauen vor Gericht.

**USA**
**1649** Gesetzliche Regelung der ärztlichen Arbeit in Massachusetts.

**ITALIEN**
**1654–1720** Giovanni Maria Lancisi hält es für möglich, daß Malaria durch Mückenstiche übertragen wird.

**NIEDERLANDE**
**1642** Jacob Bontius (1592–1631) beschreibt in »De medicina indorum« Cholera und Beriberi.

**USA**
**1646** Syphilis tritt in Boston, MA, auf. **1647** Gelbfieber erscheint auf Barbados und verbreitet sich über amerikanische Hafenstädte. **1659** Diphterie in Roxbury, MA

**F**
**1656** Leprosorien abgeschafft

**ITALIEN**
**1658** Athanasius Kircher (1601–1680) schreibt die Pest einem *contagium animatum* zu und erklärt Mikroorganismen zu Auslösern der Infektionskrankheit.

**GB**
**1643** Fleckfieber wütet in den Heeren des englischen Bürgerkriegs. **1661** Scharlach taucht in England auf.

**1657–1669** Malaria-Pandemie

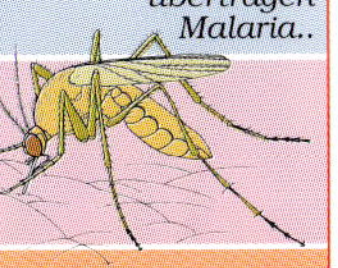

*Mücken übertragen Malaria..*

**FRANKREICH**
**1644** Descartes publiziert Abhandlung ›La Dioptrique‹ (Verbesserung der Sehkraft durch Brechung der Lichtwellen, ähnlich wie bei Teleskop).

**BELGIEN**
**1648** »Ortus medicinae« von Johan B. van Helmont, Begründer der Biochemie. **1657** Jan à Gehema fordert, Heere mit Medikamentenbeuteln auszurüsten.

**DEUTSCHLAND**
**1653** Johann Schultes (*Scultetus*, 1595–1645), berichtet in »Armamentarium chirurgicum« u. a. von Brustamputationen.

**SCHWEIZ**
**1658** Wepfer demonstriert Schädigung des Gehirns durch Schlaganfall.

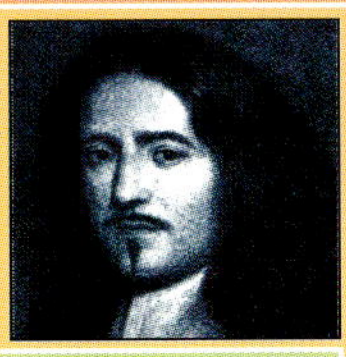

**GROSSBRITANNIEN**
**1649–1734** Sir John Floyer; verfaßt »The Physician's Pulse Watch« (um 1707) und erstes Buch über Geriatrie. **1651** Harveys Schrift über Entstehung der Tiere veröffentlicht. **1656** Wharton (1614–1673) erforscht Drüsen und publiziert die »Adenographia«. **1662** Karl II. anerkennt Royal Society. **1662** John Graunt (1620–1674) begründet Medizinstatistik.

**USA**
**1647** Giles Firmin lehrt Anatomie in Massachusetts.

In Oxford injiziert Boyle **1656** einem Hund Opium; im selben Jahr führt Christopher Wren (1632–1723) einem Hund »Wein und Bier über das Blut in einer solchen Menge zu, daß er außerordentlich betrunken wurde …«

**ITALIEN**
← **1661** Marcello Malpighi (1628–1694) publiziert Studie über Struktur der Lungen (»De pulmonibus«); begründet damit mikroskopische Anatomie.

**1656** Rolfink zeigt, daß Grauer Star Linsentrübung ist.

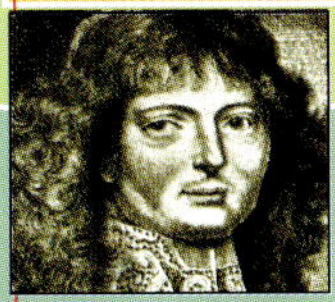

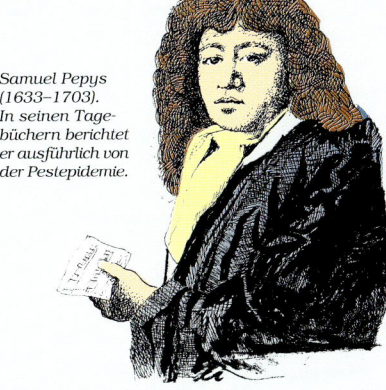

**ITALIEN**
**1648** Athanasius Kircher (1601–1680) beschreibt Eustachische Röhre (»Ohrtrompete«). **1648** Francesco Redi widerlegt Theorie der Urzeugung. **1659** Marcello Malpighi (1628–1694) skizziert Lymphadenom (Hodgkin-Krankheit) und entdeckt **1660** Lungenkapillaren. **1662** Lorenzo Bellini entdeckt Ausführungsgänge der Nieren.

**NIEDERLANDE**
**1658** Swammerdam beschreibt rote Blutkörperchen. **1662** De Graaf zeigt, daß Eier im Eierstock aufsteigen. **1663** Sylvius beschreibt Verdauung als Gärungsprozeß. **1664** Swammerdam entdeckt Lymphgefäßklappe. **1664** De Graaf untersucht Magensaft und erkennt seine Bedeutung für Verdauung.

**D**
**1642** Wirsung entdeckt Pankreasgang (nach ihm benannt). **1648** Glauber stellt schäumende Salzsäure her. **1660** Schneider zeigt, daß Nasensekrete nicht von Hirnanhangdrüse stammen (Galen).

**GROSSBRITANNIEN**
**1650** Glisson (1597–1677) beschreibt Rachitis in »De rachitide«. Sylvius zeigt Zusammenhang zwischen Tuberkeln in der Lunge und Lungenschwindsucht (später als Lungentuberkulose erkannt). **1651** Nathaniel Highmore entdeckt Oberkieferhöhle. **1653** Francis Glisson (1597–1677) beschreibt Anatomie der Leber. **1654** Angeregt durch Otto von Guerickes Brunnenpumpe, läßt Boyle eine Luftpumpe für seine Vakuum-Experimente bauen und zeigt, daß Luft von essentieller Bedeutung für tierisches Leben ist. **1660** Thomas Willis (1621–1675) beschreibt Kindbettfieber. **1661** Robert Boyle (1627–1691) definiert chemische Elemente und isoliert Azeton.

**FRANKREICH**
**1644** Descartes (1596–1650) beschreibt Reflexreaktionen.

**DÄNEMARK**
**1652** Thomas Bartholin beschreibt lymphatisches System. **1661** Stensen entdeckt Parotisgang (von Ohrspeicheldrüse zu Mundhöhle).

**FRANKREICH**
**1643–1715** Regierung Ludwigs XIV., des »Sonnenkönigs«.

**NIEDERLANDE**
**1646** Diemerbroek veröffentlicht Pest-Monographie.

**GROSSBRITANNIEN**
**1652** Thomas Culpepers »Herbal« veröffentlicht.

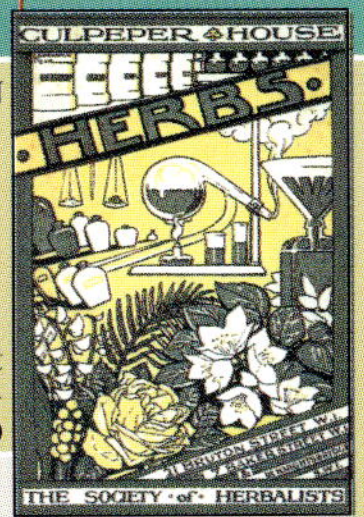

*Werbeplakat für Culpeper-Haus, 1930*

**FRANKREICH**
**1662** Descartes veröffentlicht »De homine« (physiologische Abhandlung).

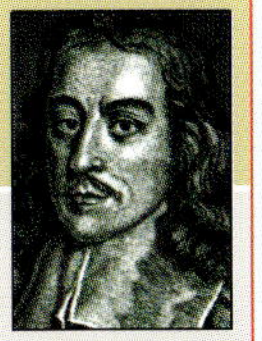

**IRLAND**
**1646** Irische Rebellion.

**ITALIEN**
**1643** Toricelli **1644** Ende der Mingkonstruiert Dynastie. Mandschu-Barometer. Dynastie gegründet.

**CHINA**
**1644** Ende der Mingdynastie. Mandschu-Dynastie gegründet.

**AFRIKA**
**1652** Gründung von Kapstadt.

**GROSSBRITANNIEN**
**1664** »Cerebri anatome« (eine Klassifizierung der Gehirnnerven) von Thomas Willis (1621–1675) veröffentlicht, illustriert von Christopher Wren.

**DEUTSCHLAND**
**1648** Westfälischer Friede.

**NIEDERLANDE**
**1642** Abel Tasman entdeckt Tasmanien und Neuseeland.

**1656** Pendeluhr von Huygens erfunden.

**GROSSBRITANNIEN**
**1642–1644** Abel Tasman gelangt nach Tasmanien und Neuseeland. **1642–1649** Englischer Bürgerkrieg. Bei Belagerung von Reading **1643** werden Truppen des Parlaments und des Königs von Typhus geschwächt. **1642–1727** Isaac Newton, Physiker und Mathematiker, entdeckt Gesetze der Schwerkraft. **1645** Schlacht von Naseby, England. **1649–1660** Hinrichtung Karls I.; Commonwealth in England. **1653–1659** Protektorat in England. **1660** Restauration der Monarchie.

---

# 1580 bis 1690

**Die Pest in London (17. Jh.)**

| Jahr | Pesttote | Tote ges. |
|---|---|---|
| 1603 | 30 578 | 38 244 |
| 1604 | 896 | 5219 |
| 1605 | 444 | 6392 |
| 1606 | 2124 | 7920 |
| 1607 | 2352 | 8022 |
| 1608 | 2262 | 9020 |
| 1609 | 4240 | 11 785 |
| 1610 | 1803 | 9087 |
| 1611 | 627 | 7343 |
| 1612 | 64 | 7343 |
| 1625 | 41 313 | 63 001 |
| 1636 | 10 400 | 23 359 |
| 1637 | 3082 | 11 763 |
| 1638 | 363 | 13 624 |
| 1647 | 3597 | 14 059 |
| 1665 | *68 596 | |
| 1666 | 2000 | |

\* wahrscheinlich zu niedrig geschätzt

**1675–1684** wütet die Pest in Nordafrika, Polen, der Türkei, Ungarn, Österreich und Deutschland. Größere Pestausbrüche gibt es auch in Köln (1666–1670), den Niederlanden (1667–1669), auf Malta (1675, 11 000 Tote), in Wien (1679, 76 000 Tote), in Prag (1681, 83 000 Tote). 1720 sterben in Marseille 40 000 Menschen in der Stadt und 10 000 im Umland.

*Samuel Pepys (1633–1703). In seinen Tagebüchern berichtet er ausführlich von der Pestepidemie.*

**Auszüge aus Samuel Pepys Tagebuch für das Jahr 1665**

**30. April**
Große Angst vor der Krankheit in der Stadt. Es heißt, zwei oder drei Häuser sollen bereits versiegelt sein. Möge Gott uns bewahren.

**7. Juni**
Heute habe ich in der Drury Lane zwei oder drei Häuser mit einem roten Kreuz auf der Tür gesehen, und darauf stand »Herr, erbarme Dich unser.« Ein sehr trauriger Anblick …, es war das erste Mal, daß ich Derartiges sah.

**17. Juni**
Ich begab mich mit der Kutsche von Hackney nach Holborn und bemerkte dabei, daß der Kutscher sehr schlecht fuhr. Schließlich hielt er an, und ich sah, daß er kaum imstande war, aufrecht zu stehen. Er sagte mir, er sei plötzlich sehr krank geworden und könne fast nichts mehr sehen. Also stieg ich aus und nahm eine andere Kutsche, mit größtem Bedauern für diesen armen Mann und mit Angst um mich selbst, falls er mich angesteckt haben sollte … Möge Gott sich unser erbarmen.

**21. Juni**
Alle Leute scheinen die Stadt verlassen zu wollen, die Kutschen und Karren sind voller Menschen, die auf das Land hinaus streben.

**12. August**
Es sterben so viele Menschen, daß man die Toten jetzt schon bei Tag begraben muß, da die Nächte dafür nicht mehr lang genug sind. Und der Stadtvorsteher hat verfügt, daß die Leute schon um neun Uhr zu Hause sein müssen und die Kranken ihr häusliches Gefängnis verlassen sollen, um sich an der frischen Luft zu laben.

**31. August**
Diese Woche starben in der Stadt 7496 Menschen, 6102 davon an der Pest. Doch man fürchtet, daß die wirkliche Zahl bei 10 000 liegt; teils wegen der Armen, die man gar nicht alle registrieren kann, teils wegen der Quäker und all der anderen, für die keine Sterbeglocke läutet.

**3. September**
Die Pest wirkt sich sogar auf die Mode aus, denn niemand wagt es mehr, Perücken zu kaufen, aus Angst vor infizierten Haaren, die von Pestopfern stammen könnten.

**20. September**
Gott, welch ein trauriger Anblick: Keine Boote mehr auf dem Fluß, in Whitehall sprießt überall das Gras, und auf den Straßen sieht man nur noch armselige, ausgemergelte Gestalten! Und was am schlimmsten ist: Die Zahl der Pestopfer ist letzte Woche um weitere 600 gestiegen.

---

**Großbritannien im 17. Jh.**

Medizinische Hilfe fanden die Menschen bei mehreren Stellen:

**1.** Die wenigen hochqualifizierten Ärzte, die an Universitäten ausgebildet worden waren, verlangten sehr hohe Honorare. Sie unterstanden dem Londoner College of Physicians.
**2.** Gewöhnliche Ärzte verschrieben Medikamente und führten chirurgische Maßnahmen durch.
**3.** In den Städten gab es Barbier Chirurgen, die eine praktische Ausbildung hatten und geprüft worden waren.
**4.** Viele Städte besaßen Apotheken, in denen auch einfache Behandlungen durchgeführt wurden und die neben Medikamenten auch Lebensmittel verkauften.
**5.** Auf den Märkten schlugen umherreisende Zahnbrecher ihre Stände auf, verkauften Kräuter und führten einfache Operationen durch. Sie machten überall Station, wo es sich lohnte, verlangten aber nicht viel für ihre Dienste.
**6.** In den Dörfern gab es weise Frauen oder Hebammen, die ihren Nachbarn für geringes Entgelt oder umsonst halfen. Sie gelangten meist durch mündliche Überlieferung zu ihrem heilkundlichen Wissen und besaßen keine formelle Ausbildung.

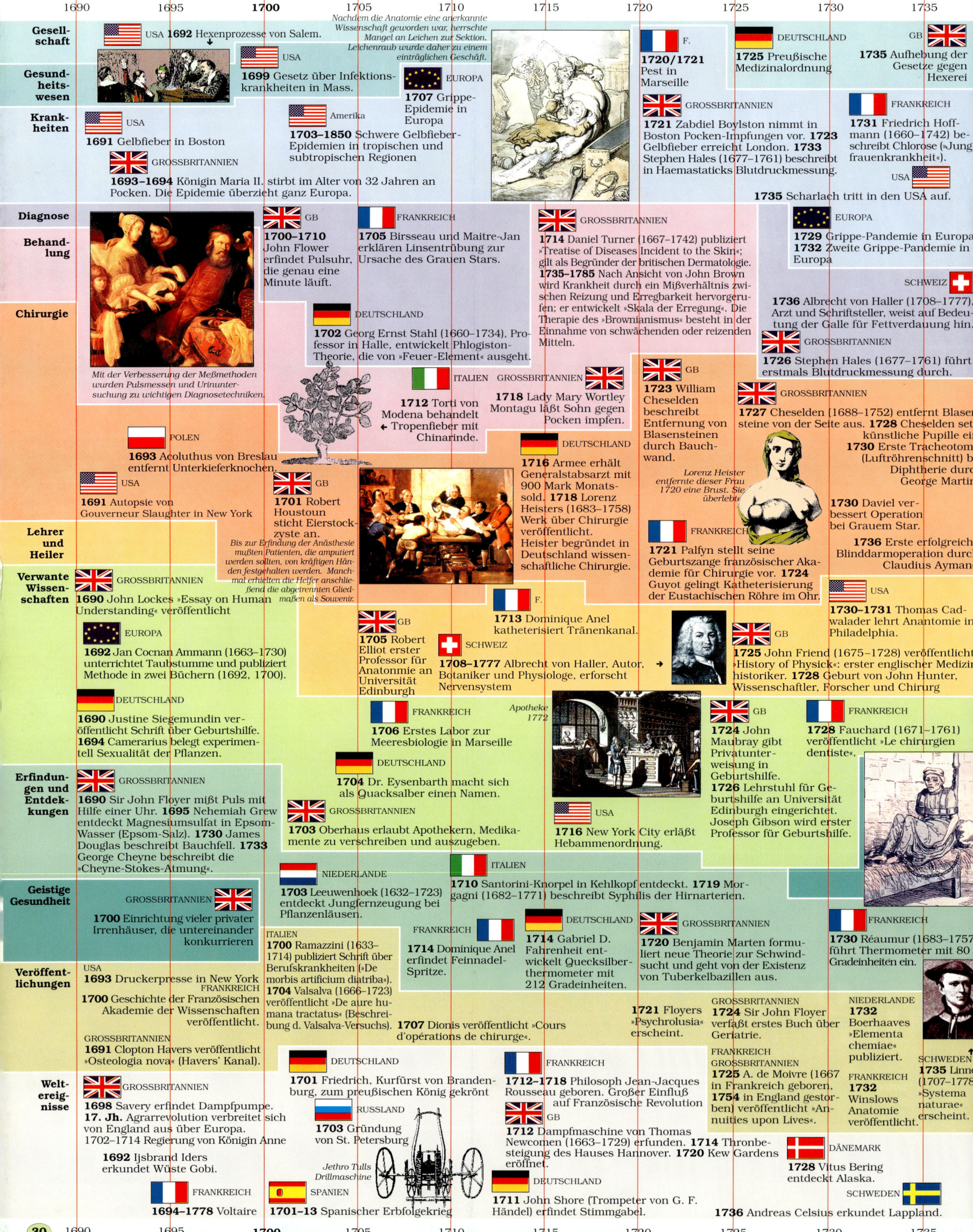

**Gesellschaft**

USA **1692** Hexenprozesse von Salem.

**Gesundheitswesen**

USA **1699** Gesetz über Infektionskrankheiten in Mass.

EUROPA **1707** Grippe-Epidemie in Europa

F. **1720/1721** Pest in Marseille

DEUTSCHLAND **1725** Preußische Medizinalordnung

GB **1735** Aufhebung der Gesetze gegen Hexerei

*Nachdem die Anatomie eine anerkannte Wissenschaft geworden war, herrschte Mangel an Leichen zur Sektion. Leichenraub wurde daher zu einem einträglichen Geschäft.*

**Krankheiten**

USA **1691** Gelbfieber in Boston

Amerika **1703–1850** Schwere Gelbfieber-Epidemien in tropischen und subtropischen Regionen

GROSSBRITANNIEN **1693–1694** Königin Maria II. stirbt im Alter von 32 Jahren an Pocken. Die Epidemie überzieht ganz Europa.

GROSSBRITANNIEN **1721** Zabdiel Boylston nimmt in Boston Pocken-Impfungen vor. **1723** Gelbfieber erreicht London. **1733** Stephen Hales (1677–1761) beschreibt in Haemastaticks Blutdruckmessung.

FRANKREICH **1731** Friedrich Hoffmann (1660–1742) beschreibt Chlorose («Jungfrauenkrankheit»).

USA **1735** Scharlach tritt in den USA auf.

**Diagnose**

GB **1700–1710** John Flower erfindet Pulsuhr, die genau eine Minute läuft.

FRANKREICH **1705** Birsseau und Maitre-Jan erklären Linsentrübung zur Ursache des Grauen Stars.

GROSSBRITANNIEN **1714** Daniel Turner (1667–1742) publiziert »Treatise of Diseases Incident to the Skin«; gilt als Begründer der britischen Dermatologie.

EUROPA **1729** Grippe-Pandemie in Europa **1732** Zweite Grippe-Pandemie in Europa

**Behandlung**

**1735–1785** Nach Ansicht von John Brown wird Krankheit durch ein Mißverhältnis zwischen Reizung und Erregbarkeit hervorgerufen; er entwickelt »Skala der Erregung«. Die Therapie des »Brownianismus« besteht in der Einnahme von schwächenden oder reizenden Mitteln.

SCHWEIZ **1736** Albrecht von Haller (1708–1777), Arzt und Schriftsteller, weist auf Bedeutung der Galle für Fettverdauung hin.

**Chirurgie**

DEUTSCHLAND **1702** Georg Ernst Stahl (1660–1734), Professor in Halle, entwickelt Phlogiston-Theorie, die von »Feuer-Element« ausgeht.

GROSSBRITANNIEN **1726** Stephen Hales (1677–1761) führt erstmals Blutdruckmessung durch.

*Mit der Verbesserung der Meßmethoden wurden Pulsmessen und Urinuntersuchung zu wichtigen Diagnosetechniken.*

ITALIEN **1712** Torti von Modena behandelt Tropenfieber mit Chinarinde.

GROSSBRITANNIEN **1718** Lady Mary Wortley Montagu läßt Sohn gegen Pocken impfen.

GB **1723** William Cheselden beschreibt Entfernung von Blasensteinen durch Bauchwand.

GROSSBRITANNIEN **1727** Cheselden (1688–1752) entfernt Blasensteine von der Seite aus. **1728** Cheselden setzt künstliche Pupille ein. **1730** Erste Tracheotomie (Luftröhrenschnitt) bei Diphtherie durch George Martine.

POLEN **1693** Acoluthus von Breslau entfernt Unterkieferknochen.

USA **1691** Autopsie von Gouverneur Slaughter in New York

GB **1701** Robert Houstoun sticht Eierstockzyste an.

*Bis zur Erfindung der Anästhesie mußten Patienten, die amputiert werden sollten, von kräftigen Händen festgehalten werden. Manchmal erhielten die Helfer anschließend die abgetrennten Gliedmaßen als Souvenir.*

DEUTSCHLAND **1716** Armee erhält Generalstabsarzt mit 900 Mark Monatssold. **1718** Lorenz Heisters (1683–1758) Werk über Chirurgie veröffentlicht. Heister begründet in Deutschland wissenschaftliche Chirurgie.

*Lorenz Heister entfernte dieser Frau 1720 eine Brust. Sie überlebte.*

FRANKREICH **1721** Palfyn stellt seine Geburtszange französischer Akademie für Chirurgie vor. **1724** Guyot gelingt Katheterisierung der Eustachischen Röhre im Ohr.

**1730** Daviel verbessert Operation bei Grauem Star.

**1736** Erste erfolgreiche Blinddarmoperation durch Claudius Aymand

**Lehrer und Heiler**

GROSSBRITANNIEN **1690** John Lockes »Essay on Human Understanding« veröffentlicht

EUROPA **1692** Jan Cocnan Ammann (1663–1730) unterrichtet Taubstumme und publiziert Methode in zwei Büchern (1692, 1700).

GB **1705** Robert Elliot erster Professor für Anatomie an Universität Edinburgh

SCHWEIZ **1708–1777** Albrecht von Haller, Autor, Botaniker und Physiologe, erforscht Nervensystem

F. **1713** Dominique Anel katheterisiert Tränenkanal.

GB **1725** John Friend (1675–1728) veröffentlicht »History of Physick«: erster englischer Medizinhistoriker. **1728** Geburt von John Hunter, Wissenschaftler, Forscher und Chirurg

**Verwandte Wissenschaften**

DEUTSCHLAND **1690** Justine Siegemundin veröffentlicht Schrift über Geburtshilfe. **1694** Camerarius belegt experimentell Sexualität der Pflanzen.

FRANKREICH **1706** Erstes Labor zur Meeresbiologie in Marseille

*Apotheke 1772*

GROSSBRITANNIEN **1724** John Maubray gibt Privatunterweisung in Geburtshilfe. **1726** Lehrstuhl für Geburtshilfe an Universität Edinburgh eingerichtet. Joseph Gibson wird erster Professor für Geburtshilfe.

FRANKREICH **1728** Fauchard (1671–1761) veröffentlicht »Le chirurgien dentiste«.

USA **1730–1731** Thomas Cadwalader lehrt Anatomie in Philadelphia.

**Erfindungen und Entdeckungen**

GROSSBRITANNIEN **1690** Sir John Floyer mißt Puls mit Hilfe einer Uhr. **1695** Nehemiah Grew entdeckt Magnesiumsulfat in Epsom-Wasser (Epsom-Salz). **1730** James Douglas beschreibt Bauchfell. **1733** George Cheyne beschreibt die »Cheyne-Stokes-Atmung«.

DEUTSCHLAND **1704** Dr. Eysenbarth macht sich als Quacksalber einen Namen.

GROSSBRITANNIEN **1703** Oberhaus erlaubt Apothekern, Medikamente zu verschreiben und auszugeben.

USA **1716** New York City erläßt Hebammenordnung.

**Geistige Gesundheit**

GROSSBRITANNIEN **1700** Einrichtung vieler privater Irrenhäuser, die untereinander konkurrieren

NIEDERLANDE **1703** Leeuwenhoek (1632–1723) entdeckt Jungfernzeugung bei Pflanzenläusen.

ITALIEN **1710** Santorini-Knorpel in Kehlkopf entdeckt. **1719** Morgagni (1682–1771) beschreibt Syphilis der Hirnarterien.

**Veröffentlichungen**

USA **1693** Druckerpresse in New York

FRANKREICH **1700** Geschichte der Französischen Akademie der Wissenschaften veröffentlicht.

GROSSBRITANNIEN **1691** Clopton Havers veröffentlicht »Osteologia nova« (Havers' Kanal).

ITALIEN **1700** Ramazzini (1633–1714) publiziert Schrift über Berufskrankheiten («De morbis artificium diatriba»). **1704** Valsalva (1666–1723) veröffentlicht »De aure humana tractatus« (Beschreibung d. Valsalva-Versuchs).

FRANKREICH **1707** Dionis veröffentlicht »Cours d'opérations de chirurgie«.

ITALIEN **1700** Ramazzini...

FRANKREICH **1714** Dominique Anel erfindet Feinnadel-Spritze.

DEUTSCHLAND **1714** Gabriel D. Fahrenheit entwickelt Quecksilberthermometer mit 212 Gradeinheiten.

GROSSBRITANNIEN **1720** Benjamin Marten formuliert neue Theorie zur Schwindsucht und geht von der Existenz von Tuberkelbazillen aus.

FRANKREICH **1730** Réaumur (1683–1757) führt Thermometer mit 80 Gradeinheiten ein.

**1721** Floyers »Psychrolusia« erscheint.

GROSSBRITANNIEN **1724** Sir John Floyer verfaßt erstes Buch über Geriatrie.

FRANKREICH **1725** A. de Moivre (1667 in Frankreich geboren, 1754 in England gestorben) veröffentlicht »Annuities upon Lives«.

NIEDERLANDE **1732** Boerhaaves »Elementa chemiae« publiziert.

FRANKREICH **1732** Winslows Anatomie veröffentlicht.

SCHWEDEN **1735** Linné (1707–1778) »Systema naturae« erscheint.

**Weltereignisse**

GROSSBRITANNIEN **1698** Savery erfindet Dampfpumpe. **17. Jh.** Agrarrevolution verbreitet sich von England aus über Europa. **1702–1714** Regierung von Königin Anne

**1692** Ijsbrand Iders erkundet Wüste Gobi.

DEUTSCHLAND **1701** Friedrich, Kurfürst von Brandenburg, zum preußischen König gekrönt

RUSSLAND **1703** Gründung von St. Petersburg

*Jethro Tulls Drillmaschine*

FRANKREICH **1712–1718** Philosoph Jean-Jacques Rousseau geboren. Großer Einfluß auf Französische Revolution

GB **1712** Dampfmaschine von Thomas Newcomen (1663–1729) erfunden. **1714** Thronbesteigung des Hauses Hannover. **1720** Kew Gardens eröffnet.

DÄNEMARK **1728** Vitus Bering entdeckt Alaska.

FRANKREICH **1694–1778** Voltaire

SPANIEN **1701–13** Spanischer Erbfolgekrieg

DEUTSCHLAND **1711** John Shore (Trompeter von G. F. Händel) erfindet Stimmgabel.

SCHWEDEN **1736** Andreas Celsius erkundet Lappland.

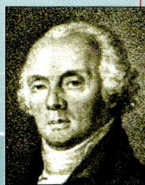

USA

**1772** New Jersey reguliert Arztberuf.

**D**
←**1767** J. P. Franks Statistiken unterstreichen Bedeutung der öffentlichen Gesundheitspflege; publiziert **1784** System einer medizinischen Polizei.

GROSSBRITANNIEN
**1775** Pott beschreibt Hodensackkrebs bei Schornsteinfegern, der durch Ruß hervorgerufen wird; gilt heute als Berufskrankheit. **1777** John Howards Untersuchung über Gefängnisse und Hospitäler veröffentlicht.

ÖSTERREICH
**1762** Von Plenciz entwickelt Theorie des *contagium animatum* (Krankheitskeim). Seine Schrift »Opera medico-physica« zeigt Zusammenhang von Leeuwenhoeks *animalculae* mit Infektionskrankheiten.

USA
**1770** Quarantäne-Gesetz in Pennsylvania

**1776–1805** Scharlach-Pandemie auf beiden Hemisphären

GROSSBRITANNIEN
**1768** Wyatt beschreibt tuberkulöse Meningitis (»Observations on the Dropsy in the Brain). **1774** Jesty, Bauer aus Dorset, impft Frau und Söhne mit Erregern aus infiziertem Kuheuter gegen Kuhpocken. **1779** Pott beschreibt Deformierungen durch Wirbelsäulentuberkulose.

EUROPA
**1767** Grippe-Pandemie in Europa

OSTINDIEN
**1770–1771** Pockenepidemie in Ostindien fordert bis zu 3 Mio. Opfer.

INDONESIEN
**1779** Bylon aus Java beschreibt Dengue-Fieber.

USA
**1760** William Shippen jr. lehrt Anatomie in Philadelphia.

ÖSTERREICH
**1776** Plenck unterteilt in »Doctrina de moribus cutaneis« 115 Hautkrankheiten in 15 Kategorien.

FRANKREICH
**1766** Desault entwickelt Frakturverband.

GB
**1769** Potts Schrift »On Fractures and Dislocations« veröffentlicht. Betont Notwendigkeit frühzeitigen Einrichtens von Brüchen. Beschreibt Frakturen von Schienbein und Knöchel. **1773** Charles White fordert Sauberkeit bei Entbindung, um Kindbettfieber vorzubeugen. Wegbereiter der Desinfektion.

GROSSBRITANNIEN
**1777** Erster zuverlässiger Bericht über Farbenblindheit von Joseph Priestley

FRANKREICH
**1764** Antoine Louis, Chirurg, entwickelt Kompresse gegen Blutungen.

USA
**1778** William Brown publiziert in Philadelphia erstes amerikanisches Arzneihandbuch (»Pharmacopoeia simpliciorum et efficaciorum«)

GROSSBRITANNIEN
**1767** Charles White entfernt Schultergelenk.
**1768** Oberarmkopf.

**1776** Jasser operiert erfolgreich am Warzenfortsatz.

SCHWEDEN
**1764** Von Rosenstein aus Uppsala publiziert Schrift über Kinderkrankheiten und ihre Behandlung; beeinflußt moderne Pädiatrie.

DEUTSCHLAND
**1778** Philipp F. v. Siebold führt Symphysensprengung durch (Schnitt durch Schambein zur Erleichterung der Entbindung).

USA
**1774** Chovet lehrt Anatomie in Phildelphia.

*Leopold Auenbrugger*

ÖSTERREICH
**1761** Auenbruggers »Inventum novum« publiziert (erst nach Übersetzung durch Corvisart 1808 anerkannt). Durch Klopfen auf die Brust (Perkussion) sollen Flüssigkeiten im Oberkörper und Krankheiten der Brust- und Bauchorgane festgestellt werden. Die Idee zu dieser Methode kam Auenbrugger, als er seinen Vater, einen Wirt, beim Abklopfen von Bierfässern beobachtete.

FRANKREICH
**1770** Abbé de l'Epée erfindet Gebärdensprache für Taubstumme.

FRANKREICH
**1779** Mesmers Werk über Magnetismus veröffentlicht. Der Ausdruck »Mesmerismus« ist von seinem Namen abgeleitet und wird Bezeichnung für Suggestionsbehandlung.

SCHWEDEN
**1774** Scheele entdeckt Chlor. **1776** Scheele und Bergmann entdecken Harnsäure in Blasensteinen.

**1779** Housz entdeckt, daß Pflanzen Kohlendiox. aufnehmen.

ITALIEN
**1772** Anatom Antonio Scarpa entdeckt Ohrlabyrinth.

FRANKREICH
**1777** Lavoisier beschreibt Austausch von Gasen bei der Atmung.

FRANKREICH
**1766** Lavoisier entdeckt Sauerstoff.

GB
**1771** John Hunters Abhandlung über Zähne (»On the Disease of the Teeth«) veröffentlicht. Er lehrt Theorie und Praxis der Chirurgie. **177.** Priestley und Scheele isolieren ein Gas, das Priestley »dephlogistierte Luft« nennt, später von Lavoisier als Sauerstoff bezeichnet. Priestle. entdeckt ferner Lachgas (»Observations on Different Kinds of Air«, **1772**) und Ammoniak (**1774**). Rutherford entdeckt Stickstoff. **177.** Cruikshank erkennt, daß abgetrennte Nerven wieder zusammenwachse.

SCHWEDEN
**1763** Der Botaniker und Arzt Carl von Linné publiziert »Genera morborum«: Klassifikation der Krankheiten.

DEUTSCHLAND
**1768** Wolffs Schrift über Entwicklung eines Kükens im Ei.

USA
**1773** Erstes Irrenhaus in Williamsburg, Virginia

GROSSBRITANNIEN
**1776** »Bedlam« wird zu einer Londoner Sehenswürdigkeit.

GROSSBRITANNIEN
**1768** Linds einflußreiche Abhandlung über Tropenmedizin (»An Essay on Disease Incidental to Europeans in Hot Climates«). **1771–1802** Bichat zeigt in seiner »Anatomie générale, appliquée à la physiologie et à médicine«, daß auch einzelne Gewebeteile erkranken können (Morgagni nohatte sich nur mit ganzen Organen befaßt.)

**1774** Wiliam Hunter publiziert »The Anatomy of the Human Gravid Uterus Exhibited in Figures« (Abbildungen der Gebärmutter in Originalgröße).

GROSSBRITANNIEN
**1756** Watt entwickelt Dampfmaschine (1769 patentiert). **1771** Arkwright verbessert Spinnrad. **1772** Bruce erkundet Abessinien und den Zusammenfluß von Blauem und Weißem Nil. **1778** Physiker Rumford erforscht mechanische Äquivalente der Wärme.

DEUTSCHLAND
**1770–1827** Ludwig van Beethoven

RUSSLAND
**1773–1774** Revolution in Rußland.

SCHWEIZ
**1774** Lesage entwickelt Telegraph

USA
**1773** Boston Tea Party **1775–1783** Amerikanische Unabhängigkeitsbestrebungen **1776** Unabhängigkeitserklärung

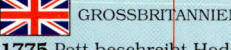
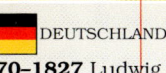
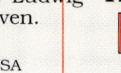
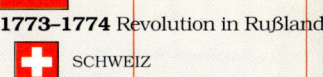

## Alte Methoden leben weiter

Während sich im wissenschaftlichen Bereich der Medizin die Anatomie und die Chirurgie ständig weiterentwickelten, hielten sich in der ärztlichen Versorgung, die den einfachen Menschen zugänglich war, noch viele Praktiken aus dem Mittelalter. Auf Jahrmärkten traten Zahnbrecher auf, die ihre Dienste, und Quacksalber, die ihre Mittelchen feilboten. Brillen kaufte man nach dem Zufallsprinzip, nicht nach Rezept, und Scharlatane zogen gutgläubigen Leuten viel Geld aus den Taschen. Eine gewisse Joanna Stephens soll in England 5000 Pfund mit einem Mittel zur Auflösung von Nierensteinen ergaunert haben.

Behinderte und Geisteskranke wurden zu Objekten der öffentlichen Schaulust: Im Bethlehem-Hospital (»Bedlam«) konnten Besucher die »Irren« besichtigen.

Hexen galten noch immer als Gefahr, wie der Hexenprozeß in Salem, USA, belegte. Viele »weise Frauen« mußten nach wie vor um ihr Leben fürchten.

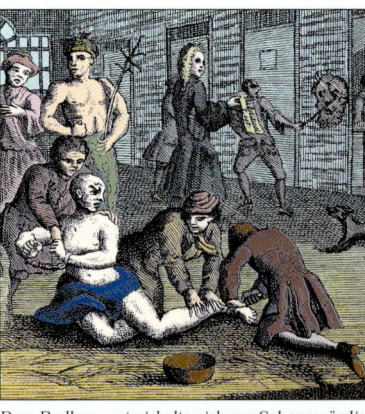

*Das »Bedlam« entwickelte sich zur Sehenswürdigkeit. 1776 soll das Hospital 400 Pfund an Eintrittsgeldern eingenommen haben. Das Irrenhaus zu besuchen, galt als schicker Zeitvertreib.*

*Ein Zahnbrecher sorgt für Unterhaltung.*

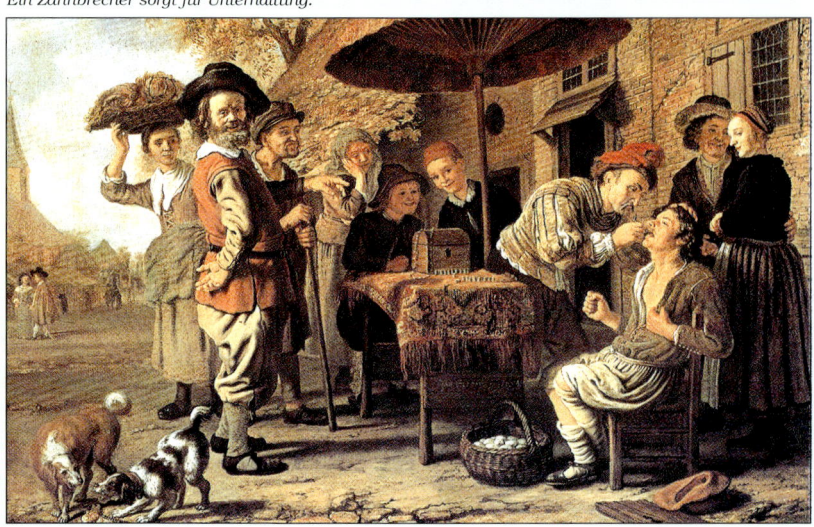

### Marcello Malpighi
(1628–1694)

Malpighi, der in Bologna lehrte, begründete die biologische Mikroskopie. Er entwickelte Techniken zur Präparation von Gewebe, damit man es mikroskopisch untersuchen konnte. Malpighi bewies die Existenz von Luftbläschen in der Lunge und der Luftkapillaren zwischen den Arterien, die bereits Harvey vermutet hatte. Außerdem beschrieb er Haut, Milz und Nieren.

### Antonie van Leeuwenhoek
(1632–1723)

Leeuwenhoek, ein Tuchmacher aus Delft, baute in seiner Freizeit aus Vergrößerungsgläsern zur Beurteilung der Stoffqualität Mikroskope. Da er kein Latein verstand, konnte er sich nur schwer über den wissenschaftlichen Fortschritt auf dem laufenden halten. Trotzdem gelang es ihm, eine Linse mit 270facher Vergrößerung herzustellen. Unabhängig von Malpighi entdeckte er damit im Jahr 1673 die roten Blutkörperchen. Außerdem beschrieb er als erster die Struktur der Muskelfasern, des Herzmuskels und der Augenlinse.

### John und William Hunter
(1728–1793 bzw. 1718–1783)

Der Militärarzt John Hunter gilt als Begründer der chirurgischen Pathologie. Er führte einige mutige chirurgische Experimente durch und hinterließ dem Royal College of Surgeons in London eine umfangreiche Sammlung von Präparaten. Sein Verdienst besteht darin, aus der Chirurgie, die bis dahin als reine Technik gegolten hatte, eine Wissenschaft gemacht zu haben.

Sein Bruder William wurde als Gynäkologe berühmt und leitete in London eine erfolgreiche Anatomieschule.

*John Hunter, ein berühmter Chirurg*

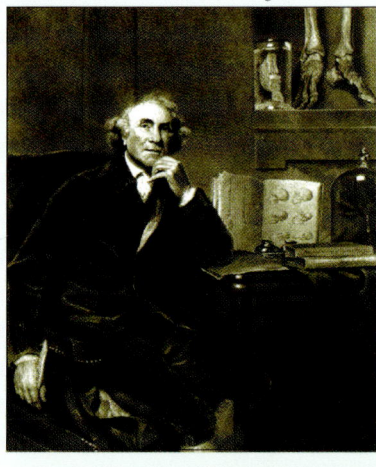

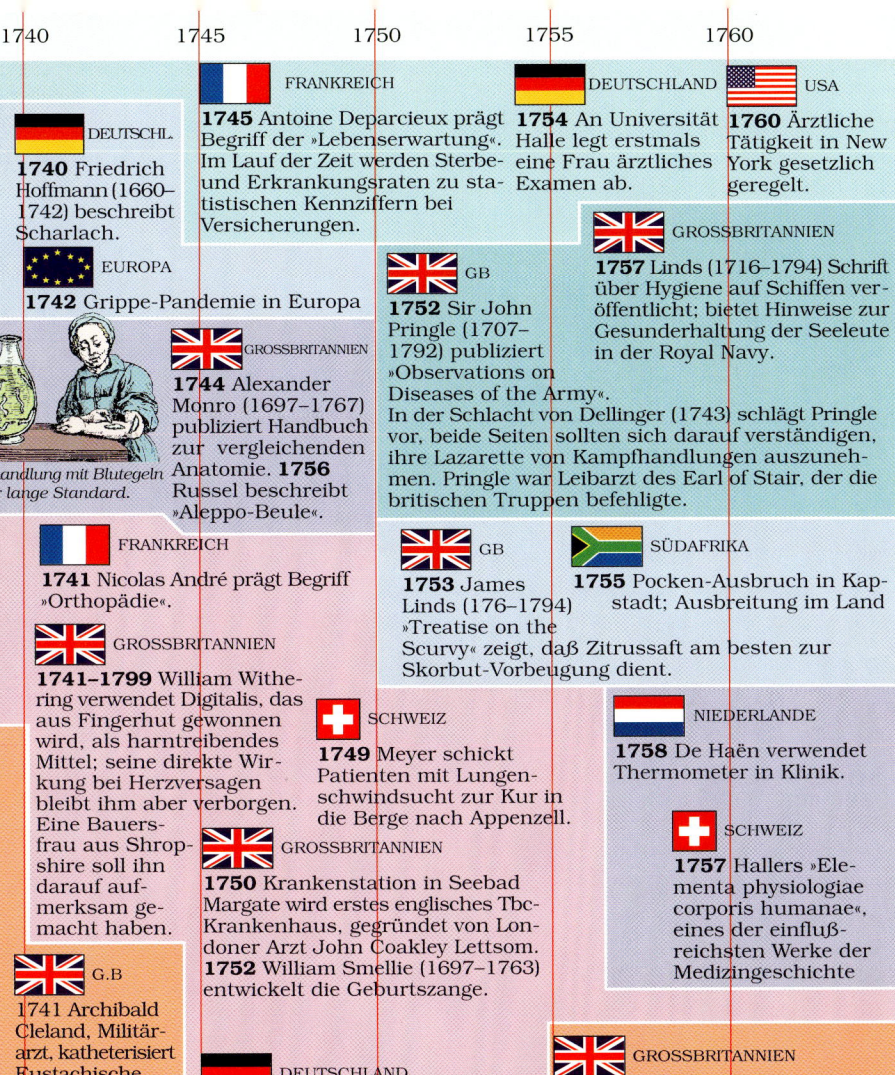

**DEUTSCHL.**
**1740** Friedrich Hoffmann (1660–1742) beschreibt Scharlach.

**EUROPA**
**1742** Grippe-Pandemie in Europa

[Behandlung mit Blutegeln] [...] ar lange Standard.

**GROSSBRITANNIEN**
**1744** Alexander Monro (1697–1767) publiziert Handbuch zur vergleichenden Anatomie. **1756** Russel beschreibt »Aleppo-Beule«.

**FRANKREICH**
**1741** Nicolas André prägt Begriff »Orthopädie«.

**GROSSBRITANNIEN**
**1741–1799** William Withering verwendet Digitalis, das aus Fingerhut gewonnen wird, als harntreibendes Mittel; seine direkte Wirkung bei Herzversagen bleibt ihm aber verborgen. Eine Bauersfrau aus Shropshire soll ihn darauf aufmerksam gemacht haben.

**G.B.**
1741 Archibald Cleland, Militärarzt, katheterisiert Eustachische Röhre.

**FRANKREICH**
**736** J. L. Petit (1676–1760) eröffnet erstmals Mastoid und führt Cholezystektomie (Gallenblasenentfernung) durch. **1739** Saueur-François Morand entfernt erstmals Hüftgelenk.

**DEUTSCHLAND**
**738** Haller nimmt Ruf nach Göttingen n.

[Angeketteter Mann im »Bedlam«, einem großen Londoner Irrenhaus]

**SCHWEDEN**
**1742** Celsius erfindet Thermometer mit 100 Gradeinheiten. **1745** Carl von Linné (1707–1778) beschreibt Aphasie.

**D.**
**738** Johann Nathaniel Lieberkühn (1711–746) erfindet Reflektor-Mikroskop.

**GROSSBRITANNIEN**
**1740** Thomas Dover, ein Freibeuter, erfindet Dovers Pulver. **1743** Stephen Hales (1677–1761) veröffentlicht Schrift über Beatmung.

**A**
**1740–1748** Österreichischer Erbfolgekrieg

**D**
**1740–1786** Regierung Friedrichs des Großen. **1741** Süßmilchs Arbeit über Bevölkerungsstatistik erschienen

**FRANKREICH**
**1745** Antoine Deparcieux prägt Begriff der »Lebenserwartung«. Im Lauf der Zeit werden Sterbe- und Erkrankungsraten zu statistischen Kennziffern bei Versicherungen.

**GB**
**1745** Sir John Pringle (1707–1792) publiziert »Observations on Diseases of the Army«. In der Schlacht von Dellinger (1743) schlägt Pringle vor, beide Seiten sollten sich darauf verständigen, ihre Lazarette von Kampfhandlungen auszunehmen. Pringle war Leibarzt des Earl of Stair, der die britischen Truppen befehligte.

**GB**
**1753** James Linds (176–1794) »Treatise on the Scurvy« zeigt, daß Zitrusaft am besten zur Skorbut-Vorbeugung dient.

**SCHWEIZ**
**1749** Meyer schickt Patienten mit Lungenschwindsucht zur Kur in die Berge nach Appenzell.

**GROSSBRITANNIEN**
**1750** Krankenstation in Seebad Margate wird erstes englisches Tbc-Krankenhaus, gegründet von Londoner Arzt John Coakley Lettsom. **1752** William Smellie (1697–1763) entwickelt die Geburtszange.

**DEUTSCHLAND**
**1745** C. G. Katzenstein arbeitet mit Elektrotherapie. **1755–1843** Samuel Hahnemann be→ gründet Homöopathie: Behandlung mit Stoffen, die gleiche Symptome wie die Krankheit hervorrufen. Je höher die Verdünnung (Potenzierung), desto wirksamer soll das Mittel sein.

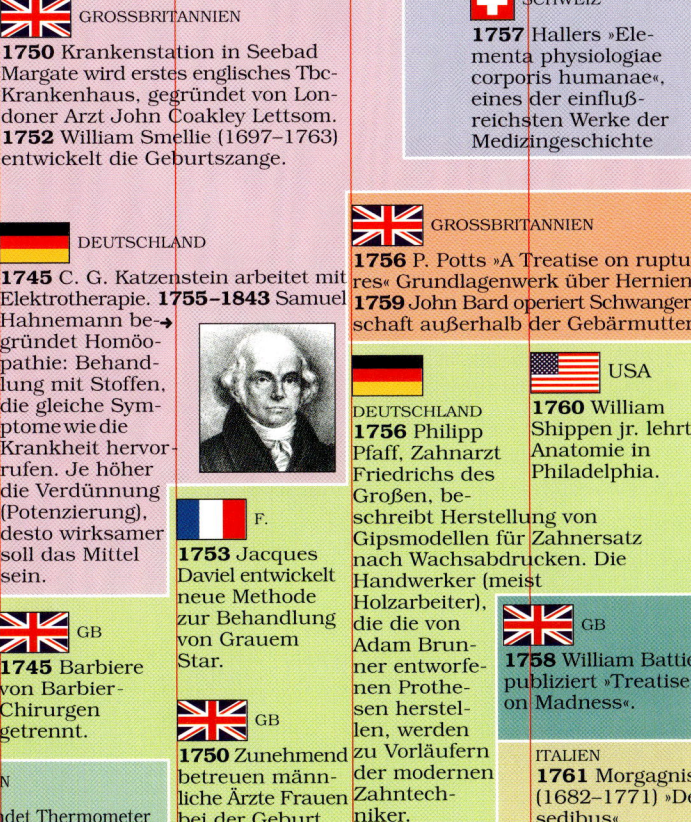

**F.**
**1753** Jacques Daviel entwickelt neue Methode zur Behandlung von Grauem Star.

**GB**
**1745** Barbiere von Barbier-Chirurgen getrennt.

**GB**
**1750** Zunehmend betreuen männliche Ärzte Frauen bei der Geburt. **1752** William Smellies (1697–1763) »Midwivery« erscheint.

**FRANKREICH**
**1752** Réaumur (1683–1757) erforscht Verdauung der Vögel.

**SCHWEIZ**
**1747** Hallers (1698–1777) »Primae lineae physiologiae« veröffentlicht (erstes Physiologie-Lehrbuch)

**FRANKREICH**
**1749** Buffons (1707–1788) »Naturgeschichte« veröffentlicht. **1749** Senac bringt Schrift über das Herz heraus.

**GB**
**1745** William Cooke erfindet Dampfheizung. **1759** Physic Garden in Kew (England)

**USA**
**1743** American Philosophical Society gegründet. **1752** Benjamin Franklin erfindet Blitzableiter.

**DEUTSCHLAND**
**1749–1832** Johann Wolfgang von Goethe

**DEUTSCHLAND**
**1754** An Universität Halle legt erstmals eine Frau ärztliches Examen ab.

**GROSSBRITANNIEN**
**1757** Linds (1716–1794) Schrift über Hygiene auf Schiffen veröffentlicht; bietet Hinweise zur Gesunderhaltung der Seeleute in der Royal Navy.

**SÜDAFRIKA**
**1755** Pocken-Ausbruch in Kapstadt; Ausbreitung im Land

**NIEDERLANDE**
**1758** De Haën verwendet Thermometer in Klinik.

**SCHWEIZ**
**1757** Hallers »Elementa physiologiae corporis humanae«, eines der einflußreichsten Werke der Medizingeschichte

**GROSSBRITANNIEN**
**1756** P. Potts »A Treatise on ruptures« Grundlagenwerk über Hernien. **1759** John Bard operiert Schwangerschaft außerhalb der Gebärmutter.

**DEUTSCHLAND**
**1756** Philipp Pfaff, Zahnarzt Friedrichs des Großen, beschreibt Herstellung von Gipsmodellen für Zahnersatz nach Wachsabdrucken. Die Handwerker (meist Holzarbeiter), die die von Adam Brunner entworfenen Prothesen herstellen, werden zu Vorläufern der modernen Zahntechniker.

**USA**
**1760** William Shippen jr. lehrt Anatomie in Philadelphia.

**GB**
**1758** William Battie publiziert »Treatise on Madness«.

**ITALIEN**
**1761** Morgagnis (1682–1771) »De sedibus«

**RUSSLAND**
**1762–1796** Regierung Katharinas der Großen

**GB**
**1763** Joseph Black (1728–1799) erkennt die »latente Wärme« in der Materie.

**1764** Spinnrad von Hargreaves erfunden

**EUROPA**
**1756–1763** Siebenjähr. Krieg

**1758** Rückkehr des Halleyschen Kometen

**INDIEN**
**1756** Schwarzes Loch von Kalkutta

**PORTUGAL**
**1755** Erdbeben von Lissabon

**USA**
**1760** Ärztliche Tätigkeit in New York gesetzlich geregelt.

---

## 1690 bis 1785

### Neue Heilverfahren

**Franz Anton Mesmer** (1734–1815) war zwar zu Lebzeiten sehr umstritten, und einige seiner »Vorführungen« und Theorien wirkten eher zweifelhaft, aber er machte »Mesmerismus« im medizinischen Denken des 18. Jh. zum Begriff. Er glaubte, daß ein gewisses Fluidum »das gesamte Universum durchdringt und sowohl die Materie wie auch den Geist mit seiner Lebenskraft beseelt«. Auch der menschliche Körper sei der kosmischen Kraft ausgesetzt, und durch »animalischen Magnetismus« könne man das Fließen des Fluidums regulieren und so nervöse Störungen auflösen oder Schmerzen lindern.

Mesmer hielt Gruppensitzungen ab, zunächst in Österreich, später in Paris, und soll dabei einige Fälle von Hysterie geheilt haben. Seine Therapieansätze stießen bei vielen Wissenschaftlern auf heftigen Widerstand, so daß er sich schließlich weitgehend zurückziehen mußte. Doch im Hypnotismus, in der Suggestionstherapie und in der Psychoanalyse, die später entstanden, zeigten Mesmers Lehren nachhaltige Wirkung.

**Franz Joseph Gall** (1758–1828), ein deutscher Anatom und Physiker, der in Wien studiert hatte, entwickelte Grundzüge einer Schädellehre (Phrenologie). Seiner Ansicht nach bestand die Gehirnrinde aus 27 »Hirnorganen«, denen er jeweils bestimmte geistige Funktionen zuordnete. Die Aktivität eines Organs schlug sich in seiner Größe nieder. Größe und Form der Hirnorgane konnten sich verändern und dadurch die Persönlichkeit des Menschen deutlich beeinflussen. Durch Betasten der Kopfform versuchten viele Scharlatane in der Folgezeit, auf den Charakter und die Fähigkeiten eines Menschen zu schließen.

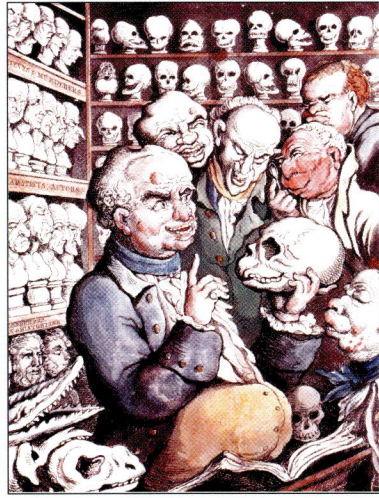

*Karikatur über Franz Joseph Gall, den Erfinder der Phrenologie*

### Pockenimpfung

Auf ihren Reisen in die Türkei entdeckte Lady Mary Wortley Montagu, die Frau des damaligen britischen Botschafters in diesem Land, daß man dort eine bestimmte Art der Impfung gegen Pocken kannte. Dabei wurde gesunden Menschen Eiter von Erkrankten über die Haut verabreicht.

Im April 1718 ließ sie ihren kleinen Sohn impfen und begann anschließend in England für diese Idee zu werben. 1721 ließ sie in London auch ihre Tochter impfen – trotz heftiger Kritik von Ärzten, Apothekern, Politikern, Vertretern des Königshauses und der Kirche, die einmütig die Sicherheit und die ethische Zulässigkeit dieses Verfahrens in Frage stellten.

Doch während einer Pockenepidemie 1721 in Boston, USA, wurden Massenimpfungen vorgenommen, die zu einem deutlichen Rückgang der Sterberate führten. Daraufhin ließ auch die englische Prinzessin Caroline 1722 ihre Tochter impfen. Als es aufgrund der Verwendung einiger noch virulenter Bakterienstämme zu Todesfällen kam, wuchs der Widerstand abermals. Doch Ende des Jahrhunderts entwickelte der Arzt Edward Jenner eine sichere Pockenimpfung. Nachdem er beobachtet hatte, daß Menschen, die bereits Kuhpocken durchgemacht hatten, gegen Pocken immun waren, verwendete Jenner Kuhpocken- statt aktiver Pockenviren zur Immunisierung. Dennoch blieb das Thema umstritten; manchen Ärzten widerstrebte es, Substanzen aus einer Kuh Menschen zuzuführen. Doch bald erwies sich Jenners Methode als erfolgreich. Bis 1801 wurden in England mehr als 100 000 Menschen geimpft, und im Lauf der Zeit setzte sich die Pockenimpfung in allen Teilen der Welt durch.

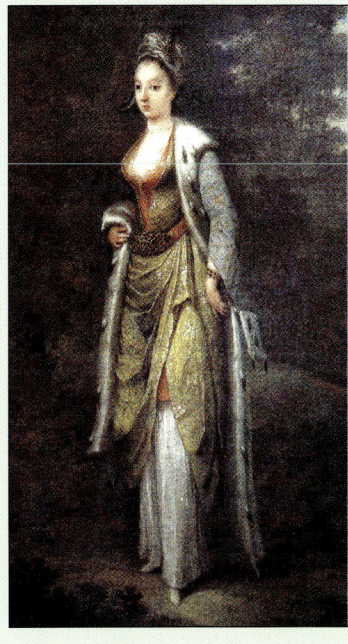

*Lady Mary Wortley Montagu in türkischer Tracht*

**Gesellschaft**

GROSSBRITANNIEN 19. Jh. Industrielle Revolution: Viele Menschen arbeiten unter gesundheitsgefährdenden Bedingungen in Fabriken und Minen.

**Gesundheitswesen**

GROSSBRITANNIEN
**1785** Marinearzt Gilbert Blane veröffentlicht »Observations on Diseases Incident to Seamen«. Als Anhänger Linds setzt er sich für die Verbesserung der Lebensbedingungen der Seeleute ein. **1796** Jenner impft James Phipps mit Kuhpocken-Substanz. **1798** Jenners »Inquiry« veröffentlicht. **1799** De Carro führt Jenners Impfmethode ein.

USA
**1799** Kongreß verabschiedet Quarantäne-Gesetz. **1800** Waterhouse führt Jenners Impfmethode in New England ein.

GB
**Anfang 19. Jh.** Wasser oft verschmutzt. Schmutzwasser aus Senkgruben sickert in Brunnen und Kanäle. Abfall liegt auf den Straßen oder in offenen Müllkippen.

USA

*Durch Wasser verbreiteten sich viele Krankheiten, z. B. Cholera.*

**Krankheiten**

GROSSBRITANNIEN
**1786** Lettsom beschreibt Drogenabhängigkeit und Alkoholismus.

EUROPA
**1788** Grippe-Pandemie.

USA
**1793** Carvey beschreibt Gelbfieber-Epidemie in Philadelphia. **1796** Gelbfieber in Boston. **1797–99** Gelbfieber in Philadelphia

GROSSBRITANNIEN
**1803** Percival publiziert medizinischen Ehrenkodex, den die meisten britischen und US-Ärzteverbände übernehmen.

DEUTSCHL.
**1807** Impfpflicht in Bayern und Hessen.

GROSSBRITANNIEN
**1786** John Hunter veröffentlicht »A Treatise on the Venereal Disease« (Abhandlung über Geschlechtskrankheiten). Er infiziert im Selbstversuch mit Eiter eines Gonorrhoe-Patienten, weiß aber nicht, daß dieser auch Syphilis hat. Als Hunter einen syphilitischen Schanker bekommt, sieht er darin den Beweis, daß beide Krankheiten durch den selben Erreger verursacht werden, ein Irrtum, der erst 50 Jahre später korrigiert wird.

GROSSBRITANNIEN
**1793** Bell unterscheidet zwischen Gonorrhoe und Syphilis. **1793** »Morbid Anatomy« von Baillie veröffentlicht; befaßt sich mit den wichtigsten Teilen des menschlichen Körpers. **1798** Dalton beschreibt Farbenblindheit.

GROSSBRITANNIEN
**1798–1808** Willans Schrift über Hautkrankheiten (»On Cutaneous Diseases«)

ITALIEN
**1804** Scarpa beschreibt Arteriosklerose (Arterienverkalkung).

ITALIEN
**1787** Paolo Mascagni veröffentlicht Atlas der Lymphgefäße. **1794** Antonio Scarpas »Tabulae neurologicae« illustriert seine einflußreiche Arbeit über die Nerven des Herzens.

FRANKREICH
**1800** Bichat, Begründer der modernen Histologie und Gewebepathologie, veröffentlicht »Traité des membranes«. **1810–1819** Gall und Spurzheim publizieren Schrift über Nervensystem. Form und Unregelmäßigkeiten der Schädels sind ihrer Meinung nach Projektionen des Gehirns und drücken seine Eigenschaften aus. Diese Theorie gibt der pseudowissenschaftlichen Phrenologie Auftrieb.

GROSSBRITANNIEN
**1809** Allan Burns beschreibt verschiedene Herzkrankheiten

**Diagnose**

**Therapie**

GROSSBRITANNIEN
**1785** Withering: »An Account of the Foxglove« über die Verwendungsmöglichkeiten des Fingerhuts. **1797** Currie: Berichte über Hydrotherapie bei Typhus **1797** Rollo empfiehlt Fleischdiät bei Diabetes.

FRANKREICH
**19. Jh.** Blutegel-Behandlung noch immer weitverbreitet. Jährlich werden 40 Mio. Blutegel nach Frankreich importiert.

FRANKREICH
**1812** Napoleons Militärarzt Baron Larrey arbeitet erstmals mit lokaler Betäubung. Auf dem Rückzug von Moskau amputiert er schmerzlos Gliedmaßen, nachdem er erfrieren ließ.

*Fingerhut, Lieferant für Digitalis. Seine medizinischen Wirkungen wurden von William Withering erforscht.*

USA
**1791–1799** Baynham aus Virginia operiert extra-uterine Schwangerschaft.

FRANKREICH
**1793–1815** Versorgung von Verwundeten in Napoleonischen Kriegen führt zu Fortschritten in der Chirurgie. Der französische Militärarzt Dominique-Jean Larrey führt während Napoleons Rußland-Feldzug in 24 Stunden mehr als 200 Amputationen durch. Er richtet »fliegende Lazarette« ein, um die Verwundeten während der Schlacht schneller abtransportieren zu können. Sein Einsatz für Patienten auf beiden Seiten regt Gründung des Roten Kreuzes an. **1794** Der Chemiker Lavoisier wird während der Französischen Revolution hingerichtet.

GB
**1794** John Hunter beschreibt Transplanation von tierischem Gewebe.

*Dominique-Jean Larrey konnte ein Bein in 15 Sekunden amputieren.*

USA
**1809** McDowell führt mit Unterstützung seines Neffen Ovarektomie (Eierstockentfernung) durch. Der riesige Tumor der Patientin war zunächst als Schwangerschaft mißdeutet worden.

*Dominique-Jean Larrey*

**Chirurgie**

ÖSTERREICH
**1783** Chirurgen von Barbieren unterschieden

USA
**1790** Medizinzeitschrift in New York erschienen

**1812** Miranda Stuart Barry nimmt in männlicher Verkleidung an Universität Edinburgh an Medizin-Vorlesungen teil und legt mit 15 Jahren Doktorexamen ab. Als James Barry dient sie dem Herzog von Wellington und wird in der Schlacht von Waterloo **1815** Assistenz-Chirurg. **1858** wird sie zum Generalinspektor ernannt. Erst nach ihrem Tod entdeckt man, daß sie eine Frau war.

**Heiler und Lehrer**

GROSSBRITANNIEN
**1781** Henry Cavendish (*1731 in Frankreich,† in GB) ermittelt Zusammensetzung des Wassers und entdeckt **1784** Wasserstoff. **1785** Witherings Schrift über Fingerhut **1785** John Hunter entdeckt Kollateralkreislauf und entwickelt die proximale Ligatur (Abschnüren einer blutenden Arterie) in Aneurysmen (Schwellung einer Arterie). **1789** John Hunter entdeckt die Invagination (Einstülpung des Darms). **1797** Wollaston entdeckt Harnsäure in von Gicht befallenen Gelenken.

GB
**1801** Thomas Young beschreibt Astigmatismus.

EUROPA
**19. Jh.** Amalgam, eine Quecksilber-Silberlegierung, die sich für Zahnfüllungen nutzen läßt, in Europa entdeckt

**Verwandte Wissenschaften**

**Erfindungen und Entdeckungen**

ITALIEN
**1784** Contugno entdeckt die Gehirn-Rückenmarks-Flüssigkeit.

USA
**1792** Egreniermaschine für Baumwolle (Eli Whitney).

GROSSBRITANNIEN
**1800** Sir Humphrey Davy entdeckt anästhesierende Wirkung von Lachgas und empfiehlt es für Operationen (ab **1804** genutzt). **1811** Charles Bell beschreibt motorische Funktion der Wurzeln der Rückenmarksnerven »Idea of a New Anatomy of the Brain«. **1812** Davy zum Ritter geschlagen. Er entdeckt Natrium, Kalium, Bor und Acetylen. Außerdem erforscht er zahlreiche chemische Reaktionen und entwickelt die Gruben-Sicherheitslampe.

DEUTSCHLAND
**1805** Sertürner isoliert Morphium.

USA
**1780** Benjamin Franklin entwickelt die Bifokallinse.

**Geistige Gesundheit**

DEUTSCHLAND
Kants »Kritik der reinen Vernunft« veröffentlicht.

GROSSBRITANNIEN
**1798** Malthus' »Essay on Population«. **1802** Heberdens »Commentaries«; von Rollston als letzte bedeutende lateinische Abhandlung bezeichnet.

GB
**1798** John Haslam beschreibt in »Observations on Insanity« allgemeine Paralyse bei Geisteskranken – als deren Ursache man noch nicht die Syphilis erkannte.

USA
**1812** Rush verfaßt erstes amerikanisches Werk über Psychiatrie (»Medical Inquiries and Observations upon the Diseases of the Mind«

FRANKREICH
**1783–1785** Chemiker Lavoisier untersucht Wasser; zeigt, daß für Verbrennung nur Sauerstoff benötigt wird, und widerlegt Phlogiston-Theorie (imaginäres Feuerelement). **1789–1799** Französische Revolution

POLEN/DEUTSCHLAND
**1791** Sömmering veröffentlicht ersten Band seines Anatomie-Werks.

**1794** Gumpertz veröffentlicht griechischen Text von Asklepiades.

DEUTSCHLAND
**1792–1821** Franks »De curandis hominum morbis epitoma« (7 Bd.) publiziert

USA
**1797** »Medical Repository« (NY) erscheint.

FRANKREICH
**1801** Pinel veröffentlicht psychiatrische Abhandlung. Ihm ist es zu verdanken, daß Geisteskranke nicht mehr unter gefängnisähnlichen Bedingungen leben müssen.

FRANKREICH
**1800** Cuviers »Vergleichende Anatomie« veröffentlicht

**1801** Bichats »Anatomie générale« veröffentlicht; revolutioniert die deskriptive Anatomie. **1824** Flourens veröffentlicht Arbeit über zerebrale Physiologie.

**Veröffentlichungen**

GROSSBRITANNIEN
**1785** Cartwright erfindet mechanischen Webstuhl. **1787** Reise der *Bounty* unter Kapitän Bligh. **1792** Murdock führt Gasbeleuchtung in England ein. **1794** Erasmus Darwins (Großvater Charles Darwins) »Zoonomia« publiziert (biologische Entwicklungslehre). **1795** Mungo Park erkundet Fluß Niger.

FRANKREICH
**1791** Arzt de Guillotin erfindet Guillotine. **1792** Errichtung der französischen Republik **1793–1794** Terrorherrschaft in Frankreich **1799–1804** Napoleon Erster Konsul, **bis 1815** Kaiser.

GROSSBRITANNIEN
**1797** Letzte Invasion Großbritanniens: Französische Truppen landen in Wales. **1804** Dalton formuliert Atomtheorie. **1804** Erste Dampflokomotive. **1810** Davy analysiert korrosives Sublimat. **1814** Stephensons erste Lokomotive

*Napoleon Bonaparte*

BELGIEN
**1815** Schlacht von Waterloo

*Viele Pflanzen wurden während der Reisen von Kapitän Cook entdeckt.*

GROSSBRITANNIEN
**1768–1779** James Cooks drei Reisen in den Pazifik;
**1769** kartografiert Küsten Neuseelands und Ostaustraliens;
**1770** landet in Botany Bay;
**1773** überquert Südpolarkreis;
**1774** kartographiert große Teile des Pazifiks;
**1778** entdeckt Hawaii und erkundet die Bering-Straße.

**Weltereignisse**

ITALIEN
**1792** Volta konstruiert Volta-Säule. **1792** Galvanis Arbeit über elektrische Entladungen in tierischen Körpern

ITALIEN
**1800** Elektrische Batterie von Volta entwickelt.

SPANIEN
**1808–1814** Erhebung gegen Napoleon.

DEUTSCH.
**1815** Deutscher Bund

**1796–1815** Napoleonische Kriege

**1806** Ende Heiliges Römisches Reich

USA
**1789** George Washington Präsident. **1790** George Vancouver erkundet Küste Nordwestamerikas. **1801** Jefferson wird Präsident. **1806** Fulton erfindet Dampfschiff.

**1805** Schlacht von Trafalgar

**1809** Sömmering erfindet elektrischen Telegrafen.

GB
**1815** Davy erfindet Gruben-Sicherheitslampe.

**GROSSBRITANNIEN**

**1848** Aufgrund des Public Health Act entstehen übergeordnete und lokale Gesundheitsbehörde

**GROSS-BRITANNIEN**

**1840er Jahre** England setzt durch Public Health Act Maßstäbe in der öffentlichen Gesundheitsvorsorge. Städte bauen Kanalisation, Wasser wird sauberer. **1842** Chadwick zeigt Zusammenhang zwischen Umwelt und Gesundheit auf.

**BELGIEN**

**1852** Internationaler Hygiene-Kongreß

*John Snow*

**GB**

**1849** Addison beschreibt perniziöse Anämie (Nebennierenrindeninsuffizienz), die auch als Addisons Anämie oder »Bronzekrankheit« bezeichnet wird.

**1840** Basedow beschreibt Symptome der nach ihm benannten Basedowschen Krankheit (hervortretende Augäpfel und Kropf.) Dabei handelt es sich um eine Schilddrüsenfunktionsstörung.

**ÖSTERREICH**

**1847** Semmelweis zeigt, daß Blutvergiftung eine Ursache von Kindbettfieber ist. **1861** veröffentlicht er ein Werk darüber.

**GROSS-BRITANNIEN**

**1845** 1400 Cholera-Fälle in London (618 Tote). John Snow sorgte für das Ende der Epidemie, als er nachweist, daß nur Leute erkranken, die Wasser aus einem Brunnen getrunken hatten. Nach dessen Schließung flaut die Krankheitswelle ab.

**DEUTSCHLAND**

**1845** Virchow und Bennett beschreiben Leukämie.

**NORWEGEN**

**1849** Danielssen und Boeck veröffentlichen Studien über Lepra und fordern ein nationales, staatlich finanziertes Forschungszentrum.

**ÖSTERREICH**

**1839** Skodas Schrift über Perkussion (Beklopfen) und Auskultation (Abhorchen) legt Grundstein für moderne Diagnostik.

**DEUTSCHLAND**

**1850** Helmholtz mißt Fortpflanzungsgeschwindigkeit des Reizes in Nerven. **1851** Ludwig untersucht Nerven der Speicheldrüsen. **1858** Rudolf Virchow (1821–1902) veröffentlicht sein grundlegendes Werk »Die Cellularpathologie«.

**F**

**1846** Bernard beschreibt Funktion der Bauchspeicheldrüse und entdeckt **1848** Funktion der Leber für Zuckerstoffwechsel. **1849** demonstriert er Erhöhung des Blutzuckers durch Stich in den vierten Ventrikel. **1851** löst er über Durchtrennung des Nervus Sympathicus Gefäßerweiterung aus. **1854** entdeckt er Funktion der gefäßerweiternden Nerven im Gehirn.

**IRLAND**

**1845** Francis Rynd erfindet Instrument für subkutane Injektion.

**RUSSLAND**

**1852** Pirogroff veröffentlicht »Anatome topographica« mit Kapitel über Gefrierschnitt.

**USA**

**1842** Long operiert unter Äthernarkose. **1846** William Thomas Morton versetzt Patient während Zahnoperation durch Äther in Schlaf. Demonstriert diese Technik im Massachusetts General Hospital. **1850** William Detmold eröffnet Gehirnabszeß.

**GROSSBRITANNIEN**

**1853** Königin Victoria bringt ihr siebtes Kind unter Chloroform-Narkose zur Welt. Nachdem sie öffentlich die Vorzüge dieses Verfahrens gepriesen hat, findet die Anästhesie mehr Akzeptanz. **1853** Burnham: erste erfolgreiche Gebärmutterentfernung.

*Morton gibt Äthernarkose.*

**DEUTSCHLAND**

**1848** Helmholtz lokalisiert Ursprung der tierischen Wärme in den Muskeln.

**F**

**1846** François Magendie untersucht Rückenmarksnerven.

**USA**

**1849** Elizabeth Black legt als erste Frau an der Geneva Medical School in New York Doktorexamen ab.

**FRANKREICH**

**1857** Bouchet intubiert Kehlkopf bei Krupp.

**DEUTSCHLAND**

**1857** Gräfe entwickelt Operation gegen Schielen.

**USA**

**1839-40** Baltimore College of Dental Surgery: erste Zahnarztschule der Welt

**GROSSBRITANNIEN**

**1841** Pharmaceutical Society gegründet. **1843** Simpson, Huguier und Kiwisch führen Untersuchung des Uteringeräuschs ein. **1847** Simpson verwendet erstmals Äther zur Geburtshilfe, geht dann aber zu Chloroform über, da dieses Gas rascher und länger wirkt.

**GROSSBRITANNIEN**

**1853–1856** Krimkrieg. Florence Nightingale organisiert die Versorgung der englischen Verwundeten. **1859** veröffentlicht sie eine Schrift, die Grundlagen für das Berufsbild der Krankenschwester schafft.

**GB**

**1858** Nach Medical Act müssen sich Ärzte registrieren lassen und einen bestimmten Ausbildungsstandard nachweisen, bevor sie die Zulassung erhalten.

**GROSSBRITANNIEN**

**1836** Marsh entwickelt Arsen-Test; wird in vielen Mordprozessen herangezogen. **1844** Hutchinson erfindet Spirometer zur Messung der Luftkapazität der Lungen. **1850** Waller formuliert »Degenerationsgesetz« für Rückenmarksnerven; Beginn der Neuronen-Theorie.

**DEUTSCHLAND**

**1836** Schwann entdeckt Pepsin im Magen. **1841** zeigt er Bedeutung der Galle für Verdauung. Wichtiges Werk über Nerven und Muskeln **1838** Schleiden beschreibt Pflanzenzellen. **1845–1858** Virchow erforscht menschliche Zellen, Thrombose, Venenentzündung und Embolie; entwickelt Leukämie-Diagnose. Begründer der modernen Pathologie **1854** beschreibt er Neuroglia (Bindegewebe in Nervenzentren und Netzhaut). **1851** Helmholtz erfindet Augenspiegel (Ophtalmoskop) zur Untersuchung des Augenhintergrunds. **1848** Du Bois-Reymonds Abhandlung über elektrische Entladungen in Tieren **1855** Garcia, erfindet Laryngoskop zur Kehlkopfspiegelung. **1855** Niemann isoliert Kokain. **1859** Kolbe stellt Salicylsäure synthetisch her. Acetylsalicylsäure später als Aspirin im Handel. **1859** Kirchhoff und Bunsen entwickeln aufzeichnendes Spektroskop.

**FRANKREICH**

**1840er Jahre** Brown-Séquard, Mitbegründer der Endokrinologie, demonstriert Funktion der Nebenniere. Wiederholt Galens Rückenmark-Experiment. Formuliert als erster Physiologie des Rückenmarks und demonstriert das »Kreuzen« von dessen sensorischen Fasern. Versucht Verjüngungsmittel für Männer zu entwickeln. **1851** Pravaz entwickelt Spritze zur subkutanen Injektion. **1852** Mathijsen erfindet Gipsverband. **1858** Mareys Entdeckungen helfen Ärzten, Blutdruck in menschlichen Arterien präziser zu messen.

**USA**

**1846** Sims erfindet Vaginal-Spekulum. **1854** Goodyear entwickelt Gummigebiß.

**USA**

**1847** Erste Schule für geistig Behinderte in Massachusetts gegründet

**USA**

**1843** Holmes' »Contagiousness of Puerperal Fever« (Wochenbettfieber)

**SCHWEIZ**

**1852** Kölliker Histologie-Werk »Handbuch der Gewebelehre«

**1848–1852** Zweite französische Republik
**1852–1870** Zweites franz. Kaiserreich

**1853–1856** Krimkrieg

**1857** Indischer Aufstan

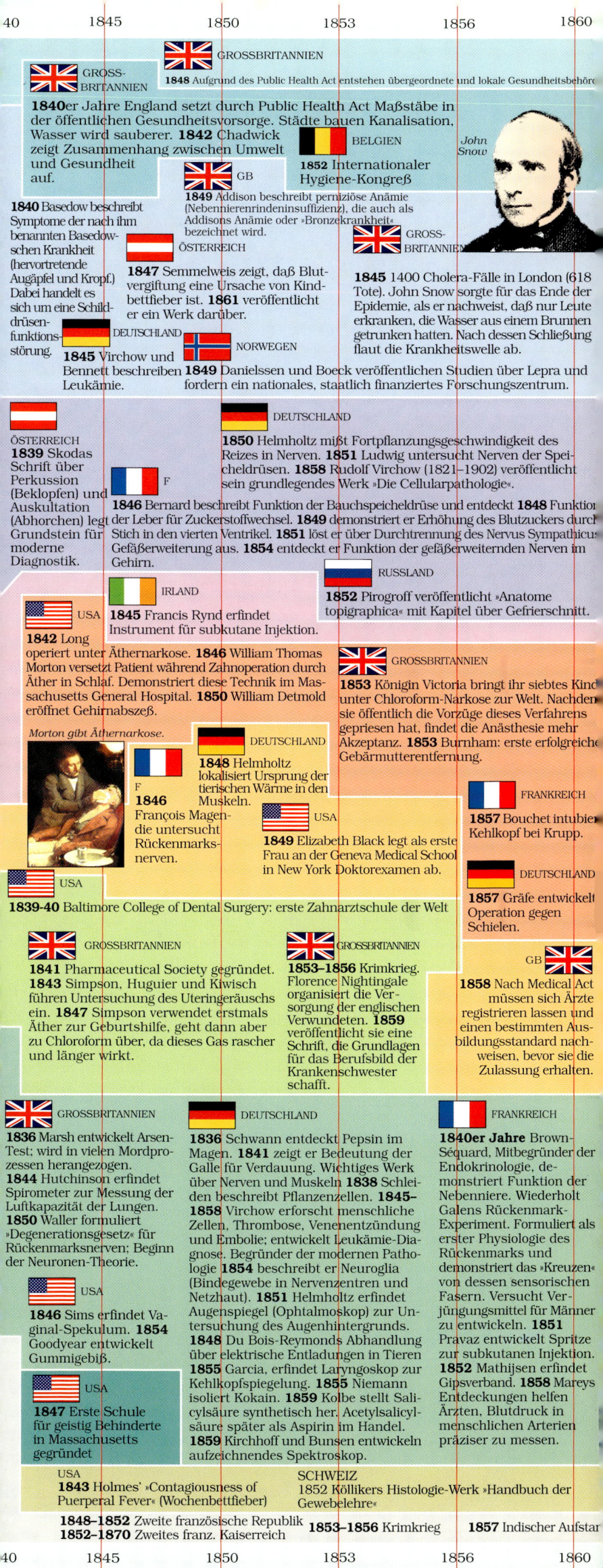

Florence Nightingale begann nach ihrer Schulausbildung in der Krankenpflege zu arbeiten und ging nach dem Ausbruch des Krimkriegs (1853–1856) als Freiwillige nach Scutari in der Türkei, wo sie die trostlosen Verhältnisse in den englischen Lazaretten, den Mangel an Wasser, Seife, Betten und Verbandmaterial kennenlernte.

Durch die Verbesserung der hygienischen Verhältnisse konnte sie die Zahl der Seuchenerkrankungen deutlich senken. Nach ihrer Rückkehr nach England entwickelte sie einen Organisationsplan für die militärische und zivile Krankenpflege und gründete 1860 in London die erste Schwesternschule der Welt.

*Florence Nightingale, die »Dame mit der Lampe«*

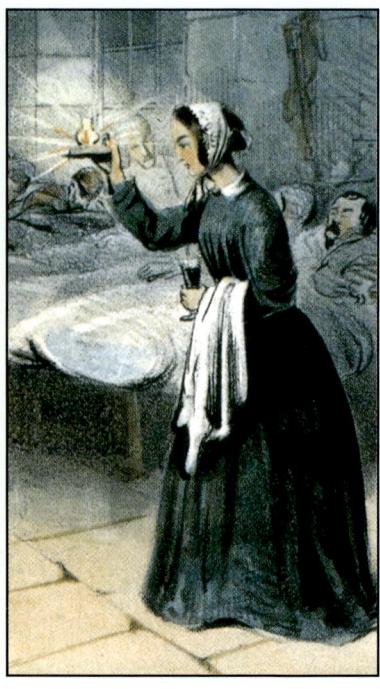

**Joseph Lister** (1827–1912)

Der englische Chirurg Joseph Lister wurde zum Pionier der Antiseptik, der Verhinderung von Infektionen durch den Einsatz chemischer Mittel.

Als Lister als Arzt zu arbeiten begann, wußte man noch wenig über die Verbreitung von Keimen und von der Bedeutung der Hygiene. Oft arbeiteten die Chirurgen in Kitteln, die vom Blut vorhergehender Operationen starrten, und operierten auf Holztischen, die noch von Blut und Eiter anderer Patienten verunreinigt waren. Häufig fanden Operationen auf Schlachtfeldern oder in Privathäusern statt.

Lister interessierte sich seit jeher für die Problematik von Entzündungen und sorgte sich darüber, daß nach Operationen oder Verletzungen häufig Infektionen auftraten. Alle Bemühungen der Chirurgen und des Krankenhauspersonals waren vergeblich, wenn eine Wunde eiterte. Die vorherrschende Meinung war, daß es in diesen Fällen zu einer Urzeugung von Keimen gekommen sei oder daß der Sauerstoff in der Luft die Wunde beeinträchtige. Aber als Lister von Pasteurs bakteriologischen Arbeiten und von dessen Vermutung erfuhr, daß sich Keime in der Luft befinden, war er überzeugt, daß es eine Möglichkeit geben mußte, diese Keime von Wunden fernzuhalten und sie zu zerstören, ehe sie Schaden anrichten konnten.

Nach einem Fehlversuch erwies sich sein erstes Experiment, bei dem er sein Operationsbesteck und den Operationstisch mit Phenol (Karbolsäure) reinigte, als erfolgreich. 1867 veröffentlichte er seine Ergebnisse in der Medizinzeitschrift »The Lancet« und ebnete damit den Weg für weitere Experimente mit anderen keimtötenden Mitteln, was schließlich der Antiseptik zum Durchbruch verhalf: Sauberkeit wurde oberstes Gebot in den Operationssälen. Lister entwickelte außerdem Katgut, ein chirurgisches Nahtmaterial aus Schafsdarm oder Känguruhsehnen, das man sterilisieren und im Körper belassen konnte. Infolge der Umsetzung von Listers Methoden und Hygieneregeln sank die Sterblichkeit bei Operationen von über 40 auf unter 1 % .

unter Äthernarkose durch. Bald setzte sich Äther bei den Chirurgen in Europa und den USA allgemein durch.

1847 begann **James Simpson** mit verschiedenen Gasen zu experimentieren und veranstaltete sogar Parties, bei denen er und seine Freunde deren Wirkungen ausprobierten. Dieser gefährliche Spaß mündete in der Entdeckung von Chloroform als Narkosemittel. Simpson verwendete es auch dazu, Frauen die Geburt zu erleichtern. Trotz vielfacher Kritik setzte sich die Verwendung von Betäubungsmitteln bei der Geburt durch – v. a. nachdem sich Königin Viktoria 1853 von **John Snow** Chloroform verabreichen ließ, um bei der Geburt Leopolds die Schmerzen zu dämpfen. Snow befaßte sich auch in der Folgezeit weiter mit Anästhesie und ihrer Einleitung.

Um 1884 probierte man Kokain, und zur Jahrhundertwende experimentierte man mit Procain und diversen Barbituraten.

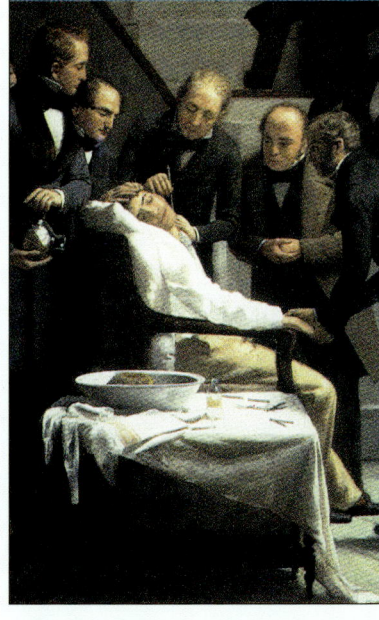

*Beginn einer neuen Ära: Am Massachusetts General Hospital wird 1846 die erste Operation unter Äthernarkose durchgeführt.*

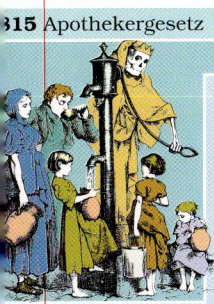

1815 Apothekergesetz

1817–1830 Cholera-Pandemie (die erste von vielen im 19. Jh.) von Indien und China nach Europa und USA.

**USA**
1821–1825 William Beaumont behandelt einen Soldaten mit Bauchschuß-Verletzung bei permanenter Öffnung des Magens. Untersucht dabei die Magensäfte des Patienten.

**FRANKREICH**
1820 Coindet verwendet Jod zur Kropfbehandlung. 1822 Magendie: weitere Studien über Wurzeln der Rückenmarksnerven

**NIEDERLANDE**
1818 Reimers führt Gefrierschnitt ein.

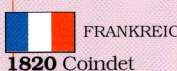
**USA**
1820 Erstes amtliches Arzneibuch. 1820–1825 Philadelphia: College of Apothecaries eröffnet; erstes College of Pharmacy in USA gegründet.

**FRANKREICH**
1822–1840 Magendie erforscht Rückenmarksnerven und Wirkung von Drogen pflanzlichen Ursprungs. 1835 Pierre Charles Alexandre Louis begründet Medizinstatistik.

**GROSSBRITANNIEN**
1817 Parkinson beschreibt nach ihm benannte neurologische Störung (»An Essay on the Shaking Palsy«). 1819 Bostock beschreibt Heuschnupfen. 1824 Prout entdeckt Säuregehalt des Magensafts. 1830 Lister perfektioniert achromatisches Mikroskop. 1832 Hodgkin, Quäker und Philantrop, beschreibt bösartige Erkrankung der Lymphdrüsen (Hodgkin-Syndrom). 1833 Marshall Hall untersucht Reflexe.

**ITALIEN**
1818 Amici erfindet erstes achromatisches Mikroskop und 1827 mit Cuthbert Spiegelmikroskop.

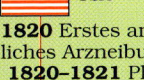
**USA**
1817 Plantson entwickelt künstliches Gebiß.

**FRANKREICH ESTLAND** 1827–1831 Carl Ernst v. Baer entdeckt Säugetierei in Eierstock.
1815–1819 Laënnec erfindet Stethoskop. 1818–1819 Pelletier und Caventou isolieren Strychnin und Chinin. 1825 Bouillaud beschreibt und lokalisiert Aphasie (Sprachversagen nach Hirnverletzung). 1827 Seglas erfindet Endoskop. 1829 Braille entwickelt Blindenschrift. 1832 Robiquet isoliert Codein. 1834 Dumas erzeugt und benennt reines Chloroform.

**GROSSBRITANNIEN**
1817 Kings Werk über extra-uterine Schwangerschaft.

**FRANKREICH** 1824 Flouren schreibt über zerebrale Physiologie.

**USA FRANKREICH DEUTSCHLAND** 1831 Guthrie (USA), Souveiran (F) und v. Liebig (D) entdecken unabhängig voneinander Chloroform.

**DEUTSCHLAND**
1816 Fahrrad von Sauerbronn erfunden.

**SCHWEIZ**
1819 Schokolade von Cailler entwickelt.

**TSCHECHIEN**
1823 Purkinje klassifiziert erstmals Fingerabdrücke.

**DEUTSCHLAND**
1836 Gebrüder Weber veröffentlichen Mechanik der menschlichen Gehwerkzeuge.

1823 Erste digitale Rechenmaschine von Babbage. 1828 Neilson baut Hochofen in Schottland. 1829 Babington beschreibt sein »Glottiskop« (fördert Entwicklung der Laryngoskopie). 1834 Faraday entwickelt Stromgenerator. 1835 Erster Computer von Babbage. 1837 Victoria wird Königin.

1816 Niepce entwickelt erste Kamera. 1824 Carnots zweites Gesetz der Thermodynamik. 1829 Daguerre entwickelt Fotografie. 1830–1848 Regierung des Bürgerkönigs Louis-Philippe.

**GB**
1832 Anatomy Act verabschiedet

**FRANKREICH**
1826 Laënnec beschreibt Bronchitis und andere Atemwegserkrankungen. 1835 Cruveilhier (1791–1874) beschreibt Multiple Sklerose.

**F**
1826 Dupuytren beschreibt angeborene Hüftgelenksluxation. Leistet außerdem wichtige Beiträge zu Anatomie und Physiologie und erfindet neue Instrumente.

**GB**
1827 Richard Bright entdeckt Nierenkrankheit (»Bright's Disease«).

**GB**
1828 Blundell berichtet von erster Bluttransfusion zwischen Menschen, bei der Patient überlebt.

**GB**
1827 Lord Lister geboren 1832 Medical Association gegründet.

**F**
1825–1893 Charcot, bedeutender Neurologe, erforscht Epilepsie und andere Nervenkrankheiten. Zu seinen Schülern zählt Sigmund Freud. Er arbeitet als Chefarzt im Salpêtrière-Hospital in Paris und demonstriert seine Fälle in seinen Vorlesungen.

1828–1917 Dr. Andrew Taylor Still begründet Osteopatie. 1831–1915 Black, Reformer der Zahnheilkunde, entwickelt Vorrichtung, dank derer Zahnärzte den Bohrer mit dem Fuß antreiben können; glaubt, daß Karies und Parodontose von Bakterien verursacht werden (in 1960er Jahren bestätigt).

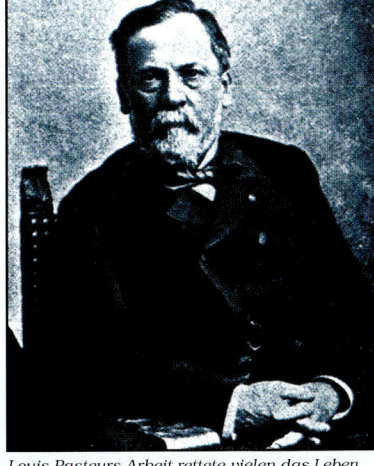
*Joseph Lister*

**USA**
1832 Cholera verbreitet sich von Asien nach Europa und in die USA (erster von drei Ausbrüchen im 19. Jh.). 1837 Gerhard zeigt, daß Typhus und Fleckfieber zwei unterschiedliche Krankheiten sind.

**USA**
1833 William Beaumont studiert Verdauung und Bewegung.

**D**
1830 Vinzenz Prießnitz heilt eigene Krankheiten und Verletzungen (Rippenbruch) durch feuchte Umschläge und Waschungen mit kaltem Wasser. Baut später in Schlesien Kaltwasserheilanstalt auf.

**IRLAND**
1835 Robert James Grave verfaßt Bericht über Basedow-Krankheit. 1845 Francis Rynd erfindet Instrument für subkutane Injektion.

**GROSSBRITANNIEN**
1837 Registrierung von Sterbefällen in England und Wales eingeführt.

**GROSSBRITANNIEN**
1835 Malcolmson beschreibt Beriberi. 1836 Richard Bright beschreibt akute gelbe Leberatrophie und untersucht Mechanismen der Harnausscheidung.

**DEUTSCHLAND**
1837 Schoenleins »Peliosis rheumatica« beschreibt Hautblutungen, die nach ihm benannt werden (Purpura Schoenlein-Henoch).

**DEUTSCHLAND**
1837 Theodor Schwann entdeckt Pepsin (Verdauungsenzym); formuliert in »Mikroskopische Untersuchungen« neue Zelltheorie. 1837 Jakob Henle beschreibt Ephitel (Deckgewebe) von Haut und Schleimhäuten; verfaßt wegweisende Werke zur mikroskopischen Anatomie und Physiologie, betrachtete unsichtbare Erreger als Ursachen für Infektionskrankheiten und wird damit zum Vorläufer der modernen Bakteriologie.

**F**
1838 Kinder mit Epilepsie werden vom Hospital für unheilbar Kranke in andere Anstalt verlegt und erhalten Unterricht.

**DEUTSCHLAND**
1828 Wöhler stellt Harnstoff synthetisch her (Vorläufer der organischen Chemie). 1832 Von Liebig entdeckt Chloral, ein später häufig verwendetes Beruhigungsmittel.

**USA**
1835 Samuel Colt erfindet Revolver.

---

## 1780 bis 1860

### Pioniere des 19. Jahrhunderts

Das 19. Jh. brachte zahlreiche Wissenschaftler hervor, die wichtige Beiträge zu einem besseren Verständnis des menschlichen Körpers und der Behandlung von Krankheiten leisteten. Ignaz Philipp Semmelweis betonte die Bedeutung der Hygiene und leitete Maßnahmen in die Wege, die zu einem deutlichen Rückgang der Sterbefälle nach Operationen und Geburten führten. Der Chemiker Louis Pasteur und der Bakteriologe Robert Koch bewiesen, daß Krankheiten durch Mikroorganismen verbreitet wurden, während Joseph Lister die Antiseptik entwickelte. Zahnärzte und Chirurgen arbeiteten erstmals mit modernen Narkosemittel, und Florence Nightingale setzte neue Maßstäbe in der Krankenpflege.

### Dominique-Jean Larrey (1755–1842)

Die Not in Kriegen führte häufig zu neuen Erfindungen und Entdeckungen sowie zu Verbesserungen der chirurgischen Techniken. Dominique-Jean Larrey, oberster Militärarzt in Napoleons Grande Armée, baute Feldeinheiten auf, die im Gefecht Erste Hilfe leisteten, und führte »Fliegende Lazarette« ein, die verwundete Soldaten sofort ins Lazarett brachten.

Auf Napoleons Rußland-Feldzug 1812 soll er bis zu 200 Amputationen an einem Tag durchgeführt haben, wobei er durch das Einfrieren der betroffenen Gliedmaßen eine lokale Betäubung erzielte. Durch sein Engagement für Verwundete auf beiden Seiten wurde er zu einem Wegbereiter des späteren Roten Kreuzes.

### Louis Pasteur (1822–1895)

Louis Pasteur war Chemiker und Mikrobiologe und trug durch seine Entdeckungen wesentlich zu den medizinischen Fortschritten im 19. Jh. bei. Im Lauf seiner Forschungen über die Seidenspinner-Krankheit fand er heraus, wie sich Krankheiten über Mikrorganismen verbreiten und wie dies zu verhindern war. Er bewies die Existenz von Keimen und eröffnete damit das Zeitalter der Bakteriologie.

Seine Entdeckung, daß Hitze Mikroben abtötet, bildete die Grundlage für die (nach ihm benannte) Pasteurisierung von Milch. Er erforschte den Milzbranderreger und entwickelte einen Impfstoff dagegen. Experimente mit tollwütigen Ratten und Hunden bestätigten ihn in seiner Ansicht, daß sich der Ausbruch dieser tödlichen Krankheit beim Menschen verhindern ließ. Bislang hatte man Bißwunden mit heißem Eisen ausgebrannt, doch trotz dieser schmerzlichen Prozedur erkrankten die Opfer. Als man Pasteur einen Jungen brachte, der von einem tollwütigen Hund gebissen worden war, führte er die erste erfolgreiche Impfung gegen Tollwut durch, so daß der Junge überlebte.

### Florence Nightingale (1820–1910)

Bevor Florence Nightingale im 19. Jh. das Berufsbild der Krankenschwester grundlegend veränderte, hatten Pflegekräfte keinen besonders guten Ruf. In einigen Romanen von Charles Dickens z. B. wurden sie als Diebe und Trunkenbolde dargestellt.

*Louis Pasteurs Arbeit rettete vielen das Leben.*

---

### Narkosemittel

Die Schmerzkontrolle bildete eine entscheidende Voraussetzung für den Übergang von relativ einfachen Operationstechniken zur modernen Mikrochirurgie. Bis zum Aufkommen wirksamer Narkosemittel war die Chirurgie dadurch eingeschränkt, daß der Mensch nur ein bestimmtes Maß an Schmerzen aushalten kann. Außerdem bestand stets das Risiko eines lebensbedrohlichen Schocks. Operationen mußten schnell vonstatten gehen: Da man die Sinneswahrnehmungen durch Drogen wie Alkohol oder Pflanzenextrakte (z. B. Alraunwurzel) nur vorübergehend abstumpfen konnte, versuchten die Chirurgen, Amputationen in weniger als einer Minute durchzuführen.

**Sir Humphrey Davis** entdeckte 1799, daß Distickstoffmonoxid (Lachgas) betäubend wirkt. 1838 erkannte **Michael Faraday**, daß Äther die Schmerzempfindlichkeit senkt. Die etablierten medizinischen Kreise aber ignorierten diese Entdeckungen jahrelang, so daß die Patienten weiterhin leiden mußten.

Doch 1844 verabreichte sich der amerikanische Zahnarzt **Horace Wells** selbst Lachgas und bat einen Freund, ihm einen Zahn zu ziehen, solange das Mittel noch wirke. Anschließend setzte er das Gas bei seinen Patienten ein, allerdings mit gemischtem Erfolg. Sein Partner **William Morton** führte indessen Experimente mit Äther durch und versetzte sich dabei selbst in Bewußtlosigkeit. Im Massachusetts General Hospital entfernte der Chirurg **John Warren** im Oktober desselben Jahres mit Unterstützung von Morton einem Patienten, den man Äther einatmen hatte lassen, auf schmerzlose Weise einen Halstumor.

Morton versuchte den Namen des von ihm entdeckten Gases geheimzuhalten, aber im Dezember 1846 führte **Robert Liston** in London eine Beinamputation

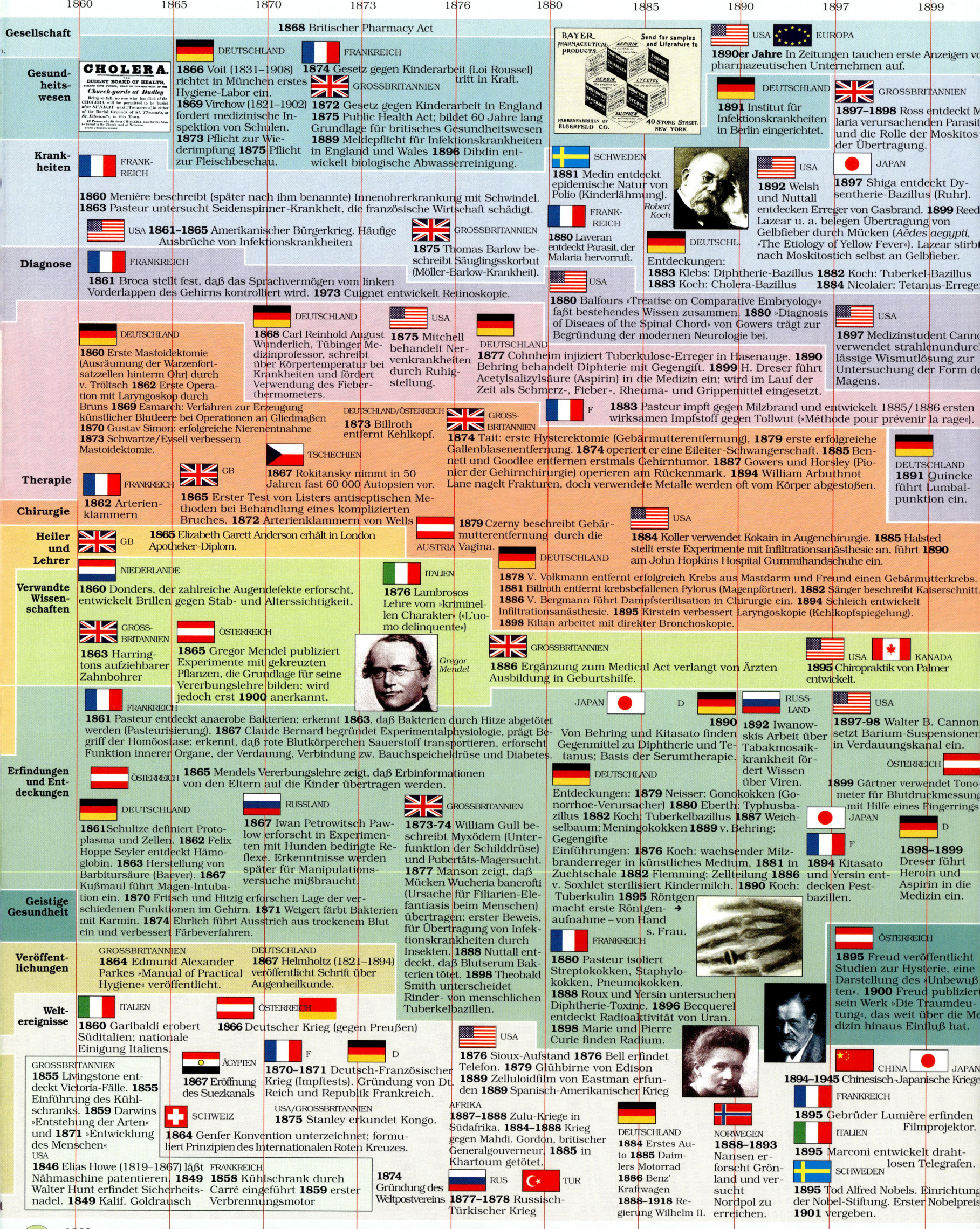

**Gesellschaft**

**1868** Britischer Pharmacy Act

**Gesundheitswesen**

CHOLERA. DUDLEY BOARD OF HEALTH. *Being all that can be done of the CHOLERA, will be permitted to house after SUNDAY next, Tomorrow in either of the Burial Grounds of the Thomas's, St Edmund's, in this Town. All Persons who die from CHOLERA, are to be buried in the Church-yard at Dudley.* Church-yards at Dudley

DEUTSCHLAND
**1866** Voit (1831–1908) richtet in München erstes Hygiene-Labor ein.
**1869** Virchow (1821–1902) fordert medizinische Inspektion von Schulen.
**1873** Pflicht zur Wiederimpfung tritt in Kraft.

FRANKREICH
**1874** Gesetz gegen Kinderarbeit (Loi Roussel) tritt in Kraft.

GROSSBRITANNIEN
**1872** Gesetz gegen Kinderarbeit in England.
**1875** Public Health Act; bildet 60 Jahre lang Grundlage für britisches Gesundheitswesen.
**1889** Meldepflicht für Infektionskrankheiten in England und Wales.
**1875** Pflicht zur Fleischbeschau.
**1896** Dibdin entwickelt biologische Abwasserreinigung.

BAYER PHARMACEUTICAL PRODUCTS. ASPIRIN. HEROIN. LYCETOL. SALOPHEN. Send for samples and Literature to 40 STONE STREET, NEW YORK. FARBENFABRIKEN OF ELBERFELD CO.

USA · EUROPA
**1890er Jahre** In Zeitungen tauchen erste Anzeigen vo pharmazeutischen Unternehmen auf.

DEUTSCHLAND
**1891** Institut für Infektionskrankheiten in Berlin eingerichtet.

GROSSBRITANNIEN
**1897–1898** Ross entdeckt M laria verursachenden Parasit und die Rolle der Moskitos der Übertragung.

**Krankheiten**

FRANKREICH
**1860** Menière beschreibt (später nach ihm benannte) Innenohrerkrankung mit Schwindel. **1863** Pasteur untersucht Seidenspinner-Krankheit, die französische Wirtschaft schädigt.

USA
**1861–1865** Amerikanischer Bürgerkrieg. Häufige Ausbrüche von Infektionskrankheiten

GROSSBRITANNIEN
**1875** Thomas Barlow beschreibt Säuglingsskorbut (Möller-Barlow-Krankheit).

SCHWEDEN
**1881** Medin entdeckt epidemische Natur von Polio (Kinderlähmung).

FRANKREICH
**1880** Laveran entdeckt Parasit, der Malaria hervorruft.

Robert Koch

USA
**1892** Welsh und Nuttall entdecken Erreger von Gasbrand.

JAPAN
**1897** Shiga entdeckt Dysenterie-Bazillus (Ruhr). **1899** Reed Lazear u. a. belegen Übertragung von Gelbfieber durch Mücken (*Aëdes aegypti*, »The Etiology of Yellow Fever«). Lazear stirb nach Moskitostich selbst an Gelbfieber.

**Diagnose**

FRANKREICH
**1861** Broca stellt fest, daß das Sprachvermögen vom linken Vorderlappen des Gehirns kontrolliert wird. **1973** Cuignet entwickelt Retinoskopie.

DEUTSCHL
Entdeckungen:
**1883** Klebs: Diphtherie-Bazillus **1882** Koch: Tuberkel-Bazillus
**1884** Koch: Cholera-Bazillus **1884** Nicolaier: Tetanus-Errege

USA
**1880** Balfours »Treatise on Comparative Embryology« faßt bestehendes Wissen zusammen. **1880** »Diagnosis of Diseaes of the Spinal Chord« von Gowers trägt zur Begründung der modernen Neurologie bei.

USA
**1897** Medizinstudent Canno verwendet strahlenundurc lässige Wismutlösung zur Untersuchung der Form de Magens.

**Therapie**

DEUTSCHLAND
**1860** Erste Mastoidektomie (Ausräumung der Warzenfortsatzzellen hinterm Ohr) durch v. Tröltsch. **1862** Erste Operation mit Laryngoskop durch Bruns. **1869** Esmarch: Verfahren zur Erzeugung künstlicher Blutleere bei Operationen an Gliedmaßen. **1870** Gustav Simon: erfolgreiche Nierenentnahme. **1873** Schwartze/Eysell verbessern Mastoidektomie.

DEUTSCHLAND
**1868** Carl Reinhold August Wunderlich, Tübinger Medizinprofessor, schreibt über Körpertemperatur bei Krankheiten und fördert Verwendung des Fieberthermometers.

USA
**1875** Mitchell behandelt Nervenkrankheiten durch Ruhigstellung.

DEUTSCHLAND
**1877** Cohnheim injiziert Tuberkulose-Erreger in Hasenauge. **1890** Behring behandelt Diphterie mit Gegengift. **1899** H. Dreser führt Acetylsalizylsäure (Aspirin) in die Medizin ein; wird im Lauf der Zeit als Schmerz-, Fieber-, Rheuma- und Grippemittel eingesetzt.

F
**1883** Pasteur impft gegen Milzbrand und entwickelt 1885/1886 ersten wirksamen Impfstoff gegen Tollwut (»Méthode pour prévenir la rage«).

DEUTSCHLAND/ÖSTERREICH
**1873** Billroth entfernt Kehlkopf.

GROSSBRITANNIEN
**1874** Tait: erste Hysterektomie (Gebärmutterentfernung), **1879** erste erfolgreiche Gallenblasenentfernung. **1874** operiert e. eine Eileiter-Schwangerschaft. **1885** Bennett und Goodlee entfernen erstmals Gehirntumor. **1887** Gowers und Horsley (Pionier der Gehirnchirurgie) operieren am Rückenmark. **1894** William Arbuthnot Lane nagelt Frakturen, doch verwendete Metalle werden oft vom Körper abgestoßen.

TSCHECHIEN
**1867** Rokitansky nimmt in 50 Jahren fast 60 000 Autopsien vor.

DEUTSCHLAND
**1891** Quincke führt Lumbalpunktion ein.

**Chirurgie**

FRANKREICH
**1862** Arterienklammern

GB
**1865** Erster Test von Listers antiseptischen Methoden bei Behandlung eines komplizierten Bruches. **1865** Arterienklammern von Wells

ÖSTERREICH
**1879** Czerny beschreibt Gebärmutterentfernung durch die Vagina.

USA
**1884** Koller verwendet Kokain in Augenchirurgie. **1885** Halsted stellt erste Experimente mit Infiltrationsanästhesie an, führt **1890** am John Hopkins Hospital Gummihandschuhe ein.

**Heiler und Lehrer**

GB
**1865** Elizabeth Garett Anderson erhält in London Apotheker-Diplom.

DEUTSCHLAND
**1878** V. Volkmann entfernt erfolgreich Krebs aus Mastdarm und Freund einen Gebärmutterkrebs. **1881** Billroth entfernt krebsbefallenen Pylorus (Magenpförtner). **1882** Sänger beschreibt Kaiserschnitt. **1886** V. Bergmann führt Dampfsterilisation in Chirurgie ein. **1894** Schleich entwickelt Infiltrationsanästhesie. **1895** Kirstein verbessert Laryngoskopie (Kehlkopfspiegelung). **1898** Kilian arbeitet mit direkter Bronchoskopie.

**Verwandte Wissenschaften**

NIEDERLANDE
**1860** Donders, der zahlreiche Augendefekte erforscht, entwickelt Brillen gegen Stab- und Altersichtigkeit.

ITALIEN
**1876** Lambrosos Lehre vom »kriminellen Charakter« (»L'uomo delinquente«)

GROSSBRITANNIEN
**1863** Harringtons aufziehbarer Zahnbohrer

ÖSTERREICH
**1865** Gregor Mendel publiziert Experimente mit gekreuzten Pflanzen, die Grundlage für seine Vererbungslehre bilden; wird jedoch erst **1900** anerkannt.

*Gregor Mendel*

GROSSBRITANNIEN
**1886** Ergänzung zum Medical Act verlangt von Ärzten Ausbildung in Geburtshilfe.

USA · KANADA
**1895** Chiropraktik von Palmer entwickelt.

**Erfindungen und Entdeckungen**

FRANKREICH
**1861** Pasteur entdeckt anaerobe Bakterien; erkennt **1863**, daß Bakterien durch Hitze abgetötet werden (Pasteurisierung). **1867** Claude Bernard begründet Experimentalphysiologie, prägt Begriff der Homöostase; erkennt, daß rote Blutkörperchen Sauerstoff transportieren, erforscht Funktion innerer Organe, der Verdauung, Verbindung zw. Bauchspeicheldrüse und Diabetes.

ÖSTERREICH
**1865** Mendels Vererbungslehre zeigt, daß Erbinformationen von den Eltern auf die Kinder übertragen werden.

DEUTSCHLAND
**1861** Schultze definiert Protoplasma und Zellen. **1862** Felix Hoppe Seyler entdeckt Hämoglobin. **1863** Herstellung von Barbitursäure (Baeyer). **1867** Kußmaul führt Magen-Intubation ein. **1870** Fritsch und Hitzig erforschen Lage der verschiedenen Funktionen im Gehirn. **1871** Weigert färbt Bakterien mit Karmin. **1874** Ehrlich führt Ausstrich aus trockenem Blut ein und verbessert Färbeverfahren.

RUSSLAND
**1867** Iwan Petrowitsch Pawlow erforscht in Experimenten mit Hunden bedingte Reflexe. Erkenntnisse werden später für Manipulationsversuche mißbraucht.

GROSSBRITANNIEN
**1873-74** William Gull beschreibt Myxödem (Unterfunktion der Schilddrüse) und Pubertäts-Magersucht. **1877** Manson zeigt, daß Mücken Wucheria bancrofti (Ursache für Filiarien-Elefantiasis beim Menschen) übertragen: erster Beweis, daß Übertragung von Infektionskrankheiten durch Insekten. **1888** Nuttall entdeckt, daß Blutserum Bakterien tötet. **1898** Theobald Smith unterscheidet Rinder- von menschlichen Tuberkelbazillen.

JAPAN · D · RUSSLAND · USA
**1890** Von Behring und Kitasato finden Gegenmittel zu Diphtherie und Tetanus; Basis der Serumtherapie.
**1892** Iwanowskis Arbeit über Tabakmosaikkrankheit fördert Wissen über Viren.
**1897-98** Walter B. Cannon setzt Barium-Suspensionen in Verdauungskanal ein.

DEUTSCHLAND
Entdeckungen: **1879** Neisser: Gonokokken (Gonorrhoe-Verursacher) **1880** Eberth: Typhusbazillus **1882** Koch: Tuberkelbazillus **1887** Weichselbaum: Meningokokken **1889** v. Behring: Gegengifte
Einführungen: **1876** Koch: wachsender Milzbranderreger in künstlichem Medium, **1881** in Zuchtschale **1882** Flemming: Zellteilung **1886** v. Soxhlet sterilisiert Kindermilch. **1890** Koch: Tuberkulin **1895** Röntgen macht erste Röntgenaufnahme – von Hand s. Frau.

ÖSTERREICH
**1899** Gärtner verwendet Tonometer für Blutdruckmessung mit Hilfe eines Fingerrings.

JAPAN · FRANKREICH
**1894** Kitasato und Yersin entdecken Pestbazillen.

DEUTSCHLAND
**1898–1899** Dreser führt Heroin und Aspirin in die Medizin ein.

**Geistige Gesundheit**

FRANKREICH
**1880** Pasteur isoliert Streptokokken, Staphylokokken, Pneumokokken. **1888** Roux und Yersin untersuchen Diphtherie-Toxine. **1896** Becquerel entdeckt Radioaktivität von Uran. **1898** Marie und Pierre Curie finden Radium.

ÖSTERREICH
**1895** Freud veröffentlicht Studien zur Hysterie, um Darstellung des »Unbewußten«. **1900** Freud publiziert sein Werk »Die Traumdeutung«, das weit über die Medizin hinaus Einfluß hat.

**Veröffentlichungen**

GROSSBRITANNIEN
**1864** Edmund Alexander Parkes »Manual of Practical Hygiene« veröffentlicht.

DEUTSCHLAND
**1867** Helmholtz (1821–1894) veröffentlicht Schrift über Augenheilkunde.

**Weltereignisse**

ITALIEN
**1860** Garibaldi erobert Süditalien; nationale Einigung Italiens.

ÖSTERREICH
**1866** Deutscher Krieg (gegen Preußen)

GROSSBRITANNIEN
**1855** Livingstone entdeckt Victoria-Fälle. **1855** Einführung des Kühlschranks. **1859** Darwins »Entstehung der Arten« und **1871** »Entwicklung des Menschen«.
**1846** Elias Howe (1819–1867) läßt Nähmaschine patentieren. **1849** Walter Hunt erfindet Sicherheitsnadel. **1849** Kalif. Goldrausch.

ÄGYPTEN
**1867** Eröffnung des Suezkanals

F · D
**1870–1871** Deutsch-Französischer Krieg (Impftests). Gründung von Dt. Reich und Republik Frankreich.

SCHWEIZ
**1864** Genfer Konvention unterzeichnet; formuliert Prinzipien des Internationalen Roten Kreuzes.

FRANKREICH
**1849** Kühlschrank durch Carré eingeführt **1859** erster Verbrennungsmotor

USA
**1876** Sioux-Aufstand. **1876** Bell erfindet Telefon. **1879** Glühbirne von Edison **1889** Zelluloidfilm von Eastman erfunden **1889** Spanisch-Amerikanischer Krieg

AFRIKA
**1887–1888** Zulu-Kriege in Südafrika. **1884–1888** Krieg gegen Mahdi. Gordon, britischer Generalgouverneur, **1885** in Khartoum getötet.

USA/GROSSBRITANNIEN
**1875** Stanley erkundet Kongo.

DEUTSCHLAND
**1884** Erstes Auto **1885** Daimlers Motorrad **1886** Benz' Kraftwagen **1888–1918** Regierung Wilhelm II.

NORWEGEN
**1888–1893** Nansen erforscht Grönland und versucht Nordpol zu erreichen.

RUSSLAND · TUR
**1877–1878** Russisch-Türkischer Krieg

CHINA · JAPAN
**1894–1945** Chinesisch-Japanische Kriege

FRANKREICH · ITALIEN
**1895** Gebrüder Lumière erfinden Filmprojektor.
**1895** Marconi entwickelt drahtlosen Telegrafen.

SCHWEDEN
**1895** Tod Alfred Nobels. Einrichtung der Nobel-Stiftung. Erster Nobelp **1901** vergeben.

**1874** Gründung des Weltpostvereins

**1942** Weltgesundheits-organisation (WHO) im Rahmen der UNO gegründet

GROSSBRITANNIEN
**1948** National Health Service eingerichtet. **1948** Kinsey-Repo...

USA
**1938** New York verlangt als erster Bundesstaat Gesundheitszeugnis vor Eheschließung. **1945** In Michigan erstmals fluoridiertes Trinkwasser

**1950er Jahre** Pflanzenschutzmittel DDT gegen Insekte...

USA
**1932** Wissenschaftler entwickeln ersten Impfstoff gegen Gelbfieber. **1945** US-Soldaten werden erstmals gegen Influenza Typ A und Typ B geimpft.

USA
**1953** Virologe Sark teste... erfolgreich Polio-Impfung.

NIEDERLANDE
**1930** Chemiker Debye untersucht mit Röntgenstrahlen Struktur von Molekülen.

USA
**1934** Mixter und Barr zeigen Bedeutung von Bandscheibenvorfall für Ischiassyndrom.

*Verhütungsberatung, 20er Jahr...*

GROSS-BRITANNIEN
**1936** Bachs Blütenessenzen kommerziell vertrieben.

**1920er Jahre** Marie Stopes eröffnet erste Klinik zur Geburtenkontrolle, bietet kostenlose Beratung und Verhütungsmittel. Untersuchungen werden von Hebamme durchgeführt, bei Bedarf wird eine Ärztin hinzugezogen. **1925** Erste erfolgreiche Insulin-Behandlung in Europa im Guys Hospital, London. **1928** Sir Alexander Fleming entdeckt Penicillin, das erste Antibiotikum. **1940** Experimente von Florey und Chain münden in eine Methode zur Produktion von Penicillin zu therapeutischen Zwecken.

KANADA **1921** Insulin-Behandlung für Diabetes von Banting und Best entwickelt

*Nierentransplantationen begannen in den 50er Jahre...*

USA
**1928** Die Eiserne Lunge, **1927** von Philip Drinker entwickelt, wird erstmals in USA eingesetzt. **1944** Waksman entdeckt Streptomycin, ein wirksames Antibiotikum gegen Brucellose und Tuberkulose. **1945** Entwicklung von Benadryl zur Behandlung von Allergien wie Heuschnupfen und Asthma. **1950** Erste Nierentransplantation durch Lawler.

FRANKREICH
**1921** Entwicklung eines Tuberkulose-Impfstoffs aus lebenden, nicht virulenten Rinderbazillen durch Calmette und Guérin **1922** McCollum u. a. identifizieren Vitamin D, wichtig für Knochenwachstum und zur Rachitisbehandlung. **1924** A. Calmette führt Tbc-Schutzimpfung für Kinder ei...

**1921** Nylen verwendet bei einer Ohroperation wegen Taubheit ein monokulares Mikroskop.

DEUTSCHLAND
**1932** Narkosemittel Evipan von Weese und Scharpff eingeführt. **1944** Alfred Blalock nimmt bei Neugeborenem erste erfolgreiche Herzoperation vor.

USA
**1952** Bei Operation in Pennsylvania Hospita... erstmals künstliches Herz eingesetzt

BELGIEN
**1920** Erster Kongreß für Medizingeschichte

USA
←**1947** Gerty T. Cori erhält als erste Frau Medizin-Nobelpreis, zusammen mit ihrem Mann Carl F. Cori, für die Entdeckung de... Verlaufs des katalytischen Glykogen-Stoffwechsels.

UNGARN
**1918** Biochemiker Szent-Györgyi gelingt Isolierung von Vitamin C.

DEUTSCHL.
**1932** Erstes Elektronen-Mikroskop von Ruska und Knoll konstruiert.

FRANKREICH
**1916** Pasteur-Institut entdeckt Serum gegen Tetanus (Wundstarrkrampf).

USA
**1933** Anti-Beri-beri-Vitamin von Robert Williams u.a. identifiziert. **1936** Anti-Beri-beri-Vitamin synthetisch hergestellt.

USA
**1944** Erste Augenbank von Krankenhäusern in Manhattan und New York eingerichtet. **1946** Benjamin Stock publiziert »Baby and Child Care«, das Eltern empfiehlt, Kinder zu umarmen und den Instinkten zu folgen, statt sie strengen Regeln zu unterwerfen.

USA
**1950** Howard Green züchtet menschliche Haut für Transplantation aus einem 1 mm² großen Hautstück eine... Neugeborenen. Sie wächst in 20 Tagen au... 60 cm² heran.

AUSTRALIEN
**1928** Einrichtung der Fliegenden Ärzte in Queensland geschaffen.

RUSS.
**1937** Kunstherz von Wladimir P. Demikhow konstruiert.

ÖSTERREICH
**1940** Landsteiner und Wiener finden nach Experimenten mit Rhesusaffen zusätzlichen Gerinnungsfaktor im Blut: Rh-Antigen.

F

USA
**1950** Küss in Paris und Murray in Boston verpflanzen erstmals Nieren von Verstorbenen auf lebende Patienten.

GROSS-BRITANNIEN
**1928** Hindle führt Impfstoff zur Immunisierung gegen Gelbfieber ein. **1928** Erstmals Heftpflaster hergestellt. **1938** Dodds und andere erzeugen synthetisches Östrogen.

NIEDERLANDE
**1942–1943** Erste Dialysemaschine im holländischen Widerstand von Willem Korff entwickelt.

*Doppelhelix-Struktur der DNA*

GB
**1953** Struktur der DNA von Crick und Watson entdeckt

DEUTSCHLAND
**1928** Aschheim und Zondek führen ersten funktionierenden Schwangerschaftstest ein. **1932** Malaria-Medikament Atebrin (Mepacrine) von Mietzsch, Mauss und Kirkuth hergestellt. **1935** Domagk findet heraus, daß Pronotosil, ein Färbemittel aus Sulfanilamid, Mäuse gegen Streptokokken schützt.

INDIEN
**1955** Glasfaser von Kapany erfunden.

PORTUGAL
**1935** Erste Lobotomie (Durchtrennung von Faserverbindungen im Gehirn) von Moniz durchgeführt

**1953** Sir Edmund Hillary und Sherpa Tensing erreichen Gipfel des Mount Everest.

USA
Erfindungen: **1925** Tiefkühlkost durch Birds Eye. **1928** Elektro-Rasierer durch Schick. **1938** Fotokopierer durch Chester Carbon

**1939–1945** Zweiter Weltkrieg. Atombombe von Frisch, Bohr und Peierls entwickelt. Penicillin zur Behandlung von Verletzungen verwendet.

**1952** Wasserstoffbombe geteste...

**1950–1953** Koreakrieg

GROSSBRITANNIEN
**1922** Grab Tutanchamuns entdeckt. **1925/1926** Baird erfindet Fernsehen. **1929** Dekompressionskammer von Robert H. Davis erfunden.

**1936–39** Spanischer Bürgerkrieg. **1935–1936** Abessinienkrieg. **1935** Watson-Watt erfindet Radar.

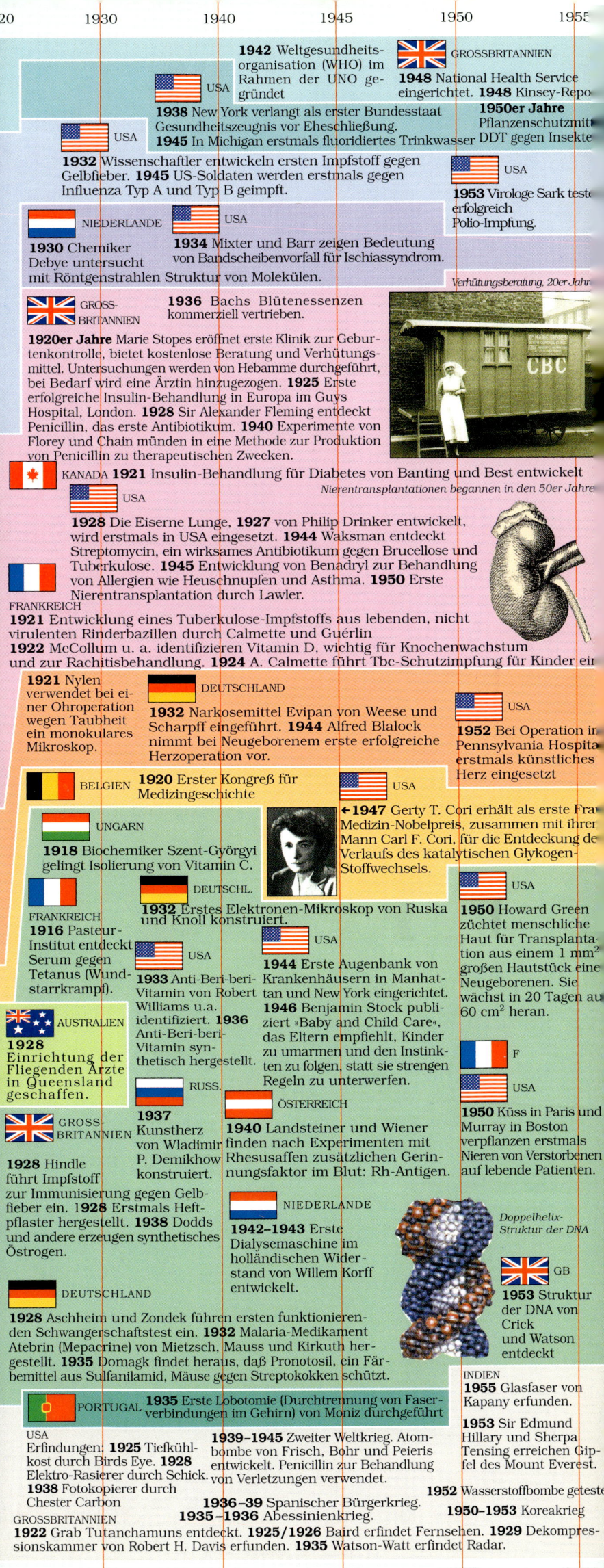

Sie lassen einen Blick unter die Oberfläche zu und erleichtern Diagnostik und operative Eingriffe. In Industrieländern ist es heute üblich, bei Schwangeren die Entwicklung des Fötus durch Ultraschalluntersuchungen zu überwachen. In der Gehirnchirurgie liefert die Kernspintomographie »Querschnitte« des Gehirns: Der Chirurg operiert mittels Sonden, Laser oder Schallwellen.

In der *Mikrochirurgie* kommen exakte elektronische Geräte zum Einsatz. Die gebogenen Nadeln sind so fein wie ein menschliches Haar. Chirurgen arbeiten mit computergesteuerten Roboterarmen und verfolgen das Geschehen durch ein Mikroskop.

## Hautverpflanzungen

Die Hautverpflanzung ist ein sehr anspruchsvolles Gebiet der Medizin. Erste Versuche wurden schon im 17. Jh. unternommen, aber erst 1950 gelang es Howard Green in den USA, ein kleines Stück menschlicher Haut, das einem Baby entnommen worden war, in nur 20 Tagen von 1 mm$^2$ auf 60 cm$^2$ wachsen zu lassen. Seit 1986 wird künstliche Haut aus Rindercollagen und Silikonplastik hergestellt: Zum einen scheint das Problem der Abstoßung durch den menschlichen Körper ausgeschaltet zu sein, zum anderen kann man sie für eine spätere Verwendung einfrieren.

## Herzchirurgie

*Elliott Cutler (1923, Boston)*
Cutler operierte weitgehend »blind« und schnitt ein Stück aus einer verengten Herzklappe, indem er durch die Ventrikelmuskulatur vordrang.

*Sir Henry S. Souttar (1915, London)*
Souttar operierte ein Mädchen, das an dekompensierter Herzinsuffizienz litt, indem er einen großen Gewebelappen anhob und so das Herz und die verengte Klappe freilegte. Dann weitete er diese mit dem Zeigefinger, den er durch das Herzohr bis zum rechten Kammervorhof vorschob.

*Dwight Harken (1948, Boston)*
Harken teilte eine verengte Mitralklappe mit einem kleinen Messer, das er am Finger befestigte. Russell Brock wiederholte die Operation in London nur mit dem Zeigefinger.

*John Gibbon (1953, USA)*
Nach 15 Jahren Erprobung in Tierversuchen setzte Gibbon die Herz-Lungen-Maschine erfolgreich bei einem Menschen ein und korrigierte einen Herzfehler unter direkter Beobachtung der betroffenen Stelle.

*Sake Senning (1958, Schweden)*
Senning baute den ersten Herzschrittmacher, der gleichmäßige Kontraktionen auslöst. 1986 entwickelte eine deutsche Firma einen Schrittmacher, der durch die Bluttemperatur reguliert wurde und das Herz schneller schlagen ließ, wenn die Muskeln beansprucht wurden: So konnten die Patienten sogar wieder laufen! 1988 wurde ein atomgetriebener Schrittmacher gebaut, der 40 Jahre im Körper bleiben kann.

*Christiaan Barnard (1967, Kapstadt)*
Barnard führte die erste Herztransplantation von Mensch zu Mensch durch. Die Operation verlief erfolgreich, doch der Patient, der 56jährige Lebensmittelhändler Louis Washansky, starb nach 18 Tagen an einer Infektion. Ein Jahr später pflanzte Barnard dem Zahnarzt Philip Blaiberg ein neues Herz ein; Blaiberg lebte danach noch über 19 Monate.

## Fruchtbarkeit

Rund 15% aller Paare können keine Kinder bekommen. Nach vielen vergeblichen Versuchen und gegen erbitterten Widerstand gelang Robert Edwards und Patrick Steptoe die erste künstliche Befruchtung im Reagenzglas. Die befruchtete Eizelle wuchs im Mutterleib zu einem gesunden Kind heran: Louise Brown, das erste »Retortenbaby«, kam 1978 zur Welt. Seither hat die künstliche Befruchtung vielen Paaren geholfen. Das Verfahren bleibt kompliziert, doch die Erfolgsquote steigt. Auch Leihmütter, denen man die befruchtete Eizelle einpflanzte, kamen zum Einsatz, allerdings gibt es ethische Bedenken. Andererseits waren auch Bestrebungen zur Verhütung von Schwangerschaften im 20. Jh. von großer Bedeutung. Die Geburtenkontrolle, die mit Marie Stopes Arbeiten in den 20er Jahren begann und in die Antibaby-Pille mündete (seit den 50er Jahren), hat die Rolle der Frauen in der westlichen Welt zutiefst verändert.

*Die moderne Technik hat längst auch im Operationssaal Einzug gehalten, wo bestimmte chirurgische Prozesse heute vom Computer gesteuert werden.*

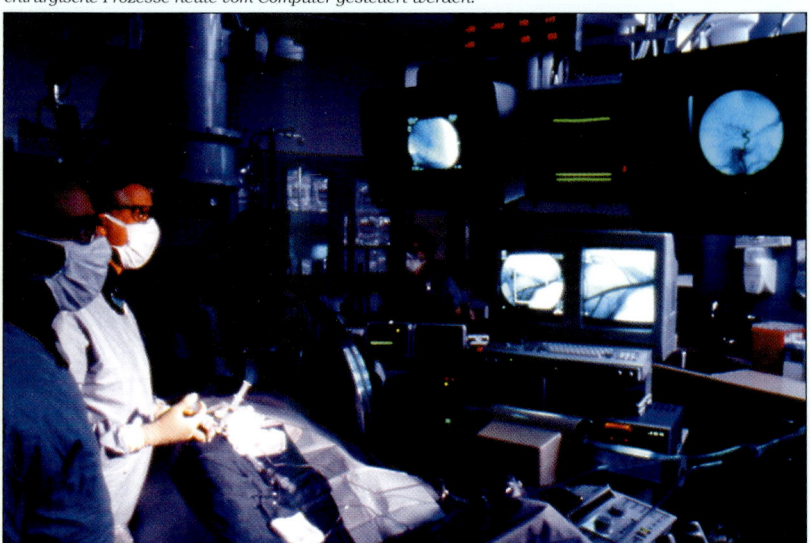

USA
**1902** International Sanitary Bureau eingerichtet (später Pan-American Health Organization). **1906** Food and Drugs Act. **1917–1918** Kommission untersucht Fünftagefieber.

USA
**1910** Gesetz gegen Sklavenhandel. **1912** Public Health Service gegründet **1912** Children's Bureau in Washington D. C. eingerichtet. **1913** Oberster Gerichtshof verneint Rechte des Individuums, wenn sie der öffentlichen Wohlfahrt entgegenstehen.

GB
**1919** Gesundheitsministerium eingerichtet.

JAPAN
**1916** Futaki und andere entdecken Spirillum bei Rattenbiß-Fieber.

GROSS-BRITANNIEN
**1900** Manson beweist experimentell, daß Moskitos Malaria übertragen; Versuchsperson: Sohn

USA
**1906** »Typhus-Mary« (Typhus-Überträgerin) entdeckt. **1907** Einwanderer medizinisch untersucht, um Einschleppung von Krankheiten zu verhindern; Kranke zurückgeschickt. **1910** Ricketts: Holzbock überträgt Rocky Mountains Spotted Fever. **1910** Flexner: Polio experimentell hervorgerufen. **1911** Rous: Bösartige Tumoren können durch Injektion eines Filtrats des ursprünglichen Tumors übertragen werden.

**1918–1919** Grippe-Pandemie fordert 15 Mio. Opfer.

GROSS-BRITANNIEN
**1901** Dutton/Ford finden Erreger des Rückfallfiebers; hilft bei Erklärung der Schlafkrankheit, als deren Überträger **1903** Bruce/Nabarro die Tsetse-Fliege ausmachen. **1908** Institut zur Erforschung der Schlafkrankheit.

DEUTSCHL.
**1913** Albert Schweitzer in Afrika, baut Krankenhäuser und bekämpft Lepra.

DEUTSCHLAND
**1901/1905** Robert Koch vermutet, daß Beulenpest durch Ratten übertragen wird. Erforscht Theileriose.

AUSTRALIEN
**1906** Bancroft belegt, daß Dengue-Fieber durch Moskitostiche übertragen wird (*Aëdes aegypti*).

TUNESIEN
**1909** Nicolle zeigt, daß Läuse Fleckfieber verbreiten.

DEUTSCHLAND
**1912** Sudhoff widerspricht Theorie vom amerikanischen Ursprung der Syphilis; sie soll schon vor Columbus in Europa existiert haben.

BELGIEN
**1917** Willems rasche Mobilisierung nach Gelenkverletzungen verändert orthopädische Praxis.

FRANKREICH
**1905** Psychologe Alfred Binet entwickelt ersten Intelligenztest.

DEUTSCHLAND
**1907** Wassermann führt sero-diagnostischen Syphilis-Test ein.

GROSS-BRITANNIEN
**1910** Marine u. a. empfehlen Jodsalz zur Vorbeugung des Kropfs (Schilddrüsenvergrößerung) **1915** Tetanus-Gegengift für Soldaten

*Lavendel*

TSCHECHIEN
**1910** Jansky unterscheidet vier Basis-Blutgruppen (A, B, AB, 0).

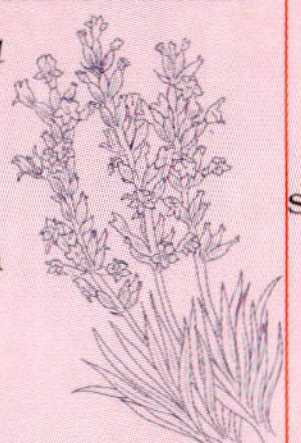

ITALIEN
**1917** Willems rasche Mobilisierung nach Gelenkverletzungen verändert orthopädische Praxis.

DÄNEMARK
**1893** Finsen, Begründer der Photo-therapie, demonstriert therapeutische Bedeutung der UV-Strahlen.

ÖSTERREICH
**1907** Pirquet: Tbc-Hauttest mit Tuberkulin.

FRANKREICH
**1910** Gattefossé behandelt Verbrennung mit Lavendel-öl: schnelle Heilung; erforscht dann therapeutische Wirkung anderer Pflanzenöle. **1913** De Sandfort entwickelt Ambrin-Behandlung (Paraffin-Harz-Lösung) für Verbrennungen. **1914–1918** Carrel und Dakin entwickeln Behandlung für Wundinfektionen.

DEUTSCHLAND
**1902** Formel für Barbitursäure wird patentiert; dient zur Herstellung von Schlaftabletten.

GB
**1903** Smith perfektioniert Operation am Grauen Star.

KANADA
**1906** Chirurgen führen Nierenoperationen bei Tieren durch, um Organverpflanzung auf Menschen zu beweisen.

USA
**1910** Angeleitet durch Röntgenaufnahmen, entfernt ein Chirurg einen Nagel aus der Lunge eines Jungen.

FRANKREICH
**1912** Dastre stellt durch Hornhaut-verpflanzung Augenlicht wieder her.

DEUTSCHL.
**1900** Wertheim: Totaloperation bei Gebärmutterkrebs. **1904** Sauerbruch konstruiert Unterdruckkammer für Brustchirurgie.

GROSSBRITANNIEN
**1914–1918** Gillies begründet mod. plastische Chirurgie mit Verpflanzung von Stiellappen der Haut von einem Körperteil auf einen anderen.

GROSSBRITANNIEN
**1913** Wellcome-Medizinmuseum gegründet

GROSSBRITANNIEN
**1901** In Schottland Krankenhausbetten für pränatale Betreuung reserviert

SCHWEDEN
**1911** Gullstrand: Nobelpreis für dioptrische Forschungen

AUSTRALIEN
**1912** Erste Schwangerenberatung in Sydney

USA
**1903** Zahnärzte: Porzellan für Füllungen oder Kronen **1911** Erste Schwangerenberatung in Boston eingerichtet. **1915** Fitzgerald beschreibt Reflexzonentherapie.

BELGIEN
**1905** Bordet und Gengou entdecken Erreger von Keuchhusten.

FRANKREICH
**1907** Calmette entwickelt Konjunktivalprobe für Tbc. Ärzte kündigen Serum gegen Ruhr an. **1912** Odin behauptet, Krebs-Mikrobe isoliert zu haben

USA
**1912** Cushing: »The Pituitary Body and its Disorders«

GB
**1915** Dakin führt neue Antiseptika ein.

ÖSTERREICH
**1901** Drei Haupt-Blutgruppen A, B und O von Landsteiner beschrieben; führt zu sicherer Transfusion.

DEUTSCHLAND
**1911** Ehrlich testet Salvarsan in Syphilis-Behandlung: Geburt der Chemotherapie.

POLEN
**1912** Funk schlägt Bezeichnung »Vitamine« für Substanzen vor, die Mangelerkrankungen vorbeugen.

SA
**1904** Atwaters Respirationskalorimeter

JAPAN
**1913** Noguchi weist *Spirochaete pallida* im Gehirn von Syphilis-Patienten nach. Stirbt in Ghana an Gelbfieber bei der Erforschung dieser Krankheit.

NIEDERLANDE
**1903** Einthoven erfindet Galvanometer, erstes praktisches EKG-Gerät. **1903** Rocci erfindet Sphygmomanometer zur Blutdruckmessung.

GB
**1904** Bayliss/Starling entdecken, daß Chemikalien Sekretion stimulieren; Theorie über deren hormonelle Kontrolle.

SCHWEIZ
**1911** Bleuler prägt Begriff »Schizophrenie«.

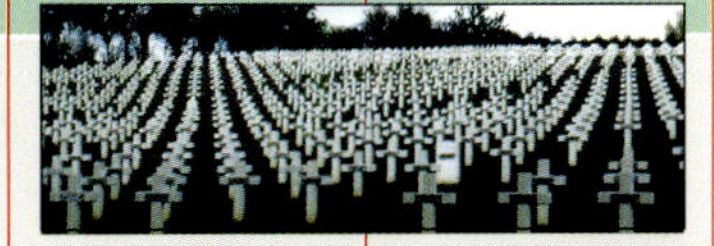

USA
**1903** Erster Motorflug der Gebrüder Wright

GROSSBRITANNIEN
**1901** Booth schafft Vakuum. **1912** Scotts Expedition erreicht Südpol. **1913** Geigerzähler von Hans Geiger.

**1912** Untergang der *Titanic* **1912** Scotts Expedition erreicht Südpol.

**1914–1918** Erster Weltkrieg. Viele Patienten mit Verletzungen durch Granaten

DEUTSCHLAND
**1916** Einstein publiziert Allgemeine Relativitätstheorie.

---

## 1860 bis 1955

### Freud und Jung

Entscheidende Anstöße zur Weiterentwicklung der Psychiatrie lieferten die Forschungen von Sigmund Freud (1865–1939) und Carl Gustav Jung (1865–1961). Beide arbeiteten eng zusammen, bis sie sich 1912 wegen unterschiedlicher Ansichten über die Rolle der Sexualität bei psychischen Problemen entzweiten. In der Kindheit verdrängte sexuelle Wünsche sind nach Freud die Hauptursache von Neurosen. Er ersetzte die Behandlung mit Hypnose durch die Methode der freien Assoziation und die Traumdeutung, die heute noch wichtige Hilfsmittel der Psychoanalyse sind.

C.G. Jung, der Religion und Traumsymbolik studiert hatte, entwickelte dagegen ein tiefenpsychologisches Konzept, das auf sog. Archetypen beruht – kollektiven Verhaltensmustern, die im Unbewußten verwurzelt sind. Er begründete die analytische Psychologie, unterschied Persönlichkeiten anhand von Intro- und Extraversion und wies auf die Möglichkeit des Zusammenwirkens von Bewußtsein und Unbewußtem hin.

### Penicillin

1928 entdeckte der britische Bakteriologe Alexander Fleming im St. Mary's Hospital in London durch Zufall die Wirkung des später sog. Penicillins. Er hatte nach antibakteriellen Substanzen geforscht, die menschliches Gewebe nicht angriffen, und beschäftigte sich gerade mit Influenza. Dabei entdeckte er, daß sich auf einer Zuchtschale von Staphylokokken grüner Schimmel ge-

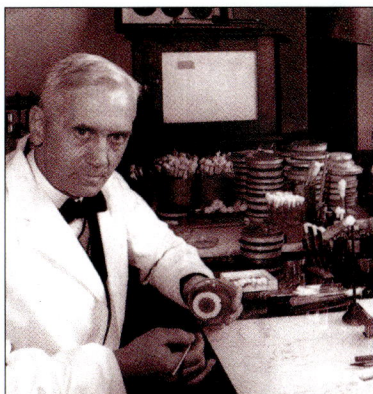

bildet hatte. Als er diese Kultur untersuchte, erkannte Fleming, daß am Rande des Schimmels ein völlig bakterienfreier Kreis entstanden war. Er fand heraus, daß eine flüssige Schimmelpilz-Kultur (die er zunächst »Schimmelsaft«, »Schimmelfiltrat« und ab 1929 Penicillin nannte) das Wachstum von Staphylokokken unterband – selbst wenn sie 800fach verdünnt wurde.

Penicillin konnte schließlich 1940 isoliert werden. Es entwickelte sich zum am häufigsten eingesetzten Antibiotikum und hat unzähligen Menschen das Leben gerettet. Als besonders hilfreich erwies es sich im Zweiten Weltkrieg, da sein Einsatz die Sterberate durch Infektionskrank-

heiten deutlich senkte. Auch bei der Bekämpfung von Geschlechtskrankheiten spielte es eine herausragende Rolle. Doch da Mikroorganismen sehr anpassungsfähig sind, haben sich mittlerweile Bakterienstämme entwickelt, die gegen Penicillin wie auch andere Antibiotika resistent sind.

### DNA

1953 veröffentlichten James Watson und Francis Crick, zwei Forscher aus Cambridge, eine Schrift, die für große Aufregung sorgte. Sie hatten entdeckt, daß die Grundbausteine des Lebens in einer Strickleiter-Struktur (Doppelhelix) angeordnet sind. Diese Entdeckung war ein Meilenstein der modernen Wissenschaft und veränderte die Grundlagen der Genetik.

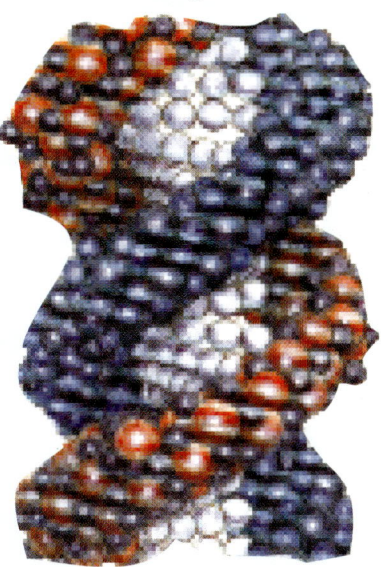

Jede lebende Zelle enthält Desoxy-ribonukleinsäure (DNA), in der die Erbinformationen gespeichert sind, die das Wachstum und die Funktionsweise der Zelle »programmieren« und für die Unterschiede zwischen den Individuen verantwortlich sind. Dieses vertiefte Wissen über die Entwicklung des Lebens und die Weitergabe von Informationen über die Gene hilft uns, Erbkrankheiten besser zu verstehen, und wird es uns in nicht allzu ferner Zukunft vielleicht sogar erlauben, defekte Gene zu ersetzen.

### Neue chirurgische Techniken

Die *Schlüsselloch-Chirurgie* wurde durch die Entwicklung des Endoskops möglich. Dieses Instrument erlaubt es den Chirurgen, über ein Glasfaser-Teleskop im Körper zu operieren. Die Endoskopie ist auch hilfreich bei der Diagnose, da Ärzte so innere Organe beobachten und ihren Zustand feststellen können.

Die *Ballon-Chirurgie* für Gehirn-operationen entstand in den 1970er Jahren in Rußland. Dabei wird ein Mini-Ballon über die Arterie, die für die Blutversorgung des betreffenden Gehirnteils zuständig ist, zum Tumor vorgeschoben. Dort angekommen, wird der Ballon aufgeblasen, blockiert die Blutzufuhr, und der erkrankte Teil des Gehirns stirbt ab. Ballons setzt man auch zur Weitung von Arterien ein.

Eine wesentliche Hilfe für den Arzt sind auch bildgebende Verfahren wie Röntgengeräte und moderne *Scanner*.

## Gesellschaft

### Gesundheitswesen

**1955** WHO erklärt, daß Malaria in einer weltweiten Kampagne und durch Einsatz von DDT ausgerottet werden soll. **1955** bezeichnet sie Atommüll als ernste Gesundheitsgefährdung. **1960er Jahre** DDT-Einsatz geht zurück, da Giftigkeit des Mittels zunehmend erkannt wird.

**1969** WHO gibt zu, daß Malaria-Plan gescheitert ist.

**1980** WHO erklärt Pocken für vollständig ausgerottet. Später versehentliche Infektion von Labortechniker in Birmingham; Professor begeht Selbstmord.

AUSTRALIEN
**1996** Erstes Gesetz, das Sterbehilfe erlaubt, tritt in Kraft. Unheilbar Krebskranker macht als erster Mensch von dieser liberalen Euthanasie-Regelung Gebrauch.

### Krankheiten

**1958** Nachweis, daß Thalidomid (Contergan) embryonale Mißbildungen hervorruft.

USA

**1936** Masern-Impfstoff eingeführt

NEUSEELAND
**1963** Erste erfolgreiche Bluttransfusion an ungeborenes Kind. **1960** Enders u. a. entwickeln Impfung gegen Masern-Virus.

USA
**1972** Syphilis-Skandal: Public Health Service erforscht 40 Jahre lang Syphilis an Schwarzen in Alabama, ohne sie zu behandeln. **1981** AIDS erstmals in New York und Los Angeles registriert. **1992** Nach Ansicht von Ärzten kann Legionärskrankheit über Leitungswasser und Belüftungsanlagen übertragen werden. **1996** Wissenschaftler glauben, Ursache für Nikotinabhängigkeit entdeckt zu haben.

GROSS-BRITANNIEN
**1990** Wissenschaftler bestreiten Gefährlichkeit von BSE, aber **1991** stirbt erste Frau an Creutzfeld-Jacob-Krankheit, der menschlichen Form des »Rinderwahns«.

GB
**1991** Ärzte entwickeln Methode zur Voraussage, wann HIV-Infizierte volles AIDS-Krankheitsbild aufweisen.

SCHWEIZ
**1996** WHO startet Kampage gegen Fettleibigkeit.

### Diagnose

### Behandlung

**1987** Prozac von US Food and Drug Administration (Gesundheitsbehörde) lizenziert. **1988** Studien belegen, daß Osteopathie Schmerzen im unteren Rückenbereich lindert. **1995** In Tests stoppt tragbare Krebs-»Superkanone« Wachstum von Krebszellen in Mäusen. Sie schießt mikroskopisch kleine »Kugeln« mit genetischem Material in den Körper. Diese dringen in die Krebszellen ein und stimulieren die körpereigene Immunabwehr. **1998** Viagra, neues Potenzmittel, wird von US-Gesundheitsbehörde zugelassen. **1999** Wissenschaftler entwickeln Technik zur Züchtung von Ersatzknochen: Eine Frau erhält neues Gesicht mit Knochen, die an anderer Stelle ihres Körpers herangezüchtet wurden.

GROSSBRITANNIEN
**1996** Neue Behandlungsmethode für Krebs getestet: Zwei Kinder erhalten Nabelschnurblut von neugeborenen Zwillingen eingepflanzt – ähnlich wie Knochenmarkstransplantation. **1997** Britische Regierung verhängt Verkaufsverbot für Rindfleisch mit Knochen nachdem bekannt wird, daß Rinderwahn durch Knochenmark verbreitet werden kann. **1998** Laut »Nature Magazine« soll AIDS schon Ende der 40er Jahre in Afrika bei Menschen aufgetreten sein. Virus kann erst in 80er Jahren identifiziert werden, als AIDS zur weltweiten Epidemie wird. **1999** Neues Immunisierungsprogramm gegen Meningitis C

SCHWEDEN
**1968** Epiduralanästhesie lindert Geburtsschmerzen.

**1958** Ake Senning setzt den ersten internen Herzschrittmacher ein.

USA
**1956** Erste Nierentransplantation zwischen zwei eineiigen Zwillingen von Merrill u. a. durchgeführt. **1982** In Utah wird erstmals einem Menschen Kunstherz eingepflanzt. **1992** Ein 35jähriger Mann erhält in Pittsburgh eine Pavian-Leber – er stirbt jedoch drei Monate später an Gehirnschlag. Die Obduktion ergibt, daß er mit AIDS infiziert war. ↓

AUSTRALIEN
**1976** Shannon entwickelt künstlichen Arm mit starkem Händedruck. **1999** Ärzten in Sydney gelingt es, Erbmaterial zweier Spendermütter in einem Ei zu verbinden. Dadurch können auch ältere Frauen mit defekten Eizellen schwanger werden. Mit Hilfe dieser Technik wurden bis 1999 drei Jungen und zwei Mädchen geboren.

GB
**1967** St. Christopher's Hospice in London richtet Hospiz zur Sterbebegleitung ein. **1989** Studien belegen, daß osteopatische Manipulation Schmerzen im unteren Rücken rascher abmildert. **1995** Versuche am Royal Marsden Hospital, London, zeigen, daß Massage Angst mindert und Lebensqualität von Krebspatienten erhöht. **1996** WHO verkündet Durchbruch bei Verhütung bei Männern: eine Injektion pro Woche vermindert Spermaproduktion auf vernachlässigbares Maß. **1997** Fünftägiges Baby erhält neue Leber: Großbritanniens jüngster Transplantationspatient. **1998** Laut einem Bericht im »New Scientist« sind regelmäßig Blut spendende Männer weniger anfällig für Herzkrankheiten – was der Aderlaß/Blutentzug zu bestätigen scheint. Blutegelzuchtanstalt Großbritanniens verkauft jährlich 20 000 Tiere an Spezialkliniken. **1999** Klonschaf Dolly zeigt Anzeichen rascher Alterung, was Befürchtungen über das Klonen von Menschen bestätigt. Dolly, erstes aus einem erwachsenen Tier geklontes Geschöpf, wirkt normal, ist genetisch sechs Jahre zu alt. DNA-Sequenzen, die die Chromosomenenden schützen, sind bei ihr kürzer als bei normalen Schafen ihres Alters.

AFRIKA
**1996** Zehn Menschen sterben in Gabun nach Verzehr von Schimpansenfleisch an Ebola-Virus.

DEUTSCHLAND
**1999** Vermuteter Ebola-Fall in Berlin erweist sich als Gelbfieber. Forscher arbeiten mit westafrikanischer Pflanze, die helfen soll, Virus unter Kontrolle zu bringen.

### Chirurgie

**1986** Entwicklung der Schlüsselloch-Chirurgie.

D **1979** Erste Leberverpflanzung auf Menschen

GROSSBRITANNIEN
**1963** Nierenverpflanzung in Leeds. **1968** Erste Herzverpflanzung Großbritanniens in London. Erste Dreifach-Transplantation (Herz, Lungen, Leber). **1995** Forschungen legen nahe, daß Herzen, Nieren und Lungen von besonders gezüchteten Schweinen auf Menschen verpflanzbar sind. **1998** Ein »Bypass« wird unter Einsatz eines neuen Kunstherzens operiert: Das künstliche Herz erlaubt es dem des betroffenen Mädchens, sich »auszuruhen«, bis es sich wieder erholt hat. **1999** Ärzte pflanzen einem Mann künstliche Hornhaut in die Wange ein; Plastiklinse wird später mit den Zellen, die sich darum bilden, entfernt; diese ersetzen beschädigte Hornhaut im Auge.

### Heiler und Lehrer

RUSSLAND **1970** Entwicklung der Ballon-Chirurgie.
*Mini-Ballon kann in Arterie aufgeblasen werden.*

SÜDAFRIKA
**1967** Erste Herztransplantation durch Christiaan Barnard in Kapstadt. Patient stirbt 18 Tage später. **1971** Erste kombinierte Herz-Lungen-Transplantation

*Operation am offenen Herzen*

*Christiaan Barnard*

USA **1997**

**1997** Bobbi McCaughey aus Iowa bringt überlebende Siebenlinge zur Welt. **1999** Forscher klonen erstmals menschlichen Embryo. DNA aus Bein eines Mannes wird Kuh-Eizelle injiziert, aus der die eigene DNA entfernt wurde. Zwölf Tage alter männlicher Embryo wird vernichtet.

AUSTRALIEN
**1999** Wissenschaftler glauben, daß Haare Erkennung von Brustkrebs und Drogenmißbrauch ermöglichen.

### Erfindungen und Entdeckungen

SKANDINAVIEN
Fjoe und Levan berichten von 46 normalen menschlichen Chromosomen. Dies führt zu Entdeckung des Down-Syndroms.

GROSSBRITANNIEN
**1970** Erster batteriebetriebener Herzschrittmacher

**1970** Erster CT-Scanner (Computertomographie) entwickelt

*Samen und Eizelle: Verhütung und Fruchtbarkeit werden wichtige Themen.*

AUSTRALIEN
**1981** Erste »Retortenzwillinge« der Welt in Melbourne geboren. **1983** Australierin bringt als erste Frau mit Spendereizelle ein Kind zur Welt. **1984** Erstes Baby, das als Embryo tiefgefroren war.

SCHWEIZ
**1992** Schweizer lehnen in Volksabstimmung Verbot von Tierversuchen in Medizin und Pharmazie ab.

FRANKREICH
**1998** Dubernard und Owen führen erste Armtransplantation durch. Patient erhält nach Unfall am Kreissäge neuen Unterarm mit Hand.

### Verwandte Wissenschaften

*Herzschrittmacher aus Titan*

SCHWEDEN
Herzschrittmacher erfunden

USA
**1955** Pincus und andere entwickeln Antibabypille.

GROSSBRITANNIEN
**1957** Rauchen direkt mit Krebs in Verbindung gebracht. **1969** An Universität Cambridge erstmals menschliche Eizellen in Reagenzglas befruchtet.

USA
**1966** Kunstblut von Clark und Gollan entwickelt.

*Kernspinresonanztomographie entwickelt sich in 80er Jahren.*

JAPAN
**1979** Kunstblut von Richi Maito hergestellt

**1976** Erstes künstliches Gen geschaffen. **1977** Rosalyn Yalow erhält als zweite Frau Medizin-Nobelpreis.

**1986** Burke und Yannas entwickeln künstliche Haut aus Rinderkollagen und Silikon.

**1980er Jahre** Einführung der Kernspinresonanztomographie.

USA
**1991** Acht Menschen für zweijähriges Experiment in »Biosphäre-II«-Labor eingeschlossen. **1998** Erste überlebende Achtlinge der Welt geboren. **1999** Forscher bauen »lebenden« Computer mit Neuronen (Nervenzellen) von Blutegeln. **1999** Arnowitz entwickelt neuen Hauttest für Diabetes.

USA
**1984** AIDS-Virus entdeckt

GROSSBRITANNIEN
**1998** Forscher entwickeln Mittel, das auf die Zähne aufgetragen wird und sechs Monate lang gegen Karies vorbeugen soll. **1998** Elizabeth Buttle, älteste Mutter Englands, bringt mit 60 Jahren Kind zur Welt.

GROSSBRITANNIEN
**1995** Wissenschaftler isolieren Zellen, die Haarwachstum steuern. **1996/1997** Im Roslin-Institut in Edinburgh wird Schaf geklont. Durch genetische Veränderung soll es Protein zur Behandlung von Hämophilie produzieren.

SCHWEIZ
**1972** Borel entdeckt, daß sich Substanz (Cyclosporin A) aus einem norwegischen Pilz zur Unterdrückung des Immunsystems nutzen läßt und daher bei Transplantationen Abstoßungsreaktion des Körpers verhindern kann.

### Veröffentlichungen

**1959** Erste Bilder der erdabgewandten Mondseite

**1988** Ende des Kriegs Iran-Irak

DEUTSCHLAND
**1989** Fall der Berliner Mauer

**1991** Golf-Krieg

### Geistige Gesundheit

RUSSLAND
**1957** Sputnik I gestartet, erster Satellit in Erdumlaufbahn

RUSSLAND
**1961** Yuri Gagarin erster Mensch im All

DEUTSCHLAND
**1961** Bau der Berliner Mauer

GB
**1964** Kohlenstoffaser von Courtaulds Ltd. erfunden.

NIGERIA
**1967–1970** Biafra-Krieg

**1973** Arabisch-Israelischer Krieg (Jom Kippur)

ISRAEL **1967** Arabisch-Israelischer Sechstagekrieg

### Weltereignisse

**1957–1975** Vietnam-Krieg

**1971** Indisch-Pakistanischer Krieg

**1980–1988** Iran-Irak Krieg.

**1982** Falkland-Krieg

BALKAN
**1957–1958** Sir Vivian Fuchs durchquert Antarktis.

Bürgerkrieg in Jugoslawien

SÜDAFRIKA
**1990** Nelson Mandela aus 25jähriger Haft entlassen.

FRANKREICH/GB
**1990** Durchstich bei Bau des Kanaltunnels

USA
**1999** Tod von John F Kennedy jr.

KOSOVO
**1999** Kosovo-Krieg erstmals ausschließlich aus der Luft geführt

GROSSBRITANNIEN
**1997** Tod von Prinzessin Diana

USA
**1958** Jack Saint Clair Kilby erfindet Mikrochip. **1960** Theodore Maiman erfindet Laser. **1963** Präsident Kennedy ermordet. **1968** Martin Luther King, Führer der Bürgerrechtsbewegung, ermordet. **1969** Niel Armstrong und Buzz Aldrin erste Menschen auf dem Mond. **1975** Erste Landung auf der Venus. **1976** Viking-Sonde landet auf Mars. **1979** Voyager entdeckt Jupiter-Monde. **1981** Erstes Space Shuttle gestartet. **1986** »Challenger«-Katastrophe

**1998** Entdeckung eines frühen Zahnersatzes. Junger Mann aus 1. oder 2. Jh. hat Zahn aus Eisen, der in seinen Kiefer gehämmert wurde.

**70er/80er Jahre** Karies bei Jugendlichen durch Fluorid um die Hälfte vermindert.

Niemand kann die Zukunft vorhersagen. Revolutionäre Ideen, von denen man jetzt noch nicht einmal träumt, dürften zu grundlegenden Fortschritten der Medizin führen und die Entwicklung in eine neue Richtung treiben, während viele der heute gängigen Vorstellungen den Herausforderungen der Zeit nicht standhalten werden.

Zweifellos werden **Mikrochirurgie**, Organtransplantationen, Gentechnik sowie der Einsatz von Robotern und Einweg-Operationsbesteck die Chirurgie der Zukunft bestimmen.

Die Mikrochirurgie revolutioniert bereits die Operationstechnik. Die Chirurgen betrachten die zu operierende Stelle durch ein Elektronenmikroskop und bewegen winzige chirurgische Instrumente mit Hilfe computergesteuerter Roboterarme und -hände.

Dank der **Laserchirurgie** kann man heute auch tief im Gehirn oder den Ohren operieren. Da der Laserstrahl unerwünschtes Gewebe verdampft, sind die Eingriffe unblutig. Zudem läßt sich durch winzige Glasfaserkabel Licht zur Operationsstelle leiten, so daß die Technik auch in Arterien, Herz und Auge anwendbar ist.

Laser- und Elektrochirurgie werden auch für anspruchsvollere Aufga-

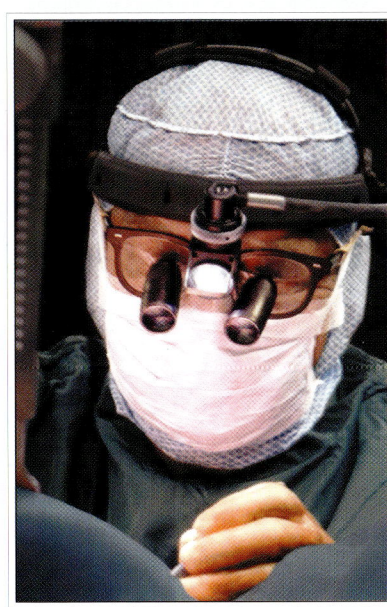

*Das neue Gesicht der Chirurgie*

ben eingesetzt werden, wenn die aktiven Komponenten zu einem integrierten Bestandteil der chirurgischen Instrumente werden. Die Weiterentwicklung der Robotertechnik wird es Chirurgen eines Tages erlauben, per Fernsteuerung aus einem Kontrollraum zu operieren.

Äußerst feine Instrumente, die Venen, Nerven und Kapillaren nähen, ermöglichen ein besseres Zusammenfügen **abgetrennter Gliedmaßen**. Und kommt es auf Schnelligkeit an, erlauben Spezialmikroskope mehreren Chirurgen zu operieren.

Die **Gentechnik** steckt noch in den Kinderschuhen. Sie wird sich weitreichend auf Chirurgie und andere Gebiete der Medizin auswirken.

Doch so sehr sich auch Diagnose und Therapie verbessern mögen, **medizinische Probleme und Krankheiten** werden nicht verschwinden. Immer wieder werden unbekannte oder veränderte Formen von Erkrankungen oder resistente Bakterienstämme auftauchen. AIDS wird weiterhin Sorgen bereiten, obwohl intensiv nach Behandlungsmöglichkeiten geforscht wird. Auch Drogenmißbrauch wird ein Problem bleiben und langfristig schwere gesellschaftliche Auswirkungen haben. Fortschritte im Kampf gegen Krebs, Herzerkrankungen und Unfruchtbarkeit werden die Zukunft prägen.

Herkömmliche Röntgenuntersuchungen werden zunehmend an Bedeutung verlieren, wenn die modernen **Scanning-Techniken** leistungsfähiger und mobiler werden.

Die Herz-Lungen-Maschinen und Nieren-Dialysegeräte werden durch neue **Apparaturen** ergänzt werden, die vorübergehend die Funktionen bestimmter **Organe** übernehmen, v. a. während Operationen, wenn es darauf ankommt, daß das Blut des Patienten möglichst vollständig erhalten und ihm wieder zugeführt wird.

Vieles deutet auch darauf hin, daß die östliche Medizin an Bedeutung gewinnt und **alternative** oder **komplementäre Heilmethoden** breitere Anerkennung finden – ebenso wie die ganzheitliche Sicht des Heilens.

### NEUE IDEEN UND ENTWICKLUNGEN ZU BEGINN DES 21. JH.

### Intelligente Instrumente

Der Entwicklung »intelligenter« chirurgischer und diagnostischer Instrumente scheinen kaum Grenzen gesetzt zu sein. So gibt es Endoskope, in die kleine Kameras eingebaut sind. Zugleich ermöglicht es der technologische Fortschritt, zahlreiche Funktionen wie z. B. Ultraschall oder Ausübung von Druck über minimal invasive Geräte umzusetzen.

Intelligente Instrumente werden über eine eigene Energieversorgung verfügen und imstande sein, etwa über Infrarotverbindungen mit anderen Instrumenten zu kommunizieren.

### »Chip-Labor«

Erkenntnisse über Gewebestrukturen, Blut, Gase und bakterielle Zusammensetzungen sind vom Einsatz moderner Halbleiter-Technologien zu erwarten, die diese komplexen Stoffwechselbestandteile aufspüren. Die Verwendung neuer Materialien macht die Instrumente leichter und flexibler, und Endoskope blicken besser hinter und durch Strukturen hindurch.

### Krebsbekämpfung

Die Eier einer Seesternart (*Marthasterias glacialis*) aus dem Ärmelkanal zeichnen sich durch den besonders hohen Anteil eines Enzyms aus, das das Wachstum von Zellen reguliert. Forscher der Universität Newcastle sehen hier eine Chance, das Wachstum von Krebszellen zu stoppen.

### Testverfahren

An der Universität Dundee in Schottland wurde der sog. »Haferkeks« als Alternative zu herkömmlichen Blutuntersuchungen oder Biopsien entwickelt. Der »Keks« enthält eine Markierungssubstanz, die den Ärzten bei der Diagnose hilft. Der Patient ißt den »Keks« und bläst in eine Röhre. Danach analysiert man die Atemluft nach Informationen über Krankheiten wie AIDS, Diabetes, Dyspepsie oder Reizdarm. Diese Methode ist für Patienten weniger belastend.

### Diabetes-Untersuchung

Eine neue Erfindung könnte Diabetes-Patienten die Überwachung des Blutzuckergehalts erleichtern. Bisher müssen sie sich dazu täglich eine Blutprobe aus einem Finger entnehmen. Jack Aronowitz, ein Forscher aus Florida, hat ein Gel-Pflaster entwickelt, das in die Haut eindringt und den Blutzuckergehalt analysiert, ohne die Hautoberfläche durchstoßen zu müssen. Wenn das Gel mit dem Zucker reagiert hat, verändert sich die Farbe des Pflasters je nach Höhe des Zuckergehalts. Dieser Vorgang dauert etwa fünf Minuten, dann wird das Pflaster abgezogen und unter ein Meßgerät gehalten, das die farbliche Veränderung auswertet und den Blutzuckerwert in Zahlen angibt.

### Blutegel

Die nächste Computergeneration bedient sich vielleicht lebender Zellen. Dem US-Amerikaner Bill Ditto und seinen Mitarbeitern gelang es, Nervenzellen zu mathematischen Aktionen zu veranlassen, indem er Blutegeln Neuronen entnahm und diese anregte, »sich zu organisieren und Berechnungen anzustellen«. Neuronen (grundlegende Kommunikationseinheiten des Gehirns) können selbst denken, sich auf neue Situationen einstellen und aus Erfahrungen lernen. Bei diesem Experiment werden Nervenzellen von Blutegeln an einen Computer angeschlossen, durch Elektroden stimuliert und mit Zahlen programmiert. Wenn die Zellen verbunden sind, beginnen sie zu addieren und Lösungen zu liefern. Die Erforschung von Neuronen und der Gehirnfunktionen wird sich auch auf medizinischem Gebiet niederschlagen.

# NOBEL

## PREIS-TRÄGER

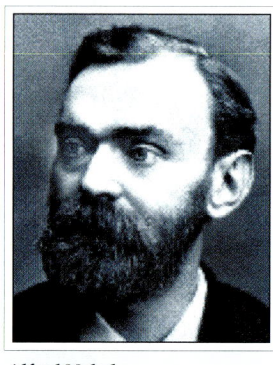

**Alfred Nobel**

Der schwedische Wissenschaftler, Industrielle und Erfinder Alfred Bernhard Nobel (1833–1896) legte die Grundlagen für den nach ihm benannten Nobelpreis.

Als Chemiker und Unternehmer befaßte sich Alfred Nobel mit der Erforschung von Sprengstoffen. 1867 erfand er das Dynamit und 1877 die Sprenggelatine. Durch die Produktion dieser Substanzen begründete er eine florierende Sprengstoffindustrie mit Betriebsstätten in mehreren Industrieländern. Nobel entwickelte auch synthetischen Kautschuk und andere Kunststoffe und besaß am Ende seines Lebens 355 Patente.

Den Großteil seines beträchtlichen Vermögens vermachte Nobel einer Stiftung, die seit 1901, fünf Jahre nach seinem Tod, jährlich die Nobelpreise für die besten Leistungen in den Sparten Chemie, Physik, Medizin oder Physiologie, Literatur und Frieden sowie, seit 1969, Wirtschaftswissenschaften vergibt.

## 1901

**Physik** DEUTSCHLAND
Wilhelm Röntgen: Entdeckung der Röntgenstrahlen

**Chemie** NIEDERLANDE
Jacobus van't Hoff: Forschungen über Reaktionsgeschwindigkeiten chemischer Verbindungen und osmotischen Druck

**Medizin** DEUTSCHLAND
Emil von Behring
Arbeiten über Serumtherapie

## 1902

**Physik** NIEDERLANDE
Henrick Lorentz/Pieter Zeeman: Aufspaltung des Lichts in Spektrallinien in magnetsichen Feldern

**Chemie** DEUTSCHLAND
Emil Fischer: Erforschung und Synthese von Purinen

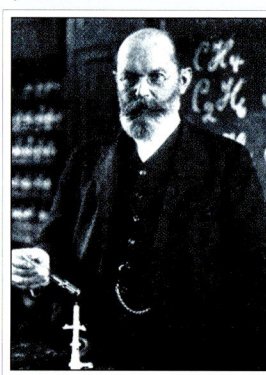

**Medizin** GROSSBRITANNIEN
Ronald Ross: Arbeiten über Malaria, u. a. der Nachweis, wie die Krankheit in den Organismus gelangt

## 1903

**Physik** FRANKREICH
Antoine Henri Becquerel/Pierre Curie/Marie Curie: Erforschung der radioaktiven Strahlung, die von Becquerel entdeckt worden war

**Chemie** SCHWEDEN
Swante Arrhenius: Theorie der elektrolytischen Dissoziation

**Medizin** DÄNEMARK
Niels R. Finsen: Beitrag zur Behandlung von Hautkrankheiten mittels konzentrierter Lichtstrahlen

## 1904

**Physik** GROSSBRITANNIEN
Lord Rayleigh: Entdeckung von Argon

**Chemie** GROSSBRITANNIEN
William Ramsey: Entdeckung der Edelgase und Bestimmung ihrer Position im Periodensystem

**Medizin** RUSSLAND
Iwan Pawlow: Arbeit über die Physiologie der Verdauung

## 1905

**Physik** DEUTSCHLAND
Philipp Lenard: Forschungen über Kathodenstrahlen

**Medizin** DEUTSCHLAND
Robert Koch: Entdeckung des Tuberkelbazillus

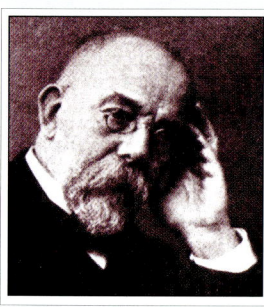

**Chemie** DEUTSCHLAND
Adolf von Bayer: Arbeiten über organische Farbstoffe und hydroaromatische Verbindungen

## 1906

**Physik** GROSSBRITANNIEN
Joseph Thompson: Untersuchungen zum Durchgang von Elektrizität durch Gase

**Chemie** FRANKREICH
Henri Moisson: Isolation von Fluor und Entwicklung eines elektrischen Ofens

**Medizin** ITALIEN/SPANIEN
Camillo Golgi/S. Ramón y Cajal: Arbeiten über die Struktur des Nervensystems

## 1907

**Physik** USA
Albert Michelson: Spektroskopische und metrologische Untersuchungen unter Verwendung präziser optischer Instrumente

**Medizin** FRANKREICH
Charles L.A. Laveran: Arbeiten über Bedeutung der Protozoen als Krankheitserreger

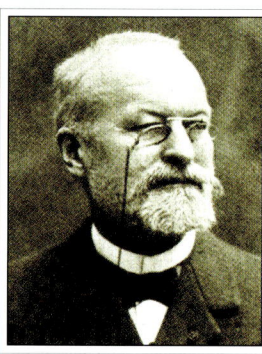

**Chemie** DEUTSCHLAND
Eduard Buchner: Entdeckung der zellfreien Gärung

## 1908

**Physik** FRANKREICH
Gabriel Lippman: Fotografische Reproduktion von Farben

**Medizin** DEUTSCHLAND/RUSSLAND
Paul Ehrlich/Ilja Iljitsch Metschnikow: Arbeiten über Immunität

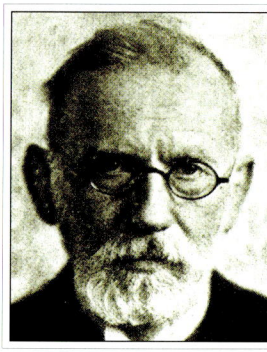

**Chemie** GROSSBRITANNIEN
Lord Rutherford: Forschungen über die Desintegration von Elementen und die Chemie radioaktiver Substanzen

## 1909

**Physik** ITALIEN/DEUTSCHLAND
Guglielmo Marconi/Karl Braun: Drahtlose Telegraphie

**Chemie** DEUTSCHLAND
Wilhelm Ostwald: Arbeiten über chemische Gleichgewichte und Reaktionsgeschwindigkeiten

**Medizin** SCHWEIZ
Emil T. Kocher: Arbeiten über Physiologie, Pathologie und Chirurgie der Schilddrüse

## 1910

**Physik** NIEDERLANDE
J. van der Waals: Untersuchungen des Verhaltens von Gasen unter Druck und Hitze/Kälte

**Chemie** DEUTSCHLAND
Otto Wallach: Untersuchungen über die chemische Zusammensetzung von ätherischen Ölen

**Medizin** DEUTSCHLAND
Albrecht Kossel: Forschungen zur Chemie der Zelle

## 1911

**Physik** DEUTSCHLAND
Wilhelm Wien: Untersuchungen über Zusammenhänge zwischen Intensität der Wärmestrahlung und ihrer Wellenlänge

**Chemie** FRANKREICH
Marie Curie: Entdeckung von Radium und Polonium; Isolierung von Radium

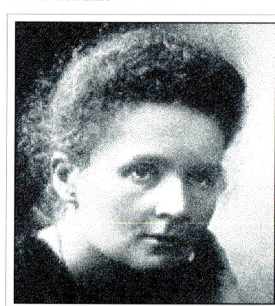

**Medizin** SCHWEDEN
Allvar Gullstrand: Arbeiten über die Dioptrik des Auges

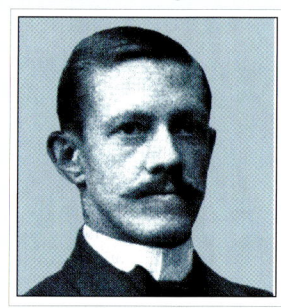

## 1912

**Physik** SCHWEDEN
Nils G. Dalén: Erfindung des Acetylenblitzlichts (Dalén-Blinklicht), das auf Leuchttürmen eingesetzt wurde

**Chemie** FRANKREICH
Victor Grignard: Entdeckung der nach ihm benannten Grignard-Verbindungen (aus Magnesium und Alkylhalogeniden in Äther)

**Medizin** NIEDERLANDE
Alexis Carrel: Arbeiten über die Gefäßnaht sowie über Gefäß- und Organtransplantationen

## 1913

**Physik** NIEDERLANDE
H. Kammerlingh Onnes: Forschungen über den Verlust des elektrischen Widerstands von Metallen bei niedrigen Temperaturen und Verflüssigung von Helium

**Chemie** SCHWEIZ
Alfred Werner: Arbeit über die Verbindung von Atomen und Molekülen

**Medizin** FRANKREICH
Charles R. Richet: Arbeiten über Anaphylaxie

## 1914

**Medizin** ÖSTERREICH
Robert Bárány: Arbeiten über Physiologie und Pathologie des Vestibularapparates

**Physik** DEUTSCHLAND
Max von Laue: Entdeckung der Brechung von Röntgenstrahlen durch Kristalle

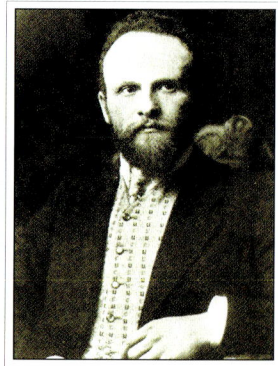

**Chemie** USA
Theodore Richards: Genaue Bestimmung des Atomgewichts zahlreicher Elemente

## 1915

**Physik** GROSSBRITANNIEN
William Bragg/Lawrence Baff: Analyse der Kristallstrukturen mittels Röntgenstrahlen

**Chemie** DEUTSCHLAND
Richard Willstätter: Untersuchungen über Pflanzenpigmente, insbesondere Chlorophyll

## 1917

**Physik** GROSSBRITANNIEN
Charles Barkla: Entdeckung charakteristischer Röntgenstrahlung von Elementen

## 1918

**Physik** DEUTSCHLAND
Max Planck: Entdeckung des nach ihm benannten Planckschen Wirkungsquantums

**Chemie** DEUTSCHLAND
Fritz Haber: Synthese von Ammoniak aus seinen Elementen

## 1919

**Physik** DEUTSCHLAND
Johannes Stark: Entdeckung des Doppler-Effekts bei Kanalstrahlen und des Stark-Effekts bei Zerlegung von Spektrallinien im elektrischen Feld

**Medizin** BELGIEN
Jules Bordet: Arbeiten über die Immunität

## 1920

**Physik** SCHWEIZ
Charles Guillaume: Entdeckung von Anomalien in Nickel-Stahl-Legierungen

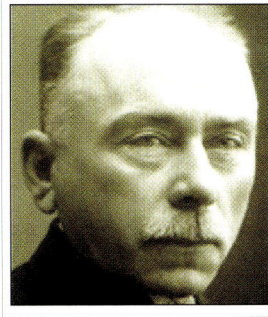

**Chemie** DEUTSCHLAND
Walther Nernst: Arbeiten über Thermochemie

**Medizin** DÄNEMARK
August Krogh: Entdeckung des kapillarmotorischen Regulationsmechanismus

## 1921

**Physik** DEUTSCHLAND/
SCHWEIZ
Albert Einstein: Erklärung des fotoelektrischen Effekts durch

Lichtpartikel oder Energiequanten

**Chemie** GROSSBRITANNIEN
Frederick Soddy: Entdeckung der radioaktiven Zufallsreihe; Prägung des Begriffs »Isotope«

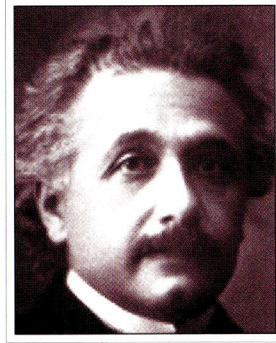

## 1922

**Physik** DÄNEMARK
Niels Bohr: Untersuchungen über das Atommodell und die radioaktive Strahlung

**Chemie** GROSSBRITANNIEN
Francis Aston: Entwicklung des Massenspektrographen zur exakten Bestimmung des Atomgewichts von Isotopen

**Medizin** GROSSBRITANNIEN
Archibald V. Hill: Entdeckungen auf dem Gebiet der Wärmeerzeugung der Muskeln

**Medizin** DEUTSCHLAND
Otto F. Meyerhof: Entdeckungen des Verhältnisses zwischen Sauerstoffverbrauch und Milchsäureproduktion im Muskel

## 1923

**Physik** USA
Robert Millikan: Arbeiten über die elementare elektrische Ladung und den fotoelektrischen Effekt

**Chemie** ÖSTERREICH
Fritz Pregl: Methode zur Mikroanalyse organischer Substanzen

**Medizin** KANADA/
GROSSBRITANNIEN
Frederick G. Banting/
John J. R. Macleod:
Entdeckung des Insulins

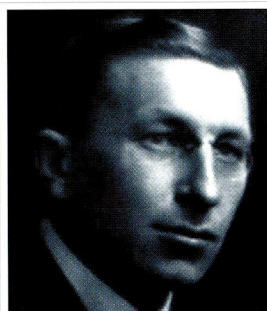

## 1924

**Physik** SCHWEDEN
Karl Siegbahn: Entdeckungen und Untersuchungen in der Röntgenspektroskopie

**Medizin** NIEDERLANDE
Willem Einthoven: Entdeckung des Mechanismus des Elektrokardiogramms

## 1925

**Physik** DEUTSCHLAND
James Franck/Gustav Hertz: Bestätigung der Quantenhypothese von Planck und der Spektrallinientheorie von Bohr

**Chemie** ÖSTERREICH
Richard Zsigmony: Forschungen über die Kolloidchemie

## 1926

**Physik** FRANKREICH
Jean B. Perrin: Entdeckung des Sedimentationsgleichgewichts

**Chemie** SCHWEDEN
Theodor Svedberg: Arbeiten über disperse Systeme

**Medizin** DÄNEMARK
Johannes Fibiger: Entdeckung des Spiropterakarzinoms

## 1927

**Physik** USA
Arthur H. Compton: Entdeckung der Streuung elektromagnetischer Strahlung an freien oder schwach gebundenen Elektronen

**Physik** GROSSBRITANNIEN
Charles Wilson: Methode zur Sichtbarmachung der Kondensationsspuren elektrisch geladener Teilchen

**Chemie** DEUTSCHLAND
Heinrich Wieland: Untersuchungen über die Konstitution der Gallensäuren

**Medizin** ÖSTERREICH
Julius Wagner von Jauregg: Entdeckung der therapeutischen Bedeutung der Malaria-Impfung bei der Behandlung von progressiver Paralyse

## 1928

**Physik** GROSSBRITANNIEN
Owen Richardson: Entwicklung der Exponentialformel für die Elektronenemission

**Chemie** DEUTSCHLAND
Adolf Windaus: Aufklärung der Struktur der Sterine und ihrer Beziehung zu den Vitaminen

**Medizin** FRANKREICH
Charles Nicolle: Arbeiten über Flecktyphus

## 1929

**Physik** FRANKREICH
Prince Louis de Broglie: Ent-

deckung der Wellennatur von Elektronen

**Chemie** GROSSBRITANNIEN
SCHWEDEN
Arthur Harden/H. von Euler-Chelpin: Arbeiten über Posphorylierung von Zucker sowie über Gärungsenzyme

**Medizin** NIEDERLANDE
Christiaan Eijkman: Entdeckung des antineuritischen Vitamins

**Medizin** GROSSBRITANNIEN
Frederick G. Hopkins: Entdeckung der wachstumsfördernden Vitamine

## 1930

**Physik** INDIEN
Chandrasekhara Raman: Arbeiten über Streuung von Licht und Röntgenstrahlen (Entdeckung des Raman-Effekts)

**Chemie** DEUTSCHLAND
Hans Fischer: Synthetische Herstellung der farbgebenden Komponente des Blutfarbstoffs Hämoglobin

**Medizin** USA
Karl Landsteiner: Entdeckung der vier Blutgruppen des Menschen

## 1931

**Chemie** DEUTSCHLAND
Karl Bosch/Friedrich Bergius: Erfindung und Entwicklung

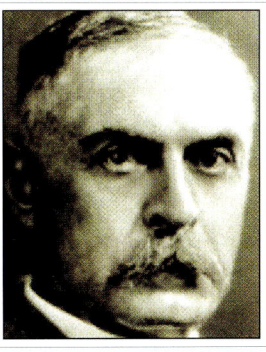

chemischer Hochdruck-Verfahren

**Medizin** DEUTSCHLAND
Otto Warburg: Entdeckung der Natur und der Funktion des Atmungsferments

## 1932

**Physik** DEUTSCHLAND
Werner Heisenberg: Entwicklung der Quantenmechanik

**Chemie** USA
Irving Langmuir: Arbeiten über Elektronenemission, Oberflächenionisation und Absorption (Begründung der Oberflächenchemie)

**Medizin** GROSSBRITANNIEN
Edgar C. Adrian/Charles S. Sherrington: Entdeckungen über die Funktion der Neuronen

## 1933

**Physik** GROSSBRITANNIEN
ÖSTERREICH
Paul Dirac/Erwin Schrödinger: Arbeiten zur Quantenmechanik und Quantenelektrodynamik

**Medizin** USA
Thomas H. Morgan: Entdeckungen über die Bedeutung der Chromosomen als Träger des Erbguts

## 1934

**Chemie** USA
Harold Urey: Entdeckung des »schweren Wasserstoffs«

**Medizin** USA
George R. Minot/William P. Murphy/George H. Whipple: Entwicklung der Lebertherapie gegen Anämie

## 1935

**Physik** GROSSBRITANNIEN
James Chadwick: Entdeckung des Neutrons

**Chemie** FRANKREICH
Frédéric Joliot/Irène Joliot: Synthese neuer radioaktiver Elemente

**Medizin** DEUTSCHLAND
Hans Spemann: Entdeckung des Organisator-Effekts im embryonalen Entwicklungsstadium

## 1936

**Physik** ÖSTERREICH
Viktor Hess: Entdeckung der kosmischen Strahlung

**Physik** USA
Carl Anderson: Entdeckung des Positrons

**Chemie** NIEDERLANDE
Peter Debye: Aufstellung der Dipol-Theorie und Arbeiten über die Molekülstruktur

**Medizin** GROSSBRITANNIEN
DEUTSCHLAND
Henry H. Dale/Otto Loewi: Entdeckungen bei der chemischen Übertragung der Nervenimpulse

## 1937

**Physik** USA
GROSSBRITANNIEN
Clinton Davisson/George Thomson: Entdeckung der Beugung von Elektronen an Kristallgittern und Nachweis ihrer Wellennatur

**Chemie** GROSSBRITANNIEN
Walter Haworth: Untersuchungen über Kohlenhydrate und Vitamin C

**Chemie** SCHWEIZ
Paul Karrer: Forschungen über Pflanzenfarbstoffe (Karotinide) und Vitamine

**Medizin** UNGARN
Albert Szent-Györgyi: Entdek-
kungen auf dem Gebiet der biologischen Verbrennungs-
prozesse

## 1938

**Physik** ITALIEN
Enrico Fermi: Erzeugung künstlicher Radioaktivität durch Neu-
tronenbeschuß von Uran

**Chemie** DEUTSCHLAND
Richard Kuhn: Entdeckung
neuer Karotinide

**Medizin** BELGIEN
Corneille Heymans: Entdeckung
der Rolle des Sinus- und Aorten-
mechanismus bei der Atem-
regulierung

## 1939

**Physik** USA
Ernest Lawrence: Entdeckung
des Zyklotrons

**Chemie** DEUTSCHLAND
Adolf Butenandt: Arbeiten über
Geschlechtshormone

**Chemie** SCHWEIZ
Leopold Ruzicka: Arbeiten über
Polymethylene und Polyterpene

**Medizin** DEUTSCHLAND
Gerhard Domagk: Entdeckung
der antibakteriellen Wirkung
des Prontosil

## 1943

**Physik** USA
Otto Stern: Bestimmung des
magnetischen Felds des Protons

**Chemie** UNGARN
Georg Karl von Hevesy: Einsatz
von Radioisotopen zur Markie-
rung von Molekülen

**Medizin** DÄNEMARK
Henrick Dam: Entdeckung des
Vitamins K

**Medizin** USA
Edward A. Doisy: Entdeckung
der chemischen Natur des Vitamins K

## 1944

**Physik** USA
Isidor Rabi: Entwicklung der
Resonanzmethode zur Feststel-
lung magnetischer Eigen-
schaften des Atomkerns

**Chemie** DEUTSCHLAND
Otto Hahn: Entdeckung der
Kernspaltung

**Medizin** USA
Joseph Erlanger/Herbert S. Gas-
ser: Entdeckung über die hoch-
differenzierten Funktionen der
einzelnen Nervenfasern

## 1945

**Physik** ÖSTERREICH
Wolfgang Pauli: Entdeckung des

»Pauli-Prinzips« in der Elemen-
tarteilchenphysik

**Chemie** FINNLAND
Artturi Virtanen: Arbeiten zur
Konservierung von Lebens-
mitteln

**Medizin** GROSSBRITANNIEN
ÖSTERREICH
Alexander Fleming/Ernst B.
Chain/Howard W. Florey:
Entdeckung des Penicillins
und seiner Heilwirkung bei
verschiedenen Infektions-
krankheiten

## 1946

**Physik** USA
Percy Bridgeman: Entdeckungen auf dem Gebiet der Hoch-
druck-Physik

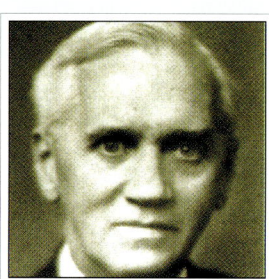

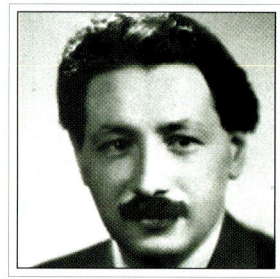

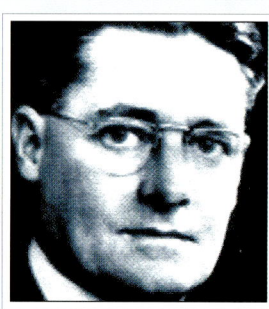

**Chemie** USA
James Sumner: Entdeckung der
Enzym-Kristallisation

**Chemie** USA
John Northrop/Wendell Stanley: Reindarstellung von Enzymen und Virusproteinen

**Medizin** USA
Hermann J. Muller: Entdeckung,
daß Mutationen mit Hilfe von
Röntgenstrahlen hervorgerufen
werden können

## 1947

**Physik** GROSSBRITANNIEN
Edward Appleton: Entdeckung
der F-Schicht in der Atmosphäre

**Chemie** GROSSBRITANNIEN
Robert Robinson: Untersuchungen von Alkaloiden und anderen Pflanzensubstanzen

**Medizin** USA
Carl F. Cori/Gerty T. Cori:
Entdeckung des Verlaufs des
katalytischen Glykogen-
Stoffwechsels

**Medizin** ARGENTINIEN
Bernardo Houssay: Entdek-
kung der Bedeutung der
Hormone des Hypophysen-
vorderlappens für den Zuckerstoffwechsel

## 1948

**Physik** GROSSBRITANNIEN
Patrick Blackett: Entdeckungen
im Bereich der Nuklearphysik
und der kosmischen Strahlung
unter Verwendung der Wilson-
Nebelkammer

**Chemie** SCHWEDEN
Arne Tiselius: Untersuchungen
auf dem Gebiet der Elektro-
phorese und Entdeckung der
komplexen Natur der Serum-
proteine

**Medizin** SCHWEIZ
Paul Müller: Entdeckung der
starken Wirkung von DDT als
Kontaktgift gegen mehrere
Arthropoden

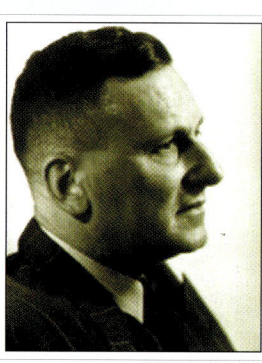

## 1949

**Physik** JAPAN
Hideki Yukawa: Entwicklung
einer atomaren Kraftfeldtheorie,
mit der die Existenz eines mittel-
schweren Elementarteilchens (Pi-
Mesonen) vorausgesagt wurde

**Chemie** USA
William Giauque: Untersuchung
des Verhaltens von Substanzen
bei niedrigsten Temperaturen

**Medizin** SCHWEIZ
Walter Hess: Entdeckung der
funktionalen Organisation des
Zwischenhirns für die Koordi-
nation der Tätigkeit von inneren
Organen

**Medizin** PORTUGAL
António Caetano de Abreu Egas
Moniz: Entdeckung des therapeutischen Wertes der präfron-
talen Leukotomie (Lobotomie)
bei gewissen Psychosen

## 1950

**Physik** GROSSBRITANNIEN
Cecil Powell: Nachweis des Pi-
Mesons mittels Kernspurplatten
(Fotoplatten)

**Chemie** DEUTSCHLAND
Otto Diels/Kurt Alder: Entwicklung der Diels-Alder-Reaktion
(Syntheseverfahren der organischen Chemie)

**Medizin** USA/SCHWEIZ
Edward C. Kendall/Tadeusz
Reichstein/Philip S. Hench: Ent-
deckungen bei den Hormonen der
Nebennierenrinde, ihrer Struk-
tur und biologischen Wirkungen

## 1951

**Physik** GROSSBRITANNIEN
IRLAND
John Cockroft/Ernest Walton: Entwicklung eines Hochspannungs-
generators zur Beschleunigung
geladener Teilchen und erste
künstliche Atomkernumwand-
lung im Kaskadengenerator

**Chemie** USA
Edwin McMillan/Glenn Seaborg:
Erforschung erster Transurane

**Medizin** SÜDAFRIKA
Max Theiler: Erforschung des Gelb-
fiebers und seiner Bekämpfung

## 1952

**Physik** USA
Felix Bloch/Edward Purcell:
Untersuchungen zum Ferromag-
netismus

**Chemie** GROSSBRITANNIEN
Archer Martin/Richard Synge:
Methode zur Identifizierung
und Trennung chemischer Elemente durch Chromatographie

**Medizin** USA
Selman A. Waksman: Entdeckung
des Streptomycins, des ersten An-
tibiotikums gegen Tuberkulose

## 1953

**Physik** NIEDERLANDE
Fritz Zernike: Entwicklung des
Phasenkontrastverfahrens und
des Phasenkontrastmikroskops

**Chemie** DEUTSCHLAND
Hermann Staudinger: Arbeiten
über Makromoleküle

**Medizin** DEUTSCHLAND
Fritz A. Lipmann: Entdeckung
des Koenzyms A und dessen
Bedeutung für den Zwischen-
stoffwechsel

**Medizin** GROSSBRITANNIEN
Hans A. Krebs: Entdeckung des
Zitronensäurezyklus

## 1954

**Physik** GROSSBRITANNIEN
Max Born: Statistische Deutung
der Quantenmechanik und
Kristallgittertheorie

**Physik** DEUTSCHLAND
Walter Bothe: Entdeckung der
künstlichen Kernanregung durch
Beschuß von Beryllium mit
Alphateilchen; Entdeckung von
Neutronen

**Chemie** USA
Linus C. Pauling: Entwicklung
eines Modells der Helix-Struk-
tur für Proteine

**Medizin** USA
John Enders/Thomas Weller/
Frederick Robbins: Entdeckung
der Fähigkeit des Poliomyelitis-
Virus, in Kulturen verschiedener
Gewebstypen zu wachsen

## 1955

**Physik** USA
Willis Lamb jr.: Entdeckung der
Verschiebung des Elektrons beim
Wasserstoffatom durch Verände-
rungen des elektromagnetischen
Feldes

**Physik** USA
Polykarp Kusch: Messung des
magnetischen Moments des
Elektrons

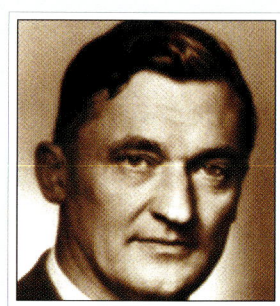

**Chemie** USA
Vincent du Vigneaud: Erste syn-
thetische Herstellung eines
Polypeptid-Hormons

**Medizin** SCHWEDEN
Hugo Theorell: Entdeckungen
über Natur und Wirkungsweise
der Oxidationsenzyme

## 1956

**Physik** USA
William Shockley/John Bar-
deen/Walter Brattian: Untersuchungen über Halbleiter und
Entdeckung des Tranistoreffekts

**Chemie** UdSSR
GROSSBRITANNIEN
Nikolai Semenow/Cyril Hinshel-
wood: Arbeiten zur Kinetik
chemischer Reaktionen

**Medizin** USA
DEUTSCHLAND
André F. Cournand/Werner
Forßmann/Dickinson Richards
jr.: Entdeckungen zur Herzkathe-
terisierung und pathologischen
Veränderungen im Kreislauf

## 1957

**Physik** CHINA
Tsung Dao-Lee/Chen Ning
Yang: Entdeckung der Nichter-

haltung der Parität bei radioaktiven Zerfallsvorgängen mit schwachen Wechselwirkungen

**Chemie** GROSSBRITANNIEN
Alexander Todd: Arbeit über Nukleotide und Koenzyme

**Medizin** ITALIEN
Daniel Bovet: Entdeckungen über synthetische Verbindungen, die Substanzen im Körper wirksam werden lassen; deren Wirkung auf Gefäße und Muskulatur

## 1958

**Physik** UdSSR
Pavel Cherenkow/Ilja Frank/Igor Tamm: Entdeckung des Cherenkow-Effekts (Emission von Lichtwellen durch elektrisch geladene Teilchen, die schneller sind als Licht)

**Chemie** GROSSBRITANNIEN
Frederick Sanger: Aufklärung der Konstitution des Insulins

**Medizin** USA
George W. Beadle/Edward L. Tatum: Entdeckung, daß Gene wirksam werden, indem sie chemische Vorgänge regulieren

**Medizin** USA
Joshua Lederberg: Entdeckungen über genetische Neukombinationen und die Organisation des genetischen Materials bei Bakterien

## 1959

**Physik** USA
Emilio Segré/Owen Chamberlain: Nachweis des Anti-Protons

**Chemie** TSCHECHOSLOWAKEI
Jaroslav Heyrovsky: Entwicklung der Grundlagen der Polarografie

**Medizin** USA
Severo Ochoa/Arthur Kornberg: Entdeckungen des Mechanismus in der Synthese von Ribo- und Desoxyribonukleinsäure

## 1960

**Physik** USA
Donald Glaser: Entwicklung der Blasenkammer zum Nachweis von Elementarteilchen und Atomkernen

**Chemie** USA
William Libby: Entwicklung der Radiokarbonmethode

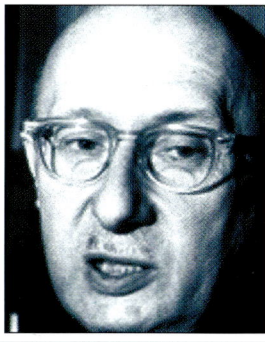

**Medizin** AUSTRALIEN
Frank MacFarlane Burnet/Peter Medawar: Entdeckung der erworbenen immunologischen Toleranz

## 1961

**Physik** USA
Robert Hofstadter: Form und Größe von Atomkernen

**Physik** DEUTSCHLAND
Rudolf Mößbauer: Entdeckung der rückstoßfreien Kernresonanzfluoreszenz bei sehr tiefen Temperaturen (Mößbauer-Effekt)

**Chemie** USA
Melvin Calvin: Untersuchung der chemischen Phasen während der Photosynthese

**Medizin** UNGARN
Georg von Békésy: Entdeckung des Mechanismus der Erregungen in der Ohrschnecke

## 1962

**Physik** UdSSR
Lew D. Landau: Erforschung der Supraflüssigkeit (Zustand extremer Viskosität bei Tiefsttemperaturen) von Helium

**Chemie** GROSSBRITANNIEN
John C. Kendrew/Max F. Perutz:

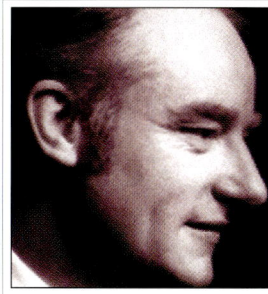

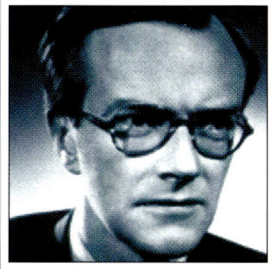

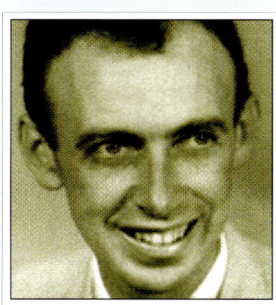

Struktur des roten Muskelfarbstoffs (Myoglobin) und anderer Globuline aufgeklärt

**Medizin** G.BRITANNIEN/USA
Francis H. C. Crick/James D. Watson/Maurice H. F. Wilkins: Entdeckung der Molekularstruk-

tur der Nukleinsäuren und Bedeutung für die Informationsübertragung in Organismen

## 1963

**Physik** DEUTSCHLAND/USA
Hans D. Jensen/Maria Goeppert Mayer: Entwicklung des Schalenmodells der Atomkerne

**Physik** USA
Eugene P. Wigner: Entdeckung der Prinzipien, die Mechanismen und Interaktion der Protonen und Neutronen bestimmen

**Chemie** ITALIEN/DEUTSCHLAND
Giulio Natta/Karl Ziegler: Arbeiten über Olefinpolymerisation mit metallorganischen Katalysatoren

**Medizin** USA
Alan L. Hodgkin/John C. Eccles/Andrew F. Huxley: Entdeckung des Ionen-Mechanismus bei der Erregung und Hemmung in den peripheren und zentralen Bereichen der Nervenzellmembran

## 1964

**Physik** USA/UdSSR
Charles H. Townes/Nicolai G. Bassow/Alexander M. Prochorow: Arbeiten über Mikrowellenspektroskopie; führen zu Entdeckung des Maser-Prinzips und Konstruktion von Instrumenten auf dieser Grundlage

**Chemie** GROSSBRITANNIEN
Dorothy M. C. Hodgkin: Struktur biochemischer Verbindungen zur Behandlung perniziöser Anämie beschrieben

**Medizin** SCHWEDEN/USA
Konrad Bloch/Feodor Lynen: Entdeckung von Mechanismus und Regulation des Cholesterin- und Fettsäurenstoffwechsel

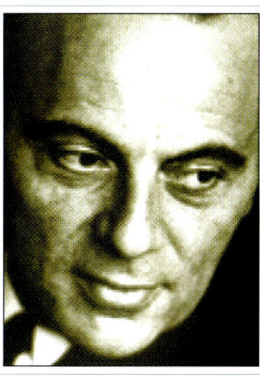

## 1965

**Physik** USA/JAPAN
Julian S. Schwinger/Richard P. Feyman/Shin'ichirö Tomonaga: Grundprinzipien der Quantenelektrodynamik

**Chemie** USA
Robert B. Woodward: Synthetische Herstellung von Sterinen, Chlorophyll und Substanzen, die zuvor nur von lebenden Organismen erzeugt wurden

**Medizin** FRANKREICH
François Jacob/André Lwoff/Jacques Monod: Entdeckung der genetischen Kontrolle der Synthese von Enzymen und Vitaminen

## 1966

**Physik** FRANKREICH
Alfred Kastler: Arbeiten über Resonanzfluoreszenz, Raman-Spektroskopie und Entwicklung der Doppelresonanzmethode

**Chemie** USA
Robert S. Mulliken: Entwicklung der Theorie der Molekülorbitale zur Berechnung der Bindungsverhältnisse in Molekülen

**Medizin** USA
Charles Huggins: Hormonbehandlung von Prostatakrebs

**Medizin** USA
Francis P. Rous: Entdeckungen über tumorerzeugende Viren

## 1967

**Physik** USA
Hans A. Bethe: Entdeckungen zur Energieerzeugung von Sternen

**Chemie** DEUTSCHLAND
GROSSBRITANNIEN
Manfred Eigen/Ronald G. W. Norrish/George Porter: Untersuchung extrem schneller chemischer Reaktionen

**Medizin** SCHWEDEN/USA
Ragnar Granit/Haldan K. Hartline/George Wald: Entdeckungen über primäre physiologische und chemische Sehvorgänge

## 1968

**Physik** USA
Luis W. Alvarez: Arbeiten über Elementarteilchen einschließlich der Entdeckung ihres Resonanzzustandes

**Chemie** USA
Lars Onsager: Untersuchungen zur Thermodynamik irreversibler Prozesse

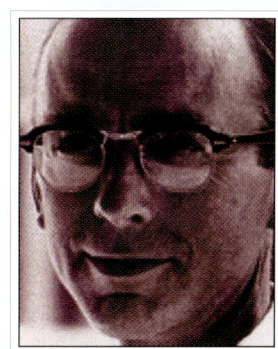

**Medizin** USA
Robert Holley/Har G. Khorana/Marshall W. Nirenberg: Interpretation des genetischen Codes und dessen Funktion bei Protein-Synthesen

## 1969

**Physik** USA
Murray Gell-Mann: Arbeiten zur Theorie der Elementarteilchen und Entwicklung des Achtfach-Weg-Modells der Baryonen und Mesonen

**Chemie** GROSSBRITANNIEN
NORWEGEN
Derek H. R. Barton/Odd Hassel: Forschungen zur Konformation (räumliche Anordnung der Atome in vielatomigen organischen Molekülen)

**Medizin** USA
Max Delbrück/Alfred D. Hershey/Salvador E. Luria: Entdeckungen, den Vermehrungsmechanismus und die genetische Struktur von Viren betreffend

## 1970

**Physik** SCHWEDEN
FRANKREICH
Hannes Alfvén/Louis Néel: Arbeiten zur Plasmaphysik, die zur Begründung der Magnetohydrodynamik führten

**Chemie** ARGENTINIEN
Luis F. Lelori: Entdeckung von Zuckernukleotiden und ihrer Rolle in der Biosynthese von Kohlehydraten

**Medizin** GROSSBRITANNIEN
SCHWEDEN/USA
Bernard Katz/Ulf Savante von Euler-Chelpin/Julius Axelrod: Entdeckungen der Signalsubstanzen in den Kontaktorganen der Nervenzellen und der Mechanismen für ihre Lagerung, Freisetzung und Inaktivierung

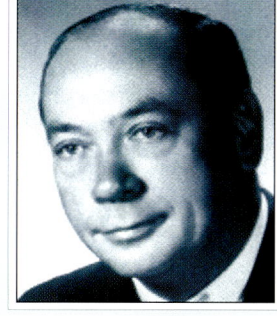

## 1971

**Physik** GROSSBRITANNIEN
Dennis Gabor: Erfindung der Holographie

**Chemie** KANADA
Gerhard Hertzberg: Erforschung der Struktur der Moleküle

**Medizin** USA
Earl W. Sutherland: Entdeckungen über die Wirkungsweise von Hormonen

## 1972

**Physik** USA
John Bardeen/Leon N. Cooper/John R. Schrieffer: Entwicklung

der Theorie der Supraleit-
fähigkeit

**Chemie** USA
Christian B. Anfinsen/Stanford
More/William H. Stein: Wichti-
ge Beiträge zur Enzymchemie

**Medizin** GROSSBRITANNIEN
USA
Rodney Porter/Gerald Edelman:
Entdeckungen über die chemi-
sche Struktur der Antikörper

## 1973

**Physik** JAPAN/USA
GROSSBRITANNIEN
Leo Esaki/Ivar Giaever/Brian D.
Josephson: Arbeiten über Tunnel-
Effekt in Halb- und Supraleitern

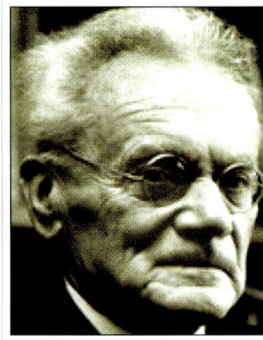

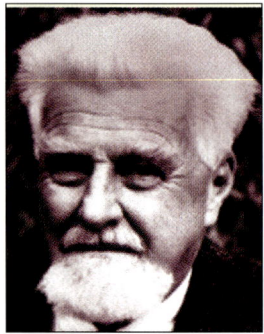

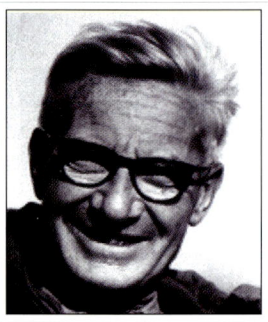

**Chemie** DEUTSCHLAND/USA
Ernst Fischer/Geoffrey Wilkin-
son: Arbeiten auf dem Gebiet
der organometallischen Chemie

**Medizin** DEUTSCHLAND
ÖSTERREICH/G.BRITANNIEN
Karl von Frisch/Konrad Lo-
renz/Nikolaas Tinbergen: Entdeckungen zur Organisation
und Auslösung von individuellen und sozialen Verhaltensmustern

## 1974

**Physik** GROSSBRITANNIEN
Martin Ryle/Antony Hewish:

Arbeiten auf dem Gebiet der
Radioastronomie

**Chemie** USA
Paul C. Flory: Arbeiten über
Struktur, Mechanismen und
Eigenschaften von Polymeren

**Medizin** BELGIEN
RUMÄNIEN/USA
Albert Claude/Christian de
Duve/George E. Palade: Entdek-
kungen zur strukturellen und
funktionalen Organisation der
Zelle

## 1975

**Physik** DÄNEMARK/USA
Aage N. Bohr/Ben R. Mottelson/
L. James Rainwater: Forschun-
gen über den Atomkern

**Chemie** GROSSBRITANNIEN
SCHWEIZ
John W. Cornforth/Wladimir
Prelog: Arbeiten über die Stero-
chemie von Reaktionen

**Medizin** USA/ITALIEN
David Baltimore/Renato Dul-
becco/Howard M. Temin: Entdeckungen auf dem Gebiet der
Wechselwirkungen zwischen
Tumorviren und dem genetischen Material der Zellen

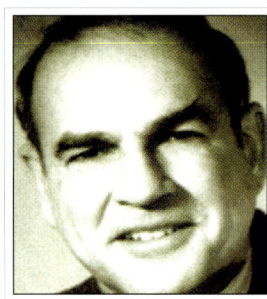

## 1976

**Physik** USA
Burton Richter/Samuel C. C.
Ting: Entdeckung des Elemen-
tarteilchens PSI

**Chemie** USA
William N. Lipscomb: Arbeiten
über die Struktur der Borane

**Medizin** USA
Baruch S. Blumenberg/Daniel
C. Gajdusek: Entdeckungen
neuer Mechanismen bei der
Entstehung und Verbreitung
von Infektionskrankheiten

## 1977

**Physik** USA/G.BRITANNIEN
Philipp W. Anderson/John H.
Van Vleck/Nevill F. Mott: Beiträge zum Verhalten von Elektronen in magnetischen, nicht-
kristallinen Festkörpern

**Chemie** BELGIEN
Ilya Prigogine: Untersuchungen
zu irreversibel, weit vom ther-
modynamischen Gleichgewicht
ablaufenden Prozessen

**Medizin** USA
Roger Guillemin: Entdeckung
über die Produktion von Peptid-
hormonen im Gehirn

**Medizin** USA
Rosalyn Yalow: Entwicklung ra-
dioimmunologischer Methoden
der Bestimmung von Peptid-
hormonen

## 1978

**Physik** UdSSR
Pjotr L. Kapiza: Entdeckungen
in der Tieftemperaturphysik

**Physik** USA
Arno A. Penzias/Robert W. Wilson: Entdeckung der kosmischen
Mikrowellen-Hintergrundstrah-
lung, die die Urknall-Theorie
stützt

**Chemie** GROSSBRITANNIEN
Peter D. Mitchell: Formulierung
einer Theorie zu Energietransfer-
prozessen in biologischen Syste-
men

**Medizin** SCHWEIZ/USA
Werner Arber/Daniel Nathans/
Hamilton O. Smith: Entdeckung
der Restriktionsenzyme und deren Anwendung in der Moleku-
largenetik

## 1979

**Physik** USA/PAKISTAN
Sheldon Glashow/Steven Wein-
berg/Abdus Salman: Vereinheit-
lichung der Theorie der elektromagnetischen und der schwachen
Wechselwirkung

**Chemie** USA/DEUTSCHLAND
Herbert C. Brown/Georg Wittig:
Einführung von Boron- und Phos-
phor-Verbindungen in die Synthese organischer Substanzen

**Medizin** G.BRITANNIEN/USA
Godfrey N. Hounsfield/Allan
M. Cormack: Entwicklung der
Computertomographie

## 1980

**Physik** USA
James W. Cronin/Val Logsdon
Fitch: Entdeckung der Verletzung grundlegender Symme-
trieprinzipien beim Zerfall neu-
traler K-Mesonen

**Chemie** USA
Paul Berg: Erste Herstellung hy-
brider DNS

**Chemie** USA
GROSSBRITANNIEN
Walter Gilbert/Frederick Sanger:
Entwicklung der chemischen und
biologischen Analyse der DNS

**Medizin** USA/FRANKREICH
VENEZUELA
George D. Snell/Jean Dausset/
Baruj Benacerraf: Entdeckungen
genetisch bestimmter zellulärer
Oberflächenstrukturen, von de-
nen immunologische Reaktio-
nen gesteuert werden

## 1981

**Physik** SCHWEDEN
Kai M. Siegbahn: Elektronen-Spek-
troskopie zur chemischen Analyse

**Physik** USA
Nicolaas Bloembergen/Arthur
L. Schawlow: Anwendung von
Laser in der Spektroskopie

**Chemie** JAPAN/USA
Kenechi Fukui/Roald Hoffmann:
Theorie über chemische Reaktio-
nen (»Grenzorbitaltheorie«)

**Medizin** USA
Roger W. Sperry: Entdeckungen
über die funktionelle Speziali-
sierung der Gehirnhälften

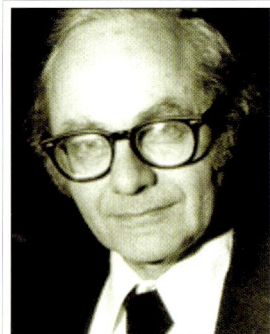

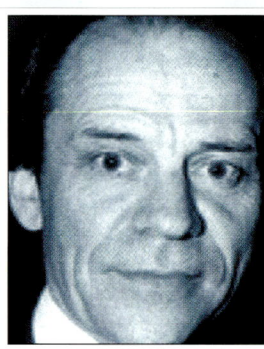

**Medizin** USA/SCHWEDEN
David H. Hubel/Torsten N. Wie-
sel: Entdeckungen über Informa-
tionsverarbeitung im Sehzentrum

## 1982

**Physik** USA
Kenneth G. Wilson: Arbeiten
über Phasenübergänge

**Chemie** USA
Aaron Klug: Arbeiten über Nuk-
leinsäurenkomplexe

**Medizin** SCHWEDEN/USA
Sune K. Bergström/Bengt I. Sa-
muelsson/John R. Vane: Bahn-
brechende Arbeiten über Prosta-
glandine und naher verwandter
biologisch aktiver Substanzen

## 1983

**Physik** USA
Subrahmanyan Chandrasekhar/
William A. Fowler: Beiträge
zum Verständnis der Evolution
und Devolution von Sternen

**Chemie** USA
Henry Taube: Arbeiten über den
Raktionsmechanismus der Elek-

tronenübertragung, insbesondere bei Metallkomplexen

**Medizin** USA
Barbara McClintock: Entdeckungen der beweglichen Strukturen
in der Erbmasse

## 1984

**Physik** ITALIEN
NIEDERLANDE
Carlo Rubbia/Simon van der
Meer: Entdeckung der sub-
atomaren Teilchen W und Z

**Chemie** USA
Robert B. Merrifield: Entwicklung eines Verfahrens zur Synthese von Polypeptiden

**Medizin** DÄNEMARK
Niels K. Jerne: Theorien über den
spezifischen Aufbau und die
Steuerung des Immunsystems

**Medizin** DEUTSCHLAND
ARGENTINIEN
Georges J. F. Köhler/César Mil-
stein: Entdeckung des Prinzips
der Produktion von monoklo-
nalen Antikörpern

## 1985

**Physik** DEUTSCHLAND
Klaus von Klitzing: Entdeckung
des quantisierten »Hall-Effekts«,
der eine präzise Messung des
elektrischen Widerstands zuläßt

**Chemie** USA
Herbert Hauptmann/Jerome
Karle: Entwicklung eines Verfahrens zur Strukturbestim-
mung von Kristallen

**Medizin** USA
Michael F. Brown/Joseph F.
Goldstein: Entdeckung über die
Bestimmung des Cholesterin-
Umsatzes

## 1986

**Physik** SCHWEIZ/DEUTSCHL.
Ernst Ruska/Gerd Binnig/Hein-
rich Rohrer: Konstruktion eines
speziellen Elektronenmikroskops
(Raster-Tunnel-Mikroskop)

**Chemie** USA/KANADA
Dudley R. Hershbach/Yuan Lee/
John Polanyi: Entwicklung von
Methoden zur Analyse grundle-
gender chemischer Reaktionen

**Medizin** USA
Rita Levi-Montalcini/Stanley
Cohen: Entdeckung des Nerven-
wachstumsfaktors

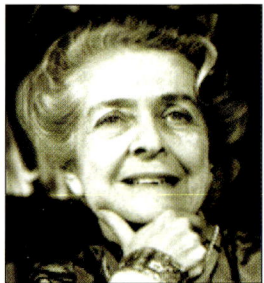

## 1987

**Physik** SCHWEIZ
DEUTSCHLAND
Georg Bednorz/Karl Alex Müller:
Entdeckung neuer Supraleiter

**Chemie** USA/FRANKREICH
Donald J. Cram/Charles J. Pedersen/Jean-Marie Lehn: Entwicklung von Molekülen, die sich mit anderen Molekülen verbinden können

**Medizin** JAPAN
Susumu Tonegawa: Entdeckung der genetischen Grundlage für das Entstehen des Variationsreichtums der Antikörper

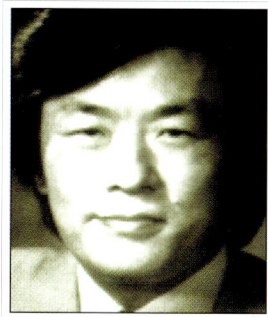

## 1988

**Physik** USA
Leon Lederman/Melvin Schwartz/Jack Steinberger: Erforschung subatomarer Teilchen

**Chemie** DEUTSCHLAND
Johann Deisenhofer/Robert Huber/Hartmut Michel: Entdeckung der Struktur des Proteins, das zur Photosynthese benötigt wird

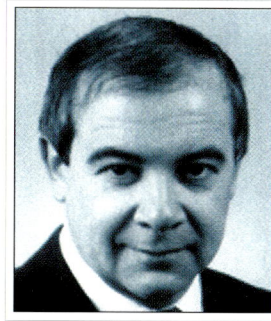

**Medizin** GROSSBRITANNIEN
USA
James W. Black/Gertrude B. Elion/George R. Hitchings: Entdeckung wichtiger Prinzipien für die Arzneimittelbehandlung

## 1989

**Physik** USA
Norman F. Ramsey: Entwicklung der Atomuhr

**Physik** USA/DEUTSCHLAND
Hans G. Dehmelt/Wolfgang Paul: Entwicklung eines Verfahrens zur Isolation von Atomen und subatomaren Teilchen für Untersuchungszwecke

---

**Chemie** KANADA/USA
Sidney Altman/Thomas G. Cech: Entdeckung gewisser Grundeigenschaften der RNS (Ribonukleinsäure)

**Medizin** USA
Michael J. Bishop/Harold E. Varmus: Entdeckung des zellularen Ursprungs der tetroviralen Onkogenese

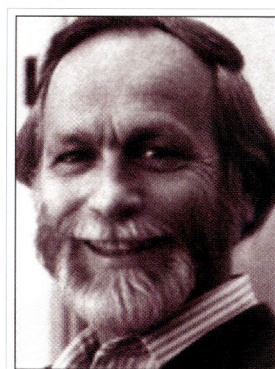

## 1990

**Physik** USA/KANADA
Jerome Friedman/Henry Kendall/Richard Taylor: Forschung zur Substruktur des Protons

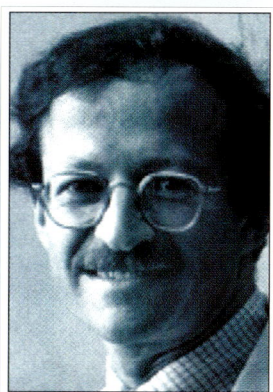

**Chemie** USA
Rudolph A. Marcus: Erklärung des Transfers von Elektronen zwischen Molekülen

**Medizin** USA
Edmond H. Fischer/Edwin G. Krebs: Entdeckung der Mechanismen, die Stoffwechselvorgänge im menschlichen Körper steuern

## 1998

**Physik** USA
Russel A. Hulse/Joseph H. Taylor jr.: Identifizierung binärer Pulsare

**Chemie** USA/KANADA
Kary B. Mullis/Michael Smith: Entwicklung von Verfahren zur Vervielfältigung der Erbsubstanz und zur detaillierten Erforschung der Eiweißstoffe

---

**Chemie** USA
Elias J. Corey: Entwicklung der »retrosynthetischen Analyse« zur Synthese komplexer Moleküle

**Medizin** USA
Joseph E. Murray/Edward D. Thomas: Entdeckungen zur Organ- und Zelltransplantation

## 1991

**Physik** FRANKREICH
Pierre-Gilles de Gennes: Entdeckung allgemeiner Regeln für das Verhalten von Molekülen

**Chemie** SCHWEIZ
Richard R. Ernst: Arbeiten zur Kernspinresonanztomographie

**Medizin** DEUTSCHLAND
Bert Sakmann/Erwin Neher: Entdeckung der Existenz und Funktion zellulärer Ionenkanäle

## 1992

**Physik** FRANKREICH
Georges Charpak: Erfindung eines Detektors subatomarer Teilchen

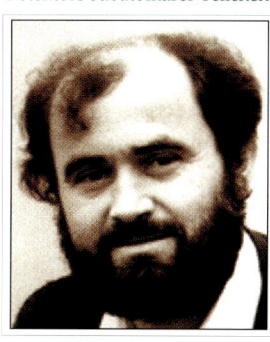

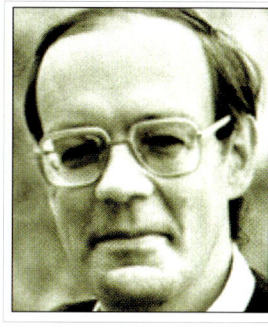

**Chemie** USA
Rudolph A. Marcus: Erklärung des Transfers von Elektronen zwischen Molekülen

**Medizin** USA
Edmond H. Fischer/Edwin G. Krebs: Entdeckung der Mechanismen, die Stoffwechselvorgänge im menschlichen Körper steuern

---

**Medizin** GB/USA
Richard J. Roberts/Philip A. Sharp: Entdeckung der »geteilten« genetischen Struktur

## 1994

**Physik** KANADA/USA
Bertram N. Brockhouse/Clifford G. Shull: Erforschung des atomaren Aufbaus von Festkörpern mit Hilfe von Neutronen

**Chemie** USA
George A. Olah: Entwicklung von Techniken zur Erforschung von Kohlenstoffverbindungen

**Medizin** USA
Alfred G. Gilman/Martin Rodbell: Entdeckung der G-Proteine (übertragen Signale in Zellen)

## 1995

**Physik** USA
Martin L. Perl: Experimenteller Nachweis des Tauon

**Physik** USA
Frederick Reines: Experimenteller Nachweis des Neutrinos

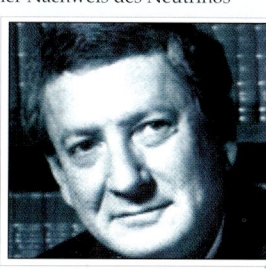

**Chemie** NIEDERLANDE/USA
Paul Crutzen/Mario Molina/F. Sherwood Rowland: Arbeiten zur atmosphärischen Chemie, insbesondere zur Bildung und dem Abbau von Ozon

**Medizin** USA/DEUTSCHLAND
Edward B. Lewis/Christiane Nüsslein-Volhard/Eric F. Wieschaus: Erforschung der Entwicklung von Eizelle zum Organismus (Fruchtfliege)

## 1996

**Physik** USA
David M. Lee/Douglas D. Osheroff/Robert C. Richardson: Entdeckung der Supraflüssigkeit in Helium-3

**Chemie** USA/G.BRITANNIEN
Richard F. Curl jr./Harold W. Kroto/Richard E. Smalley: Entdeckung von Fullerenen

**Medizin** AUSTRALIEN
SCHWEIZ
Peter C. Doherty/Rolf M. Zwicknagel: Entdeckungen, die spezifische Immunabwehr durch die Zelle betreffend

## 1997

**Physik** USA/FRANKREICH
Steven Chu/Claude Cohen-Tannoudji/William D. Philips: Entwicklung von Methoden, Atome mit Laserlicht fast auf den ab-

---

soluten Nullpunkt abzukühlen und in einem magnetischen Käfig festzuhalten

**Chemie** USA/G.BRITANNIEN
Paul D. Boyer/John E. Walker: Klärung des enzymatischen

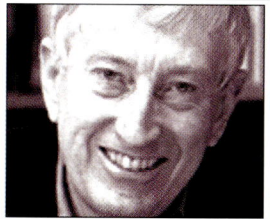

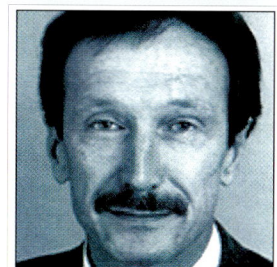

Mechanismus der Synthese von Adenosintriphosphat (ATP)

**Chemie** DÄNEMARK
Jens C. Skou: Entdeckung des Ionen transportierenden Enzyms NA-KA-Adenosintriphosphatase

**Medizin** USA
Stanley B. Prusiner: Entdeckung der Prione, eines neuen Typs von Krankheitserregern

## 1998

**Physik** USA
Robert B. Laughkin/Horst L. Störmer/Daniel C. Tsui: Entdeckung einer neuen Art von »Quantenflüssigkeit« (Durchbruch im Verständnis der Quantenphysik)

**Chemie** USA
Walter Kohn: Entwicklung der Dichtefunktionaltheorie

**Chemie** USA
John A. Pople: Entwicklung der quantenmechanischen Berechnungsmethode

**Medizin** USA
Robert F. Furchgott/Louis J. Ignarro/Ferid Murad: Entdeckungen über die Wirkungen von Stickstoffmonoxid als Signalmolekül im Herz- und Gefäßsystem

## 1999

**Physik** NIEDERLANDE
Gerardus 't Hooft/Martinus J. C. Veltman: Forschung zur Quantumstruktur schwach elektischer Interaktionen

**Chemie** USA
Ahmed H. Zewail: Studien zu Übergangsstadien bei chemischen Reaktionen

**Medizin** DEUTSCHLAND
Günter Blobel: Entdeckungen zur Positionierung von Enzymen

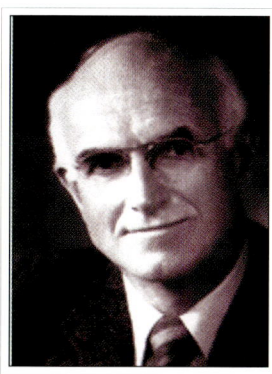

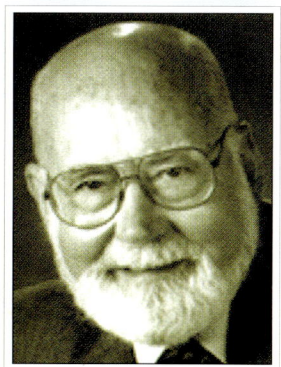

# FRAUEN

**UND IHRE
ROLLE IN DER
MEDIZIN**

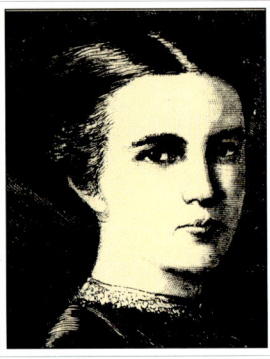

*Dr. Elizabeth Blackwell
erlangte als erste Frau, die
sich nicht als Mann verklei-
dete, in den USA 1849 den
Doktortitel und wurde 1859
in Großbritannien ins Ärzteregister aufgenommen.*

Frauen beschäftigen sich seit je-her mit der Krankenfürsorge. Frühe Hochkulturen wie das Al-te Ägypten und Babylonien brachten viele geschickte medizinische Prakti-kerinnen hervor, die sich v. a. in der Geburtshilfe, aber auch in Wundver-sorgung und Pflege betätigten.

Im Mittelalter entwickelte sich die Krankenfürsorge zur Domäne der Nonnen, während sich adlige Damen umfassende Kenntnisse in der Kräu-terheilkunde und anderen Behand-lungsformen aneigneten.

Weise Frauen, die über die heil-wirksamen Eigenschaften von Kräu-tern und Pflanzen Bescheid wußten, spielten eine wichtige Rolle in den dörflichen Gemeinschaften.

Als sich im Zug der Verwissen-schaftlichung der Medizin die formelle Berufsausbildung durchsetzte, wur-den die Möglichkeiten der Frauen auf medizinischem Gebiet eingeschränkt – abgesehen vielleicht von Italien, wo man ihnen erlaubte, Medizin zu stu-dieren und einige Frauen sogar wich-tige Universitätslehrstühle besetzten.

## 18. und 19. Jahrhundert

Im 18. Jh. glaubte man, intellektuelle Tätigkeiten würden Frauen bei der Ausfüllung ihrer angestammten Rolle als Gebärerinnen und Mütter behin-dern und ihren Charakter verderben. Ihre Versuche, akademische Berufe zu ergreifen, wurden daher mit Arg-wohn und Mißtrauen betrachtet.

Im 19. Jh. verschwanden Frauen ganz aus dem medizinischen Bereich – mit Ausnahme der Geburtshilfe und der Krankenpflege. Frauen hatten sich schon immer als Hebammen betätigt, die Geburtshilfe galt daher traditionell als weibliche Domäne und wurde ih-nen nicht streitig gemacht. Ähnlich verhielt es sich mit der Krankenpflege. Um 1860 gründete Florence Nightin-gale, die sich während des Krimkriegs um verwundete englische Soldaten ge-kümmert hatte, eine Schwesternschule im Londoner St.-Thomas-Hospital, reformierte die Krankenpflege und schuf das Berufsbild der modernen Krankenschwester (s. auch die Infor-mationen zu F. Nightingale unter der Klappe der Zeittafel zum 19. Jh.).

Zwar durften die Frauen ihre Be-deutung in bestimmten Bereichen der medizinischen Versorgung unter Be-weis stellen, aber daß sie auch Ärzte werden könnten, galt fast während des gesamten 19. Jh. als undenkbar. Doch allen gesellschaftlichen Wider-ständen zum Trotz ließen sich einige mutige Frauen nicht beirren und er-kämpften sich die Qualifikationen, die sie zum Arztberuf befähigten.

### James Barry (1797–1865)

Man vermutet, daß James Barry, der 1858 zum Generalinspekteur der britischen Armee ernannt wurde und 50 Jahre lang erfolgreich als Chirurg praktizierte, in Wirklichkeit eine Frau war. Erst anläßlich der Autopsie nach ihrem Tod wurde ihr wahres Ge-schlecht entdeckt.

Ihre Größe und Statur, ihr bartlo-ses Gesicht und die hohe Stimme mögen vielleicht bei einigen Kollegen Argwohn erweckt haben, doch offen-bar genügten ihr berufliches Können und ihr forsches Auftreten, um alle Zweifel zu zerstreuen. Um das Gesicht zu wahren, ließen das Kriegsmini-sterium und die Medizinervereinigung Barry als Mann bestatten!

### Harriot Hunt (1805–1875)

In Amerika hatten Frauen, die Ärzte werden wollten, mit denselben gesell-schaftlichen Vorurteilen zu kämpfen wie in Europa. In Boston wurde Har-riot Hunt von ihren Kommilitonen zurückgewiesen, nachdem der Dekan der Harvard Medical School sie zum Medizinstudium zugelassen hatte. Doch sie war entschlossen, auf medi-zinischem Gebiet zu arbeiten, und er-langte schließlich in Syracuse einen Abschluß als homöopathische Thera-peutin.

Da sie nicht als Allgemeinärztin praktizieren durfte, erkämpfte sie sich nach einiger Zeit die Stelle einer Pro-fessorin für Geburtshilfe und Kinder- und Frauenkrankheiten am Roche-ster College, USA.

### Elizabeth Blackwell (1821–1910)

Auch Elizabeth Blackwell hatte große Mühe, die Vorurteile und Widerstände zu überwinden, die den weiblichen Ärzten entgegenschlugen, aber dank ihrer Entschlossenheit und ihrer harten Arbeit erreichte sie ihr Ziel. Sie wurde als erste Frau Englands ins amtliche Ärzteregister aufgenommen.

Elizabeth Blackwell wurde in Eng-land geboren, wuchs aber in den USA auf. Während ihres Studiums, durch das sie sich für die Zulassung zur Medizinerausbildung qualifizierte, hielt sie sich durch Nachhilfeunter-richt über Wasser.

Schließlich wurde sie vom Gene-va College of Medicine in New York aufgenommen. Der Dekan hatte die Aufnahme an die Bedingung geknüpft, daß sich ihre Mitstudenten einmütig für sie aussprachen – und war sehr überrascht, als dies der Fall war. Ver-mutlich hatten die Kommilitonen nur zugestimmt, um den Dekan zu ärgern, denn es ist schwer vorstellbar, daß Studenten im damaligen gesellschaft-lichen Klima auf breiter Front gegen die geltenden Konventionen rebel-lierten. Elizabeth Blackwell erwies sich als brillante Studentin, erhielt stets die besten Noten und schloß 1849 ihr Studium erfolgreich ab.

Als sie in ihrem Beruf zu arbeiten anfing, stieß sie weiterhin auf große Widerstände, aber im Juni 1849 be-gann sie, in Paris Geburtshilfe zu stu-dieren und eröffnete später in New York eine Klinik für arme Frauen und Kinder. 1874 wurde sie an der London School of Medicine for Women zur Pro-fessorin für Geburtshilfe ernannt.

1860 veränderten sich die Regeln. Nur wer in Großbritannien studiert hatte, konnte ins britische Ärztere-gister aufgenommen werden. Dadurch wurden Ärztinnen von vornherein ausgeschlossen, denn zur damaligen Zeit ließ keine britische Universität Frauen zum Medizinstudium zu.

### Elizabeth Garrett Anderson (1836–1917)

Elizabeth Garrett, eine intelligente und gut ausgebildete junge Frau aus begütertem Haus engagierte sich für die Rechte der Frauen. In den 1860er Jahren schloß sie sich einer Vereini-gung an, die sich für das Recht der Frauen auf freie Berufswahl einsetzte, und unterstützte das »English Wo-men's Journal«. Nach einer Begeg-nung mit Elizabeth Blackwell (die 1860 einen Bericht über den Kampf der Frauen um die Zulassung zum Ärzte-beruf für das Magazin geschrieben hatte), entschloß sich Elizabeth Gar-rett, selbst Ärztin zu werden.

Sie arbeitete als Krankenschwe-ster im Middlesex Hospital, mußte diese Tätigkeit jedoch aufgeben, als bekannt wurde, daß sie unberechtig-terweise an Vorlesungen für die Medi-zinstudenten teilgenommen hatte.

Doch sie ließ sich nicht von ihrem Vorhaben abbringen und nahm Pri-vatunterricht bei Professoren der Uni-versitäten St. Andrews und Edin-burgh und wurde schließlich 1870 als erste Frau in die Society of Apothe-caries aufgenommen.

In Marleybone eröffnete Elizabeth Garrett eine Apotheke für Frauen und Kinder. Nachdem sie mit Suffragetten (die sich für das Frauenwahlrecht ein-setzten) in Verbindung gekommen war, ging sie nach Paris, wo sie 1870 das Examen ablegte und damit erste Britin mit medizinischem Doktortitel wurde.

Sie heiratete (seither Garrett An-derson) und brachte zwei Mädchen zur Welt, focht jedoch weiter für die Sache der Frauen und wurde Dekan der School of Medicine for Women in London – eine Position, die sie 20 Jah-re lang innehatte.

Der Mut und die Entschlossenheit dieser beiden Pionierinnen ebneten anderen Frauen den Weg und brach-ten die Universitäten schließlich dazu, auch Frauen zum Medizinstudium zuzulassen, obwohl diese Maßnahme in der Öffentlichkeit zunächst auf erbitterten Widerstand stieß: Studen-ten beschimpften ihre Kommilitonin-nen und bewarfen sie mit Schmutz, als sie sich 1870 in Edinburgh zur Anatomie-Prüfung begeben wollten.

### Die Folgen des Ersten Weltkriegs

Wie in vielen anderen ursprünglich von Männern beherrschten Bereichen stellten die Frauen im Lauf des Ersten Weltkriegs auch auf dem Gebiet der Medizin ihre Fähigkeiten unter Beweis, indem sie zu Hause und im Ausland wertvolle Arbeit leisteten. Dies führte schließlich zur Änderung der Einstellungen und förderte die Akzeptanz von Ärztinnen.

| Jahr | Frauen | Männer |
|------|--------|--------|
| 1917 | 78 | 539 |
| 1918 | 68 | 341 |
| 1919 | 99 | 175 |
| 1920 | 210 | 374 |
| 1921 | 602 | 325 |

1985 gab es in Großbritannien 5476 Allgemeinärztinnen, denen 20 714 männliche Kollegen gegenüberstanden. Der Ärzteberuf wird zwar noch immer von Männern dominiert, aber die Position der Frauen verbessert sich. Der Anteil der weiblichen Krankenhausärzte in Großbritannien stieg bis 1998 auf 21 %, jener der weiblichen Allgemeinärzte auf 38 %.

## Meilensteine in Großbritannien

**1859** Elizabeth Blackwell wird mit einem US-amerikanischen Doktortitel ins britische Ärzteregister aufgenommen; später werden ausländische Abschlüsse nicht mehr anerkannt.
**1865** Elizabeth Garrett wird von der Apothekervereinigung aufgenommen (die danach das Schlupfloch schloß).
**1870** Edinburgher Medizinstudenten rebellieren gegen die Zulassung von Frauen.
**1874** Sophia Jex-Blake gründet die London School of Medicine for Women. Obwohl die Frauen in den Prüfungen nicht weniger erfolgreich abschneiden als ihre männlichen Kommilitonen, erhalten sie lediglich *Certificates of Proficiency* (Ausbildungsnachweise), aber keine Doktortitel.
**1876** Ein von Russell Gurney initiiertes Gesetz erlaubt den Behörden, auch Frauen zum Ärzteberuf zuzulassen, wenn sie die Voraussetzungen erfüllen. Frauen dürfen ab jetzt nicht nur Medizin studieren, sie können sich auch ins Ärzteregister eintragen lassen.
**1877** Das Royal Free Hospital ermöglicht Frauen die Ausbildung zu Krankenhausärzten.
**1879** Sophia Jex-Blake versucht in Edinburgh ein Kolleg für Medizinstudentinnen einzurichten.
**1880** Gründung der London Association of Medical Women
**1880** Die Londoner Universität anerkennt die London School of Medcine for Women als Ausbildungsstätte.
**1880** 20 Frauen im offiziellen Ärzteregister
**1885** Die medizinischen Vereinigungen Schottlands werden für Frauen geöffnet.
**1891** 101 weibliche Allgemeinärzte in Großbritannien
**1892** Die British Medical Association läßt weibliche Mitglieder zu.

**1895** Louisa Aldrich-Blake erhält als erste Frau den Titel »Master of Surgery«.
**1909** Das Conjoint Examining Board anerkennt die London School of Medicine for Women, das Royal Free Hospital und die Edinburgh Medical School of Women.
**1911** E. Davies-Colley ist erstes weibliches Mitglied des Royal College of Surgeons (Chirurgenvereinigung).
**1914** Ausbruch des Ersten Weltkriegs: Britisches Kriegsministerium lehnt anfangs Bewerbungen von Ärztinnen für Sanitätsdienst ab, andere Staaten lassen sie jedoch zu.
**1916** Mehrere medizinische Hochschulen in London, die bisher Frauen versperrt waren, öffnen sich wegen des hohen Bedarfs an Ärzten für Studentinnen.
**1918** 1200 Allgemeinärztinnen in Großbritannien registriert
**1929** Erster Versuch, eine Frau (Christine Murrell) für das General Medical Council zu nominieren, scheitert.
**1930** Ärztinnen als Commissioner ins Board of Control aufgenommen.
**1930** In einem Londoner Verwaltungsbezirk wird eine Frau Chief Medical Officer (Leiterin der Gesundheitsbehörde), eine weitere Regional Health Officer.
**1930** Londoner Stadtverwaltung entscheidet, daß alle Positionen im Gesundheitswesen, die von der Stadt zu vergeben sind, künftig Männern wie Frauen gleichermaßen offenstehen.
**1933** Christine Murrell wird zum Mitglied des General Medical Council bestellt, stirbt jedoch, bevor sie die Stelle antreten kann.
**1934** Dr. Helen Mackay wird als erste Frau ins Royal College of Physicians aufgenommen.
**1939** Kriegsministerium entscheidet, daß Ärztinnen in der Armee dieselbe Bezahlung wie Ärzte und einen »vergleichbaren Rang« erhalten sollen.
**1944** Rund 7200 Ärztinnen registriert.
**1946** National Health Service Act verabschiedet.
**1946** Weibliche Mitglieder in den Vorstand der British Medical Association aufgenommen.
**1947** Alle medizinischen Hochschulen Großbritanniens lassen Frauen zu.
**1948** National Health Service (Gesundheitsdienst) nimmt Arbeit auf.
**1949** An den medizinischen Hochschulen gilt für Frauen eine Quote von 20 %.
**1949** Ärztinnen erhalten beim Royal Army Medical Corps und dem Royal Air Force Medical Corps befristete Anstellungen unter denselben Bedingungen wie männliche Ärzte.
**1949** Prof. Hild Lloyd wird zur Präsidentin des Royal College of Obstetricians and Gynaecologists (Gynäkologen-Vereinigung) gewählt.
**1949** Prof. Mary F. Lucas wird als erste Frau zur Präsidentin der Anatomical Society of Great Britain and Ireland gewählt.
**1956** Dr. Janet Aitken wird in den General Medical Council gewählt und

nimmt als erste Frau diese Position ein.
**1956** Dr. Katharine Lloyd-Williams wird als erste Frau Dekan der Medizinischen Fakultät der Londoner Universität.
**1956** Wahl von weiblichen Delegierten in den Vorstand der British Medical Association
**1962** Dr. Albertine Winner zur stellvertretenden Chief Medical Officer im Gesundheitsministerium ernannt
**1964** Dr. Annis Gillie zur Präsidentin des College of General Practitioners (Verband der Allgemeinärzte) gewählt
**1965** Margaret Snelling erste Präsidentin des British Institute of Radiology
**1965** Dr. Albertine Winner als erste Frau zur königlichen Honorarärztin ernannt
**1969** Gesundheitsministerium anerkennt, daß verheirateten Ärztinnen Möglichkeiten zur beruflichen Weiterbildung geboten werden müssen.
**1970** 23 670 Ärztinnen registriert
**1979** Josephine Barnes wird als erste Frau Präsidentin der British Medical Association.
**1988** Veröffentlichung von Isobel Allens Untersuchung über Ärzte und ihre beruflichen Laufbahnen
**1989** Prof. Margaret Turner-Warwick erste Präsidentin des Royal College of Physicians
**1990** Veröffentlichung von Isobel Allens Untersuchung »Part-time Working in General Practice«
**1990** Dr. Deidre Hine als erste Frau Chief Medical Officer der Gesundheitsbehörde von Wales
**1990** 44 000 Ärztinnen registriert (entspricht einem Anteil von 30 %)
**1990** Anteil der Frauen unter den neu eingeschriebenen Medizinstudenten liegt bei 52 %.
**1993** Averil Mansfield wird als erste Frau Professorin für Chirurgie.

## Meilensteine in anderen Ländern

**1850 USA** Gründung des Philadelphia Women's College of Medicine
**1865 Schweiz** Universitäten lassen Frauen zu.
**1869 Frankreich** Frauen dürfen Medizin studieren.
**1869 Deutschland** Frauen wird Medizinstudium erlaubt.
**1870 Schweden** Frauen zum Medizinstudium zugelassen
**1871 Niederlande** Universitäten nehmen weibliche Medizinstudenten an.
**1872 Rußland** St. Petersburg nimmt weibliche Medizinstudenten auf.
**1876 Irland** Das Dublin College of Physicians akzeptiert Ärztinnen mit Abschlüssen aus kontinentaleuropäischen Ländern.
**1941 Indien** Der Indian Medical Service ermutigt Frauen, sich für befristete Anstellungen zu bewerben.
**1947 USA/Tschechoslowakei** Gerty T. Cori erhält als erste Frau den Nobelpreis für Medizin und Physiologie.
**1977 USA** Dr. Rosalyn Yalow erhält als zweite Frau den Medizin-Nobelpreis.

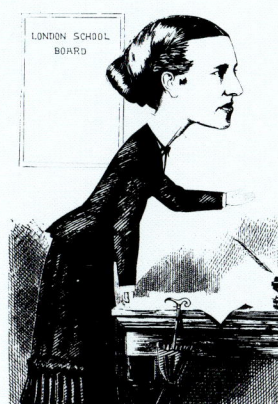

*Dr. Elizabeth Garrett Anderson in einer Karikatur*

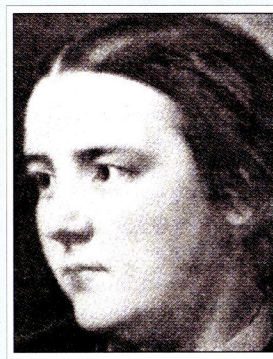

*Dr. Sophia Louisa Jex-Blake*

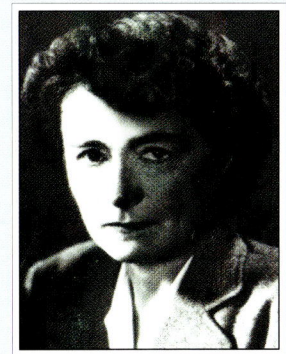

*Dr. Gerty T. Cori*

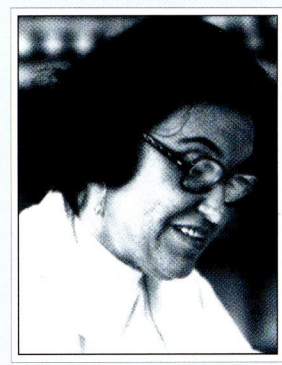

*Dr. Rosalyn Yalow*

# LÄNDER

## AUSGEWÄHLTE EREIGNISSE

Die hier zusammengetragenen Fakten aus den Zeittafeln stellen notwendigerweise eine Auswahl dar, v. a. was die letzten Jahrzehnte betrifft, in denen sich sehr viele Entwicklungen vollzogen. Diese Darstellung kann daher nicht die gesamte Medizingeschichte der jeweiligen Länder repräsentieren, mag jedoch als nützliche Informationsquelle dienen.

## AFRIKA

**HINTERGRUND** Im Norden lebten viele hochkultivierte Völker; besonders die arabische Welt spielte eine wichtige Rolle in der Weiterentwicklung der Medizin. Im unerforschten Inneren des Kontinents wurde dagegen noch jahrhundertelang die ursprüngliche Volksmedizin praktiziert. Durch Drogen und Einreiben der Haut mit pflanzlichen Substanzen versuchte man bei chirurgischen Eingriffen, Schmerzen zu lindern. Medizinmänner suchten in Trance Kontakt zu den Göttern, um die Ursachen von Krankheiten zu erfahren. Zur Behandlung gehörten ausgeprägte Rituale. Bis heute hält sich der Glaube an Magie, Zaubersprüche und Fetische.

Mit dem Vordringen europäischer Forscher und Eroberer gelangte die westliche Medizin auf den »Schwarzen Kontinent«. Die Westküste erhielt den Namen »Grab des weißen Mannes«, da viele Europäer dort der Malaria und anderen Tropenkrankheiten erlagen.

**1284** Mansuri-Hospital in Kairo

**1348** Pestausbruch in Ägypten

**17. Jh.** Sklavenhandel fördert Ausbreitung von Tropenkrankheiten in andere Teile der Welt.

**1755** Pockenausbruch in Kapstadt: verbreitet sich im Land.

**1882** Briten unterwerfen Ägypten. Kommerzieller Anbau und Schaffung von Bewässerungssystemen führen zu stärkerem Kontakt mit Wasser: Bilharziose nimmt zu.

**1886** Laveran, französischer Militärarzt in Algerien, entdeckt Malaria-Parasiten.

**1889** Burenkrieg: freiwillige Schutzimpfung von Soldaten gegen Typhus

**1913** Albert Schweitzer, Philosoph, Arzt und Missionar, beginnt Arbeit in Französisch-Äquatorialafrika. * Er baut Krankenhäuser und finanziert sie mit den Einnahmen aus seinen Büchern und Spenden aus aller Welt. **1924** kehrt er nach Afrika zurück, um seine Arbeit fortzusetzen, errichtet ein größeres Hospital und versorgt 150 Lepra-Kranke in einer Lepra-Kolonie (in der Nähe der Krankenhaus-Dorfes) mit neuem Medikament.

**1940er Jahre** HI-Virus, Auslöser von AIDS, taucht in Schwarzafrika auf.

**1940** Südlich von Kairo sind in Gebieten mit Bewässerung aus Teichen 5 % der Bevölkerung mit *S. haematobium* infiziert, 60 % in Regionen mit ganzjähriger Bewässerung.

**1967** Erste Herztransplantation durch Christiaan Barnard, Kapstadt. Patient nach 18 Tagen tot.

**1971** Erste kombinierte Herz-Lungen-Transplantation

**1980er Jahre** HI-Virus identifiziert

**1990er Jahre** AIDS breitet sich pandemisch aus; Afrika wird besonders stark heimgesucht.

**1996** In Gabun sterben 10 Menschen nach dem Verzehr von Affenfleisch am Ebola-Virus.

## ALTES ÄGYPTEN

**10 000–2000** Frühe Texte belegen medizinische Tätigkeit.

**5000–2500** Glaube an Magie: Priestermedizin

**2800** Imhotep, Arzt von Pharao Djoser * Pulsmessen

**2500** Belege für Chirurgie * anatomisches Wissen durch Mumifizierung * spezialisierte Ärzte * tierische und pflanzliche Heilmittel, über 5000 Substanzen bekannt * Anubis geleitet die Toten in die Unterwelt, Schutzpatron der Balsamierer. * Chirurgie auf Grabdenkmälern dargestellt

**1500** Grab des Pharaonenarztes in Sakkara: Darstellung der Manipulation von Füßen und Händen

**1660** Mumie von Ramses V. mit Pockennarben

**1600** Papyri Ebers und Edwin Smith: älteste bekannte medizinische Texte

**535** Imhotep zum Gott erhoben. Griechen übernehmen ihn als Imuthes und identifizieren ihn mit Asklepios. * In ptolemäischer Ära Sektionsverbot aufgehoben

## ALTES CHINA

### v. Chr.

**3494** Legendärer Kaiser Shen Nong entdeckt Kräutermedizin.

**3000–2700** Steinerne Akupunkturnadeln zur Schmerzlinderung

**2698–2598** Huang-tis »Nei Ching«, medizinisches Kompendium

**2000–1000** Behandlung von Krankheiten durch Wiederherstellung des Gleichgewichts zwischen den Elementen und den Kräften Yin und Yang * Entwicklung der traditionellen chinesischen Medizin

**551–479** Werk von Konfuzius, beruhend auf den Lebenselementen Wasser, Feuer, Holz, Metall und Erde

**489–300** Ts'ang Kung erforscht Medizin und veröffentlicht Fallsammlung.

**200** Zhang Zhongjing verfaßt medizinisches Handbuch mit allen bekannten Heilmitteln und Behandlungsformen.

### n. Chr.

**190–225** Arzt und Chirurg Hua Tuo treibt Unterleibschirurgie und Anästhesie voran. Danach kommt medizinischer Fortschritt zum Stillstand, da Konfuzianismus Eingriffe in den Körper untersagt.

**um 168–196** Chang Chungching, »chinesischer Hippokrates«, verfaßt 16bändiges Werk über Krankheiten.

**280** Wang Shu-ho: 12bändiges »Mei Ching« (Buch der Pulsdiagnostik). Puls des Menschen wird mit Saiten eines Instruments verglichen.

**400** Pharmazeuten überliefern umfassendes Wissen: Glaube an die Heilwirkung von Edelsteinen und Ginsengwurzel.

**1522–1578** 52bändiges Kräuterbuch von Li-Shen enthält 1900 Rezepte.

## ALTES INDIEN

### v. Chr.

**2500–1500** Magie spielt große Rolle; Zauberer werden allmählich Ärzte und Gelehrte.

**1500–600** »Charka-Samhita« und »Susruta-Samhita«: zwei Basistexte der frühen Ayurveda-Medizin. »Susruta« beschreibt plastische Chirurgie. 121 chirurgische Instrumente, 760 Heilpflanzen

**1500** Arier-Einwanderung: Sanskrit-Schriften über Kräuter, Instrumente und Chirurgie

**400** Chirurgie entwickelt sich.

**300–275** Einrichtung von Hospitälern für Menschen und Tiere

**274** Ausgebildete Ärzte von den Schulen in Tavila und Benares arbeiten mit Priesterärzten zusammen.

### n. Chr.

**800–1000** Brahmanen-Medizin

**664** Moslems erobern Indien; Ausbreitung der arabischen Medizin.

**1000** Ayurveda-Medizin erlangt heutige Form.

## ANTIKES GRIECHENLAND UND ROM

### v. Chr.

**2000–500** Medizin in Homers »Ilias« als Kunst dargestellt

**639–544** Thales von Milet: erster griechischer Wissenschaftler und Philosoph

**580–489** Pythagoras: Schule in Kroton * Alameion von Kroton

**509** Etrusker: gute Zahnärzte

**500–428** Hippokrates, Vater der abendländischen Medizin, betreibt florierende Medizinschule.

**460–370** Hippokratischer Eid

**um 460** Theorie der vier Elemente von Empedokles

**430–427** Pestepidemie in Athen

**400** Thukydides beschreibt Athener Epidemie.

**384–322** Aristoteles begründet wissenschaftliche Forschung.

**370–286** Theophrastos von Ephesos: Untersuchung der Pflanzen

**300–200** Alexandria: Bibliothek von Ptolemäus I. eingerichtet

**330–260** Herophilos von Chalkedon: erster Anatom

**234–149** Cato sammelt medizinische »Rezepte«.

**219** Archagathos, erster griechischer Arzt in Rom; erhält Bürgerrecht und wirkt als Chirurg; um 200 richtet er erste Apotheke Europas ein.

**120–70** Asklepiades von Bithynien führt menschlichere Behandlung Geisteskranker ein.

**116–28** Marcus Terentius Varro empfiehlt Trockenlegung von Sümpfen.

**100** Julius Caesar vermutlich durch Kaiserschnitt geboren.

**80** Mithridates VI. experimentiert mit Gegengiften.

**48** Alexandria: Bibliothek durch Feuer zerstört

**46** Caesar gewährt Ärzten römisches Bürgerrecht.

**23** Antonius Musa heilt Augustus mit Kaltwasser-Behandlung. * Ärzte von Steuer befreit

### n. Chr.

**14–37** Celsus' »De re medica«; erstes wissenschaftliches Werk in Latein, beschreibt Chirurgie und ärztliche Praxis in Rom.

**23–79** Plinius der Ältere beschreibt in »Naturalis historia« zahlreiche Heilmittel.

**40–90** Dioskurides beschreibt 600 Heilkräuter * Vespasian befreit Ärzte von Militärdienst.

**54** Theriak, Allheilmittel, von Neros Leibarzt Andromarchos erfunden

**79** Vesuv-Ausbruch * Pest * 200 verschiedene medizinische Instrumente in Pompeji

**96** Aquädukte und sauberes Wasser. Einrichtung von Latrinen, Bädern und Abwasserkanälen

**um 98–117** Rufus von Ephesos verfaßt medizinische Texte.

**ca. 98–138** Soranos von Ephesos: Werk über Geburtshilfe, 1500 Jahre lang verwendet

**131–201** Galen: Der Chirurg verfaßt zahlreiche Schriften über Anatomie, Physiologie und Medizin, entwickelt Humoraltheorie und Hippokratische Lehre.

**165–169** Pest des Antonius

**200** Zulassungsvorschriften für Ärzte

**um 300** Gilden schicken medizinische Texte an Festungen: Verbreitung des Wissens.

**320** Eusebios beschreibt Pockenepidemie in Syrien.

**325–403** Oreibasios schreibt über Behandlung von Brüchen mit mechanischen Hilfsmitteln.

**357–377** Erstes christliches Hospital in Caesarea

**375** Pest-Hospital in Edessa

**um 397** Fabiola gründet erstes Hospital in Westeuropa.

**502–575** Aetius von Amida beschreibt Bandagen, Aneurysmen und Diphterie.

**525–605** Alexander von Tralles: Arzt und Autor

**625–690** Paul von Aegina beschreibt chirurgische Verfahren.

## ASSYRIEN UND BABYLONIEN

**2000** Einsatz der Destillation. »Essenzen« von Zedern und aromatischen Ölen

**1900–1800** Assyrer und Babylonier sehen Leber als Sitz des Lebens * Kranke werden neben die Straßen gelegt, damit Passanten ihnen Ratschläge geben können. Nach Herodot ist jeder Babylonier ein Amateurarzt.

**1948–1905** Älteste bekannte staatliche Regelung des Ärzteberufs. Codex Hammurabi enthält Vorschriften zur medizinischen Praxis.

## AUSTRALIEN

**1906** Bancroft zeigt, daß Dengue-Fieber durch Mückenstiche übertragen wird.

**1912** Erste Schwangerenberatung in Sydney

**1976** Shannon entwickelt bionischen künstlichen Arm.

**1981** Erste »Retorten-Zwillinge« in Melbourne geboren

**1983** Erstmals bringt Frau aus Spendereizelle Kind zur Welt.

**1984** Erstmals Baby aus gefrorenem Embryo (Melbourne)

**1995–1996** Weltweit erstmals Sterbehilfe gesetzlich erlaubt. Mann stirbt unter Berufung auf dieses Gesetz.

### BELGIEN

**1424** Erste Vorschriften für Hebammen in Brüssel

**1426** Universität Louvain

**1514–1565** Vesalius begründet »neue Anatomie«.

**1605** Verhoeven bringt erste Zeitung heraus.

**1620** Helmont veröffentlicht Erhaltung der Materie; begründet Biochemie. **1648** veröffentlicht er »Ortus medicinae«.

**1816** Universitäten Gent, **1817** Lüttich, **1834** Brüssel

**1852** und **1876** Internationaler Hygiene-Kongreß

**1897** Bordet entdeckt bakterielle Hämolyse (Zerstörung der roten Blutkörperchen), **1905** zusammen mit Gengou Keuchhusten-Bazillus.

**1906** Hochschule für Tropenmedizin, Brüssel

**1920** Erster Kongreß zur Medizingeschichte, Antwerpen

### DÄNEMARK

**1475** Universität Kopenhagen

**1652** Bartholin beschreibt lymphatisches System.

**1661** Stensen entdeckt Parotisgang.

**1868** Meyer beschreibt Rachenmandelhyperplasie.

**1893** Niels Ryberg Finsen, Begründer der Fototherapie, zeigt therapeutischen Wert von UV-Strahlen bei Hautkrankheiten; erhält **1903** Medizin-Nobelpreis.

### DEUTSCHLAND

**1163** Hildegard von Bingen, Äbtissin und Mystikerin, verfaßt naturkundliche und medizinische Bücher.

**1193-1280** Albertus Magnus, Philosoph und Lehrer

**1316** Städtischer Chirurg in Lübeck verdient 16 Mark im Jahr.

**1440** Gutenberg verwendet bewegliche Drucklettern.

**1457** Gutenbergs Laxierkalender erste medizin. Publikation

**1469–1478** De Grados »Practica« und Mondinos »Anathomia«

**1484** Schöffers lateinisches »Herbarium« **1485** ins Deutsche übersetzt

**1493** Pockenausbruch

**1513** Rösslins »Roszgarten«: erstes Hebammen-Handbuch

**1517** Anatomische Abbildungen von Schott in Mainz veröffentlicht * Gersdorffs »Feld-Buch der Wundchirurgie«

**1518** In Nürnberg Lebensmittelverkauf kontrolliert

**1522** In Hamburg Dr. Wertt auf Scheiterhaufen verbrannt, da er Hebammenarbeit übernehmen will.

**1530** Brunfels: Pflanzenatlas »Herbarum vivae eicones«

**1542** Fuchs: »De historia stirpium«, berühmtestes Heilkräuterbuch des 16. Jh.

**1546** Cordus veröffentlicht erstes deutsches Arzneibuch für Apotheker.

**1560–1634** Fabry von Hilden (Fabricus Hildanus), Begründer der deutschen Chirurgie, führt Amputationen mit glühendem Messer durch, was Blutungen vermindern soll; empfiehlt Amputationen von gangränösem Gewebe oberhalb von gesundem.

**1583** »Bartischs Augendienst«, erstes Werk über Augenchirurgie, veröffentlicht

**1604** Kepler zeigt, daß Bild auf der Netzhaut verkehrt erscheint.

**1619** Scheiners »Oculus«

**1640** Rolfink greift Sektion wieder auf.

**1642** Wirsung entdeckt Pankreasgang (nach ihm benannt).

**1653–1655** Scultetus stellt in »Armamentarium chirurgicum« u. a. Brustamputationen dar.

**1660** Schneider zeigt, daß Nasensekrete nicht von Hirnanhangdrüse stammen.

**1680** Magdeburg: Pest-Hospital

**1690** Siegemundin publiziert Schrift über Hebammenarbeit.

**1698** Stahls Schrift über Krankheiten des Pfortadersystems * **1792** entwickelt er Phlogiston-Theorie.

**1713** »Theatrum anatomicum« in Berlin

**1714** Fahrenheit entwickelt Quecksilberthermometer mit 212 Gradeinheiten.

**1716** Generalstabsarzt erhält 900 Mark Monatssold.

**1719** Heisters Werk über Chirurgie veröffentlicht

**1721** General Holtzendorff richtet »Collegium medico-chirurgicum« in Berlin ein.

**1738** Lieberkühn erfindet Reflektor-Mikroskop.

**1740** Hoffmann beschreibt Röteln.

**1745** Kratzenstein arbeitet mit Elektrotherapie.

**1751** Königliche Gesellschaft der Wissenschaften von Haller in Göttingen gegründet

**1754** Erste Frau legt in Halle ärztliches Examen ab.

**1756** Pfaff, Zahnarzt Friedrichs d. Gr., beschreibt Herstellung von Gipsmodellen für Zahnersatz nach Wachsabdrücken.

**1755–1843** Samuel Hahnemann begründet Homöopathie.

**1757** Hallers »Elementa physiologiae corporis humanae«

**1762** Roederer und Wagner beschreiben Typhus.

**1768** Wolff: Entwicklung eines Kükens aus dem Ei

**1778** Von Siebold führt Symphysensprengung durch.

**1791** Sömmering publiziert ersten Band seiner »Anatomie«.

**1795** Frank: »De curandis hominum morbis epitomae« (7 Bd.)

**1805–1806** Sertürner isoliert Morphium.

**1897** Impfpflicht in Bayern und Hessen

**1828** Wöhler stellt Harnstoff synthetisch her (Vorläufer der organischen Chemie).

**1830** Kopp beschreibt Thymus-Versagen.

**1831–1902** Von Liebig entdeckt Chloroform, analysiert Azeton und entdeckt Chloral.

**1833** Müllers physiologische Abhandlung

**1836** Schwann entdeckt Pepsin im Magen. * **1814** zeigt er, daß Galle entscheidend für Verdauung ist. Wichtiges Werk über Nerven und Muskeln

**1837** Henle beschreibt Epithel (Deckgewebe) von Haut und Schleimhäuten; wegweisende Werke zur mikroskopischen Anatomie und Physiologie * Schoenleins »Peliosis rheumatica« beschreibt Hautblutungen (Purpura Schoenlein-Henoch) * Schwann entdeckt Hefezelle und begründet Keimtheorie.

**1838** Schleiden beschreibt Pflanzenzellen. * Johannes Müllers Schrift über Tumoren

**1839** Schwann veröffentlicht Werk über Zelltheorie.

**1840er Jahre** Wunderlich verwendet Fieberthermometer.

**1841** Henles »Allgemeine Anatomie« stellt viele seiner Entdeckungen dar.

**1842** Wöhler beschreibt synthetische Herstellung von Hippursäure aus Benzylaminoessigsäure. * Dieffenbachs Abhandlung über das Schielen

**1843** Ludwig untersucht Mechanismus der Harnausscheidung.

**1845–1758** Virchow, Schöpfer der modernen Pathologie, untersucht menschliche Zellen, Thrombosen und Embolie und beschreibt zusammen mit Bennett Leukämie. * Langenbeck entdeckt Aktynomizet.

**1846** Brüder Weber finden hemmenden Effekt des Vagusnervs.

**1848–1851** Helmholtz lokalisiert Ursprung tierischer Wärme in Muskeln, mißt Fortpflanzungsgeschwindigkeit der Nervenerregung, erfindet Augenspiegel zur Untersuchung des Augenhintergrunds. * Du Bois-Raymond über tierische Elektrizität

**1854** Virchow beschreibt Neuroglia (Bindegewebe in Nervenzentren und Netzhaut).

**1857** Graefe entwickelt Operation gegen Schielen.

**1854** Virchow veröffentlicht »Die Cellularpathologie«. * Niemann isoliert Kokain.

**1859** Kirchhoff und Bunsen entwickeln aufzeichnendes Spektroskop. * Kolbe synthetisiert Salizylsäure.

**1861** Schultze definiert Protoplasma und Zellen.

**1862** F. Hoppe Seyler entdeckt Hämoglobin.

**1863** Herstellung von Barbitursäure durch Baeyer * Helmholtz' Tonempfindungen * Voit und Pettenkofer erforschen Stoffwechsel der Atmung.

**1866** Voit richtet in München erstes Hygiene-Labor ein.

**1867** Helmholtz' Abhandlung über physiologische Optik

**1868** Haeckels »Natürliche Schöpfungsgeschichte« * Wunderlichs Werk über Fieber bei Krankheiten führt zur Entwicklung des Fieberthermometers.

**1869** Esmarch erarbeitet Verfahren zur Herstellung künstlicher Blutleere bei Operationen an Gliedmaßen. * Virchow fordert medizinische Inspektion der Schulen.

**1869–1872** Universitäten lassen Frauen zum Studium zu.

**1870** Simon berichtet von erfolgreicher Nierenentfernung.

**1871** Weigert färbt Bakterien mit Karmin.

**1872** Abbe entwickelt optische Instrumente. * Billroth entfernt Kehlkopf. * Pflicht zur Wiederholungsimpfung * Obermeier entdeckt Spirillum bei Rückfallfieber.

**1874** Ehrlich führt Ausstrich aus trockenem Blut ein und verbessert Färbeverfahren.

**1875** Lösch entdeckt *Entamoeba histolytica*, Überträger der Amöben-Ruhr. * Fleischbeschau Pflicht * Lanois entdeckt Hämolyse.

**1876** Kaiserlicher Gesundheitsausschuß in Berlin * Koch läßt Milzbranderreger in künstlichem Medium wachsen und isoliert Salizylsäure.

**1877** Cohnheim injiziert Tbc-Erreger in Hasenauge. * Nitze entwickelt Zystoskop.

**1878** Von Volkmann entfernt Krebs aus Mastdarm. * Freund entfernt Gebärmutter. * Koch entdeckt Ursachen für traumatische Infektionen.

**1879** Neisser entdeckt Gonokokken. * Gesetzliche Lebensmittelüberwachung

**1881–1882** Billroth entfernt krebsbefallenen Pylorus (Magenpförtner). * Koch führt Plattenkulturen ein und entdeckt Tuberkelbazillus. * Flemming erforscht Zellteilung.

**1883–1884** Klebs entdeckt Diphterie-Bazillus. * Koch entdeckt Cholera-Bazillus.

**1885** Weismanns Keimplasmatheorie * Weigert färbt Nervenfasern mit Haematoxylin.

**1886** Von Bergmann: Dampfsterilisation in Chirurgie

**1887** Flick erfindet Glaskontaktlinsen.

**1889–1890** Von Behring entdeckt Gegengift. * Buchner entdeckt Alexine. * Von Mering und Minkowski rufen experimentell Diabetes hervor. * Von Behring und Kitasato entdecken Gegenmittel zu Diphterie und Tetanus und schaffen Grundlage für Serumtherapie. * Von Behring behandelt Diphterie mit Gegengiften. * Koch führt

Tuberkulin ein. * Weigert färbt Neuroglia mit Methyl-Violett.

**1891** Institut für Infektionskrankheiten in Berlin unter Leitung R. Kochs * Waldeyer begründet Neuronentheorie. * Quincke: Lumbalpunktion

**1892** Cholera-Epidemie in Hamburg * Kossel und Neumann entdecken Pentose (C5-Zucker).

**1893** Aspirin als Rheumamittel auf dem Markt * Internationale Cholera-Konferenz, Dresden

**1895** Wilhelm Röntgen macht erste Röntgenaufnahme (Hand seiner Frau).

**1897** Fischer synthetisiert Koffein, Theobromin, Xanthin, Guanin und Adenin.

**1898** Löffler und Frosch erforschen filtrierbare Viren. * Fischer isoliert Purin-Kern von Harnsäureverbindungen. * Heroin und Aspirin medizinisch verwendet

**1890** Einhorn synthetisiert Procain (Novocain). * Ehrlichs Institut für Serologie und Serumprüfung wird »Institut für experimentelle Therapie«; Ehrlichs Arbeit schafft Grundlagen für Chemotherapie.

**1900** Wertheim: Radikaloperation bei Gebärmutterkrebs

**1901** Koch führt Beulenpest auf Ratten als Überträger zurück. * Röntgen erhält Nobelpreis.

**1902** Formel für Barbitursäure patentiert

**1903** Fischer und von Mehring führen Veronal ein. * Bier führt künstliche Hyperämie (vermehrte Blutfülle) bei Operationen ein.

**1904** Sauerbruch konstruiert Unterdruckkammer für Brustchirurgie.

**1905** Schaudinn entdeckt Spirochäten bei Syphilis. * Koch erforscht Theileriose.

**1907** Wassermann führt serodiagnostischen Syphilis-Test ein.

**1909** Ehrlich führt Salvarsan ein und testet es **1911** in Syphilis-Behandlung: Geburt der Chemotherapie.

**1912** Sudhoff widerspricht Theorie vom amerikanischen Ursprung der Syphilis (war schon vor Columbus in Europa).

**1917** Von Economo beschreibt Übertragung der europäischen Schlafkrankheit.

**1928** Aschheim und Zondek führen ersten funktionierenden Schwangerschaftstest ein.

**1932** Malaria-Medikament Atebrin (Mepacrine) von Mietzsch, Mauss und Kirkuth hergestellt * Narkosemittel Evipan von Weese und Scharpff eingeführt * erstes Elektronenmikroskop

**1935** Domagk findet, daß Pronotosil, Färbemittel aus Sulfanilamid, Mäuse gegen Streptokokken schützt.

**1979** Leber verpflanzt

### FRANKREICH

**um 500** Erstes Klosterhospital in Arles gegründet

**581** Gregor von Tours beschreibt Pockenepidemie.

**590** Pandemie des Antoniusfeuers (Ergotismus)

**651** Hôtel Dieu gegründet

**738** Medizinschule Montpellier

**962** Hospiz des hl. Bernhard

**1131** Konzil von Clermont: keine ärztliche Tätigkeit der Mönche

**1180** Universität Montpellier gegründet, **1181** freie Medizinschule, **1289** von Nikolaus IV. anerkannt

**um 1200** Universität Paris

**1223–1226** 2000 Leprosorien

**um 1240** Arnold von Villanova übersetzt Galen und Avicenna.

**1257** Sorbonne gegründet

**1295** Lanfranchi: »Chirurgia magna«

**1300–1368** Guy de Chauliac, Chirurg und Lehrer

**1304** Henri de Mondeville lehrt Anatomie in Montpellier, **1306** »Chirurgia« begründet Chirurgie in Frankreich. **1348–1350** Pestepidemie. Guy de Chauliac hilft Opfern, veröffentlicht **1363** »Chirurgia magna«.

**1497–1588** Jean Fernel: Unterteilung der Medizin in Physiologie und Pathologie; beschreibt Blinddarmentzündung

**1510–1590** Paré: Ligatur (Abbinden von Blutgefäßen) bei Amputationen

**1514** Pierre Brissot erneuert Hippokratische Lehre: Aderlaß nahe am Krankheitsherd.

**1532** Rabelais veröffentlicht erste lateinische Version der Aphorismen von Hippokrates.

**1536** Paré entfernt Ellenbogengelenk, verbessert **1545** Amputation und Behandlung von Schußverletzungen.

**1551** »Anatomische Theater« in Paris und Montpellier

**1554** Schriften des Aretaios von Kappadokien gedruckt

**1561** Paré begründet Orthopädie.

**1564** Estienne und Jean de Gorris: medizinischer Wörterbücher

**1567** Fernels »Universa medicina«: ein Kapitel über Therapie

**1575** Paré führt Massage und künstliche Augen ein.

**1578** De Ballou beschreibt Keuchhusten.

**1596** Descartes geboren, **1637** zeigt er, daß Anpassung des Auges durch Veränderung der Linse geschieht; beschreibt **1644** Reflexe und publiziert Schrift über Brillentherapie. **1662** Erste Abhandlung über Physiologie

**1609** Louise Bourgeois: Beobachtungen zur Geburtshilfe.

**1656** Leprosorien abgeschafft

**1667** Jean Baptiste Denis überträgt Blut von Schaf auf Mensch.

**1674** Mores Tourniquet zur Versorgung von Blutungen

**1678–1761** Fauchard, »Vater der Zahnheilkunde«, beschreibt in »Le chirurgien dentiste ou traité de dents« Anatomie und Pathologie der Zähne und Methoden der Zahnbehandlung.

**1679** De Blegny veröffentlicht erste Medizinzeitschrift (»Nouvelles découvertes«).

**1683** Duverneys erste Schrift über Ohrenheilkunde

**1705** Brisseau und Maitre Jan zeigen, daß Grauer Star getrübte Linse ist.

**1713** Anel katheterisiert Tränenkanäle, erfindet **1714** Feinnadel-Spritze.

**1715** Petit unterscheidet Hirnkompression und Gehirnerschütterung.

**1720–1721** Pest in Marseilles * Palfys Geburtszange

**1724** De Moivre veröffentlicht Erinnerungen. * Guyot von Versailles will Eustachische Röhre im Ohr katheterisieren.

**1728** Fauchards »Le chirurgien dentiste«

**1730** Réaumur entwickelt 80-Grad-Thermometer.

**1731** Hoffmann beschreibt Chlorose. * Erste Akademie für Chirurgen

**1736** Petit öffnet als erster Warzenfortsatz und führt Gallenblasenentfernung durch.

**1739** Morand entfernt erstmals Hüftgelenk.

**1741** André bezeichnet Erforschung des Skeletts als »Orthopädie«.

**1745** Deparcieux entwickelt Begriff der »Lebenserwartung«.

**1749** Buffons Naturgeschichte veröffentlicht * Senacs Schrift über das Herz

**1752** Réaumur experimentiert mit der Verdauung von Vögeln.

**1753** Daviel entwickelt moderne Methode der Entfernung von Grauem Star.

**1764** Louis entwickelt Kompresse gegen Blutungen.

**1766** Cavendish entdeckt Wasserstoff. * Desault entwickelt Frakturverband.

**1770** Abbé l'Epée erfindet Gebärdensprache für Taubstumme.

**1771–1802** Bichat zeigt in »Anatomie générale, appliquée à la physiologie et à médicine«, daß auch einzelne Gewebeteile erkranken können.

**1777** Lavoisier beschreibt Austausch von Gasen bei Atmung.

**1779** Mesmers Schrift über animalischen Magnetismus

**1783** Marschal entfernt von Krebs befallene Gebärmutter.

**1786** Moreau entfernt Ellenbogengelenk.

**1793** Larrey führt »Fliegende Lazarette« ein.

**1794** Lavoisier hingerichtet

**18. Jh.** Dupuytren: Werke zu Anatomie und Physiologie; führt gewagte Operationen durch und entwickelt neue Instrumente.

**1800–1801** Begründung der modernen Histologie und Gewebepathologie: Bichats »Anatomie générale« revolutioniert die deskriptive Anatomie. * Cuviers »Vergleichende Anatomie« * Pinels Abhandlung über Psychiatrie; reformiert Behandlung Geisteskranker

**1812** Larrey arbeitet mit lokaler Betäubung durch Erfrieren der Gliedmaßen vor der Amputation. Seine Arbeit in der Krankenfürsorge regt Gründung des Roten Kreuzes an.

**1815–1819** Laënnec erfindet Stethoskop.

**1818** Pelletier und Caventou isolieren Strychnin und Chinin.

**1820** Coindet verwendet Jod zur Kropfbehandlung.

**1821** Itards Schrift über Ohrenheilkunde

**1822–1840** Magendie: Beiträge zur Physiologie und Pharmakologie; führt Bells Untersuchungen der Wurzeln der Rückenmarksnerven fort und erforscht Wirkung pflanzlicher Drogen.

**1823** Chevreul untersucht tierische Fette.

**1824** Flourens veröffentlicht Arbeit über zerebrale Physiologie.

**1825** Bouillard beschreibt und lokalisiert Aphasie.

**1825–1893** Charcot erforscht Epilepsie und andere Nervenkrankheiten, arbeitet als Chefarzt in Salpêtrière in Paris.

**1826** Laënnec beschreibt Bronchitis und andere Atemwegserkrankungen.

**1827** Seglas erfindet Endoskop.

**1829** Braille entwickelt Blindenschrift.

**1831** Soubeiran entdeckt Chloroform.

**1834** Dumas erzeugt und benennt reines Chloroform.

**1835** Louis begründet Medizinstatistik. * Cruveilhier beschreibt Multiple Sklerose.

**1840er Jahre** Brown-Séquard, Mitbegründer der Endokrinologie, demonstriert Funktion der Nebenniere. Formuliert erstmals Physiologie des Rückenmarks und entdeckt Hormone.

**1846–1849** Bernard beschreibt Funktion der Bauchspeicheldrüse und entdeckt Funktion der Leber für Zuckerstoffwechsel. Demonstriert Erhöhung des Blutzuckers durch Stich in verlängertes Rückenmark.

**1851–1854** Bernard löst über Durchtrennung des *Nervus sympathicus* Gefäßerweiterung aus und entdeckt Funktion der gefäßerweiternden Nerven.

**1858** Mareys Entdeckungen helfen Ärzten, Blutdruck in menschlichen Arterien präziser zu messen. * Bernard entdeckt gefäßverengende und -erweiternde Nerven.

**1860** Ménière beschreibt Innenohrerkrankung mit Schwindel (Ménière-Krankheit).

**1863** Pasteur entdeckt, daß Bakterien durch Hitze abgetötet werden; erfindet Pasteurisierung; erforscht Seidenspinnerkrankheit.

**1865** Villemin zeigt, daß Tbc durch Erreger verursacht wird, den er »Keim« nennt.

**1867** Bernard formuliert Prinzip der Homöostasie.

**1869–1872** Universitäten lassen Frauen zum Medizinstudium zu.

**1874** Gesetz gegen Kinderarbeit (Loi Roussel)

**1878** Internationaler Hygiene-Kongreß

**1880–1881** Pasteur isoliert Streptokokken, Staphylokokken und Pneumokokken. * Laveran entdeckt Malaria-Parasit.

**1883–1886** Pasteur impft gegen Milzbrand; entwickelt ersten Impfstoff gegen Tollwut (»Méthode pour prévenir la rage«).

**1886** Neurologe Pierre Marie führt Riesenwuchs auf Erkrankung der Hypophyse zurück.

**1887** D'Arsonval führt Hochfrequenzstrom ein.

**1888** Pasteur-Institut gegründet * Roux und Yersin untersuchen Diphterie-Toxine.

**1894** Kitasato und Yersin entdecken Pestbazillen.

**1896** Becquerel entdeckt Radioaktivität von Uran. * Widal und Sicard führen Agglutionationstest für Typhus ein.

**1898** Marie und Pierre Curie entdecken Radium.

**1900** Widal und Ravaut entwickeln Zelldiagnostik.

**1902** Carre führt Gefäß-Anastomose und Gewebetransplantationen ein.

**1903** Metchnikow impft Menschenaffen mit Syphilis.

**1905** Psychologe Binet entwickelt ersten Intelligenztest.

**1907** Laveran erhält Medizin-Nobelpreis. * Calmette entwickelt Konjunktivaltest für Tbc. * Pariser Ärzte verkünden Entdeckung eines Serums gegen Ruhr.

**1910** Victor Henri u. a. führen Sterilisierung von Wasser durch UV-Strahlen ein. * Gattefossé erforscht therapeutische Wirkung von Pflanzenölen.

**1911** Carrel erforscht Verjüngung von Gewebe.

**1912** Dastre stellt durch Hornhautverpflanzung Augenlicht wieder her. * Odin behauptet, Krebs-Mikrobe isoliert und kultiviert zu haben.

**1913** De Sandfort entwickelt Ambrin-Behandlung (Paraffin-Harz-Lösung) für Verbrennungen.

**1914–1918** Carrel und Dakin entwickeln Behandlung für Wundinfektionen.

**1921** Entwicklung eines Tbc-Impfstoffs aus lebenden, nichtvirulenten Rinderbazillen durch Calmette und Guérin * **1924** als Schutzimpfung eingeführt

**1926** Pasteur-Institut verkündet Entdeckung eines Serums gegen Tetanus.

**1950** Küss in Paris u. a. verpflanzen erstmals Nieren von Verstorbenen auf Lebende.

**1998** Erste Armverpflanzung

## GROSSBRITANNIEN

**1345** Erster Apothekerladen in London * Lebensmittelhändler und Apotheker schließen sich in Guild of St. Anthony zusammen.

**1349** Pestepidemie (Schwarzer Tod)

**1376** Medizinischer Prüfungsausschuß in London

**1460–1527** Linacre lehrt in Oxford und Padua: »König der Ärzte«.

**1485** Englischer Schweiß

**1500–1599** Einrichtungen für Geisteskranke

**1505** Royal College of Surgeons in Edinburgh

**1518** Royal College of Physicians

**1540** Gesellschaft der Barbier-Chirurgen * Heinrich VIII. erlaubt vier Sektionen pro Jahr.

**1543** Englische Apotheker gesetzlich anerkannt

**1547** »Bedlam«: Hospital St. Mary of Bethlehem in London

**1562** Hexerei in England mit Todesstrafe bedroht **1563** Hexerei in Schottland zum Kapitalverbrechen erklärt

**1565** Elisabeth I. erlaubt Sektion hingerichteter Verbrecher.

**1578** William Harvey geboren; **1616** hält er Vorlesungen über Blutkreislauf.

**1617** Woodall empfiehlt Zitronensaft zur Skorbut-Vorbeugung. * Society of Apothecaries gegründet

**1620** Bacons »Novum organum«

**1624** Thomas Sydenham, »englischer Hippokrates«, geboren

**1628** Harvey veröffentlicht »Exercitatio anatomica de motus cordis et sanguinis animalibus« (Beschreibung des Blutkreislaufs).

**1643** Fleckfieber sucht Heere des englischen Bürgerkriegs heim.

**1651** Harveys Abhandlung über die Entstehung der Tiere

**1652** Thomas Culpepper: »Herbal«

**1653** Glisson beschreibt Anatomie der Leber.

**1656–1657** Boyle, Wren und Lower experimentieren mit Blutübertragungen.

**1660** Willis beschreibt Wochenbettfieber.

**1661** Scharlach-Ausbruch

**1682** Karl II. anerkennt Royal Society. * John Graunt begründet Medizinstatistik.

**1684** »Cerebri anatome« von Willis, illustriert von Wren

**1665** Pestepidemie in London

**1665** Hooke beschreibt Pflanzenzellen, mit mikroskopischen Zeichnungen, und zeigt **1667** Funktion der Lungen.

**1668–1672** Ruhrepidemie

**1668** Lower zeigt, daß Veränderung der Farbe des Blutes mit Aufnahme eines Stoffes aus der Luft zusammenhängt.

**1675** Sydenham unterscheidet Scharlach von Masern und beschreibt Gicht.

**1689** Harris publiziert Schrift über Kinderkrankheiten. **1690** Floyer zählt Puls mit Hilfe einer Uhr und erfindet **1700–1710** spezielle Pulsuhr.

**1693–1694** Königin Maria II. stirbt an Pocken, als Epidemie Europa durchzieht.

**1703** Apotheker dürfen Medikamente verschreiben.

**1714** Turners Abhandlung über Hautkrankheiten begründet Dermatologie in Großbritannien.

**1718** Lady Mary Wortley Montagu läßt Sohn gegen Pocken impfen.

**1723** Gelbfieber in London

**1725** Guys Hospital eröffnet * Erste Hebammenschule

**1726** Hales mißt Blutdruck. * Erster Lehrstuhl für Geburtshilfe in Edinburgh

**1730** Geburtszange erfunden * erste Tracheotomie

**1735** Hexengesetze aufgehoben

**1745** Barbiere von Chirurgen getrennt

**1750** Krankenstation im Seebad Margate: erstes britisches Hospital für Tbc-Patienten

**1752** Smellies Geburtszange und Schrift über Geburtshilfe

**1743** John Pringles Arbeit über Soldatenkrankheiten

**1753** Linds »A Treatise on the Scurvy« (Skorbut)

**1757** William Hunter beschreibt Aneurysmen. * Linds Abhandlung über Hygiene auf Schiffen * Brocklesby verbessert Lebensbedingungen und sanitäre Verhältnisse beim Militär.

**1768** Linds Abhandlung über Tropenkrankheiten

**1770** William Hunter begründet Anatomieschule.

**1771** Priestley und Scheele isolieren Sauerstoff. * John Hunters Abhandlung über Zähne und Vorlesungen über Chirurgie

**1772** Priestley entdeckt Lachgas. Beobachtungen über verschiedene Arten von Luft

**1773** White setzt sich für Sauberkeit bei Geburt ein, um Wochenbettfieber vorzubeugen; Pionier der Antiseptik.

**1774** William Hunters »Anatomie-Atlas« veröffentlicht, mit Abbildungen des Uterus in Originalgröße * Bauer aus Dorset immunisiert Frau und Kinder mit Kuhpocken gegen Pocken. * Priestley entdeckt Ammoniak.

**1777** Howards Untersuchungen über Gefängnisse und Krankenhäuser

**1779** Pott beschreibt Wirbeltuberkulose.

**1785** John Hunter entdeckt Kollateralkreislauf und führt proximale Ligatur ein. * Blane: über Krankheiten der Seeleute

**1786** Witherings Schrift über Digitalis * John Hunter: über Geschlechtskrankheiten

**1794** John Hunters Schrift über Blut, Entzündungen und Schußverletzungen; Transplantation von tierischem Gewebe

**1796** Jenner impft mit Kuhpocken. * **1798** Jenners »Inquiry« * Willan: über Hautkrankheiten

**1799** Jenner-Impfung auf dem europäischen Festland und in Asien * Hodgkin beschreibt nach ihm benannte Krankheit.

**1800** Royal College of Surgeons * Humphrey Davy entdeckt Lachgas als Anästhetikum.

**1803** Percivals medizinischer Ehrenkodex

**1811** Bell: über Wurzeln der Rückenmarksnerven und Anatomie des Gehirns

**1812** Miranda Stewart Barry legt als James Barrie in Edinburgh ärztliches Examen ab.

**1817** Parkinson beschreibt nach ihm benannte Krankheit.

**1827** Richard Bright beschreibt Nierenkrankheit (»Bright's Disease«).

**1830** Lister vervollkommnet achromatisches Mikroskop.

**1832** British Medical Association gegründet * Thomas Hodgkin beschreibt Hodgkin-Syndrom.

**1837** Registrierung von Sterbefällen

**1840er Jahre** Gesundheitsgesetze führen zu reinerem Wasser und Abwasserentsorgung.

**1841** Pharmaceutical Society of Great Britain und **1842** School of Pharmacy gegründet

**1847** Simpson verwendet Chloroform.

**1848** Public Health Act

**1849** Addison beschreibt Nebennierenrindeninsuffizienz, auch als Addisons Anämie oder »Bronzekrankheit« bezeichnet.

**1851** Great Ormond Street Hospital für kranke Kinder eröffnet

**1853** Königin Victoria bringt unter Chloroform-Narkose Kind zur Welt.

**1853–1856** Krimkrieg. Florence Nightingale reformiert Krankenpflege.

**1854** Cholera-Epidemie in London. John Snow zeigt, daß Wasserpumpe für Infektionen verantwortlich ist.

**1858** Medical Act: Registrierung der Ärzte

**1863** Harrington erfindet aufziehbaren Zahnbohrer.

**1864** Parkers »Handbuch für praktische Hygiene«

**1865** Elizabeth Garrett Anderson erhält Diplom der Apothekervereinigung.

**1867** Lister operiert mit Antiseptik. * Clinical Society

**1874** London School of Medicine for Women

**1874–79** Tait führt erste erfolgreiche Gebärmutter- und Gallenblasenentfernung durch.

**1875** Public Health Act

**1877** Manson: Mücken übertragen Infektionskrankheiten.

**1880** Balfour: Abhandlung über Embryologie * Gowers Arbeit trägt zur Begründung der modernen Neurologie bei. * London Association of Medical Women

**1883** Tait operiert Eileiter-Schwangerschaft.

**1886** Ärzte in Geburtshilfe ausgebildet

**1888** MacEwan vertieft Wissen über Epilepsie.

**1898** Meldepflicht für Infektionskrankheiten

**1890er Jahre** Halsted verwendet Gummihandschuhe bei Operationen.

**1890** Gesetz zur Vorbeugung gegen Infektionskrankheiten

**1891** Lister-Institut für Präventivmedizin

**1894** Lane führt Nageln von Frakturen ein.

**1897** Ross entdeckt Malaria-Parasit.

**1900** Manon zeigt durch Experimente, daß Mosiktos für Malaria-Übertragung verantwortlich sind. * Gesichtsmasken und Kopfbedeckungen von Hunter in Chirurgie eingeführt

**1901** Dutton und Forde identifizieren Ursache der Schlafkrankheit. * Erstmals pränatale Betreuung in Krankenhäusern * Eduards VII. Blinddarmentzündung lenkt Aufmerksamkeit der Ärzte auf die Krankheit.

**1902** Imperial Cancer Research Fund * Bayliss und Starling entdecken Hormone.

**1903** Bruce/Nabarro zeigen, daß Schlafkrankheit von Tsetse-Fliege übertragen wird. * Smith perfektioniert Operationstechnik bei Grauem Star. * Royal Army Medical College

**1914–1918** Plastische Chirurgie von Gilles entwickelt

**1915** Tetanus-Gegengift für verwundete Soldaten

**1919** Britisches Gesundheitsministerium

**1920er Jahre** Marie Stopes: Verhütungsberatung

**1924–1925** Universität London vergibt externe Diplome für Pharmazie.

**1925** Insulin-Behandlung

**1928** Fleming entdeckt Penicillin: erstes Antibiotikum. * Impfstoff gegen Gelbfieber

**1938** Synthetisches Östrogen

**1947** Alle medizinischen Hochschulen nehmen Frauen auf.

**1948** National Health Service

**1953** Crick und Watson entdecken DNS-Struktur.

**1963** Verpflanzung einer menschlichen Niere

**1967** Hospizbetreuung für Sterbende

**1968** Erfolgreiche Herztransplantation

**1969** Befruchtung menschlicher Eizelle im Reagenzglas

**1970** Von Nuklearbatterie angetriebener Herzschrittmacher

**1972** Verpflanzung von Niere und Magengewebe

**1978** Erstes »Retortenbaby« der Welt geboren

**1986** Erste Dreifach-Transplantation der Welt (Herz, Lunge und Leber)

**1997** 5 Tage altes Baby erhält neue Leber. * Verkaufsverbot für Rindfleisch, um Ausbreitung von BSE zu stoppen * Klonen eines Schafs

**1998** 60jährige Frau entbindet Sohn.

**1999** Kampagne zur Impfung gegen Meningitis C

## IRLAND

**675** Klosterberichte über Pocken

**1593** Universität Dublin (Trinity College) gegründet

**1770** Rutty beschreibt Rückfallfieber.

**1784** Royal College of Surgeons gegründet

**1785** Lehrstuhl für Anatomie an Universität Dublin

**1827** Adams beschreibt Herzblock.

**1832** Corrigan beschreibt Aorteninsuffizienz.

**1835** Graves setzt sich für gesunde Ernährung ein; beschreibt Schildrüsenstörung (später als Basedow-Krankheit bezeichnet).

**1837** Colles formuliert Gesetz der mütterlichen Immunität bei Syphilis.

**1845** Rynd erfindet Instrument für subkutane Injektion. * Hungersnot: Auswanderungswelle

## ITALIEN

**848–856** Hospital, aus dem sich bis 10. Jh. Schule von Salerno entwickelt, mit weiblichen Professoren, darunter Trotula, eine Gynäkologin, mit einem Werk über Geburtshilfe

**1020–1087** Constantinus Africanus überträgt griechische und arabische Medizintexte ins Lateinische.

**1025** Universität Padua

**1080–1200** Medizinschule von Salerno wird Zentrum der Bildung. Fünfjährige Ausbildungskurse, Sektion von Tieren

**1140** Roger von Sizilien: Zulassungsprüfungen für Ärzte

**1150–1158** Medizinschule und Universität Bologna

**1170** Roger von Sizilien: Atlas mit chirurgischen Bildern (»Chirurgia Rolandina«).

**1180** Roger von Parma veröffentlicht »Practica chirurgiae«.

**1201–1277** Chirurg Saliceto verfaßt zahlreiche Werke.

**1221** Friedrich II.: Ärzte dürfen erst nach öffentlicher Approbation durch die Schule von Salerno praktizieren; **1224** regelt er Medizinstudium gesetzlich, gründet Universitäten in Messina und Neapel. **1231** fünf Sektionen in Salerno erlaubt. **1240–1241** Trennung der Pharmazie von der Medizin und Einrichtung einer staatlichen Überwachungsbehörde für die Pharmazeuten. Apotheker müssen schwören, Medikamente sorgfältig zuzubereiten.

**1250** Roland von Parma publiziert Werk Rogers von Salerno.

**1266** Borgognoni (Theodor von Cervia) entwickelt neue Methoden der Wundbehandlung.

**1267** Konzil von Venedig verbietet Juden ärztliche Behandlung von Christen.

**1270** Brillen von venezianischen Glasmachern eingeführt

**1275** Saliceto, Stadtarzt von Verona, beendet chirurgisches Werk; empfiehlt chirurgische Eingriffe statt Kauterisierung.

**1295** Lanfranchi beendet sein Werk »Chirurgia magna«.

**1302** Erste Autopsie in Bologna

**1315** Mondino dei Liucci führt an Universität Bologna Sektionen durch.

**1316** Mondino verfaßt »Anatomia mundini«, erstes großes Lehrbuch der Anatomie.

**1317** Bulle »Spondent pariter« gegen Alchemie und andere magische Praktiken

**1345** »Anatomica« von Guido de Vigrevano versucht Status der Chirurgen zu verbessern.

**15. Jh.** Gesundheitsausschüsse in Mailand und Venedig

**1472** Bagellardos Abhandlung über Pädiatrie

**1474–1478** Salicetos »Chirurgia« und erste Ausgabe des Werkes von Celsus gedruckt: erster medizinischer Autor, dessen Schriften gedruckt werden

**1498** »Florentiner Ricettario« (erstes offizielles Arzneimittelbuch)

**1500** Da Carpi behandelt Syphilis mit Quecksilber-Salbe.

**1507** Benivienis Sammlung von Autopsien veröffentlicht

**1510** Leonardo da Vincis Skizzen des menschlichen Körpers

**1521–1523** Da Carpi publiziert anatomische Abhandlungen.

**1523–1562** Fallopius (Fallopio) lehrt in Padua und verfaßt viele anatomische Werke, u. a. über Innenohr und Geschlechtsorgane.

**1526** Erste griechische Übersetzung von Hippokrates

**1530** Frascatorius veröffentlicht Gedicht über Syphilis.

**1535** Mariano Santo di Barletta: erster Bericht über Blasenschnitt

**1537** Dryanders »Anatomia«

**1537–1619** Fabricius ab Aquapendente erforscht u. a. Venenklappen.

**1538** Vesalius veröffentlicht »Tabulae anatomicae«.

**1540** Mattioli: innere Anwendung von Quecksilber bei Syphilis

**1543** Vesalius begründet neuzeitliche Anatomie mit »De humanis corporis fabrica«.

**1546** Fracastoro publiziert über Infektionskrankheiten.

**1549** »Anatomietheater« in Padua

**1558** Cornaro publiziert Abhandlung über persönliche Hygiene.

**1559** Comuno beschreibt Lungenkreislauf.

**1561** Fallopius veröffentlicht »Observationes anatomicae«, das zu wesentlicher Erweiterung des anatomischen Wissens führt, v. a. über weibliche Geschlechtsorgane, Innenohr, Hirnarterien, -nerven, Augenmuskeln, Gewebe.

**1564** Galilei geboren. Entwickelt später Dosierungsanleitungen für Medikamente, Mikroskop, erfindet Teleskop. * Eustachius entdeckt Abduzens (Hirnnerv), Milchbrustgang, Nebenniere.

**1567** Paracelsus' Bericht über Bergarbeiter-Erkrankungen

**1572** Mercurialis' Abhandlung über Hautkrankheiten

**1580** Alpino führt Moxibustion aus dem Orient ein.

**1586** Della Porta veröffentlicht »De humana physiognomonia«.

**1594** Erstes ständiges »Operationstheater« in Padua

**1595** Quercetanus verwendet Calomel (Quecksilberchlorid) als Abführmittel. * »La Commare o Riccoglitrice« (Die Hebamme) von Scipione Mercurio publiziert

**1597** Tagliacozzi: Abhandlung über plastische Chirurgie

**1603** Aquapendentes »De venarum ostiolis« beeinflußt seinen Schüler Harvey bei Erforschung der Blutzirkulation.

**1609** Fieberthermometer von Sanctorius erfunden

**1610** Galileis Mikroskop

**1622** Aselli beschreibt Lymphkapillaren.

**1626** Santorio berichtet von Verwendung eines Thermometers und eines Pulszählgeräts.

**1629** Severino entfernt erstmals Handgelenk.

**1633–1717** Ramazzini: über Berufskrankheiten (»De morbis artificii diatriba«).

**1640** Severino: lokale Anästhesie durch Schnee und Eis

**1648** Redi widerlegt Theorie der Urzeugung.

**1654–1720** Maria Lancisi hält für möglich, daß Malaria durch Mückenstiche übertragen wird.

**1658** Kircher schreibt die Pest einem *contagium animatum* zu.

**1659–1661** Malpighi skizziert Lymphadenom (Hodgkin-Krankheit), entdeckt Lungenkapillaren, Studie über Struktur der Lunge.

**1662** Bellini entdeckt Ausführungsgänge der Nieren.

**1666** Malpighis Studie über innere Organe * **1670** entdeckt Malpighi Körperchen in Milz und Nieren (»Malpighische Körperchen«). * **1673** beschreibt er Entwicklung eines Kükens. * **1675** »Anatome plantarum«

**1680–1681** Borelli erforscht Mechanik und »physikalische Gesetze« des Körpers und publiziert »De motu animalium«.

**1682–1771** Untersuchung des toten Körpers von Giovanni Battista Morgagni vorangetrieben

**1700** Ramazzinis Schrift über Berufskrankheiten

**1704** Valsalva veröffentlicht »De aure humana tractatus« (Bericht über den Valsalva-Versuch).

**1710** Santorini-Knorpel in Kehlkopf entdeckt

**1719** Morgagni beschreibt Syphilis der Hirnarterien.

**1770** Cotugno weist Eiweiß in Urin nach.

**1772** Scarpa entdeckt Ohrlabyrinth.

**1784** Cotugno entdeckt Gehirn-Rückenmarks-Flüssigkeit.

**1787** Mascagni veröffentlicht Atlas der Lymphgefäße.

**1794** Scarpas »Tabulae neurologicae« mit seiner Arbeit über Herznerven * **1804** beschreibt er Arteriosklerose.

**1827** Amici und Cuthbert erfinden Spiegelmikroskop.

**1876** Lombroso entwickelt Lehre vom »kriminellen Charakter« (»L'uomo delinquente«).

**1916** Vanghetti führt plastische Amputation ein.

## JAPAN

**1868** Universität Tokio

**1890** Kitasato und von Behring entdecken Gegenmittel zu Diphterie und Tetanus.

**1897** Shiga entdeckt Ruhrbazillus.

**1909** Noguchi verbessert Wassermann-Reaktion und führt **1911** Luetin-Reaktion ein. **1913** weist er *Spirochaete pallida* im Gehirn von Syphilis-Patienten nach; entdeckt **1920** Leptospiren bei Gelbfieber. **1920** stirbt er in Ghana an Gelbfieber.

**1914–1915** Inada u. a. beschreiben Ursachen, Übertragung und Behandlung der Weil-Krankheit.

**1916** Futaki u. a. entdecken Spirillum bei Fällen von Rattenbißfieber.

**1920** Naito entwickelt Kunstblut.

## NIEDERLANDE

**1590** Erfindung des zusammengesetzten Mikroskops durch Hans und Zacharias Jansen

**1621** Drebbel verbessert Mikroskop.

**1638** Drebbel verbessert Thermometer.

**1642–1645** Cholera erstmals von Bonito erforscht, der auch Beriberi in seinem Werk »De medicina Indorum« beschreibt.

**1646** Diemerbroek veröffentlicht Pest-Monographie.

**1658** Swammerdam beschreibt rote Blutkörperchen.

**1662** De Graaf zeigt, daß Eizellen im Eierstock aufsteigen.

**1663** Sylvius beschreibt Verdauung als Gärungsprozeß.

**1664** Swammerdam entdeckt Lymphgefäßklappe. * De Graaf untersucht Magensaft und erkennt seine Bedeutung für Verdauung.

**1670** Swammerdam entdeckt Muskeltonus.

**1672** De Graaff beschreibt nach ihm benannte Follikel im Eierstock.

**1673** Leeuwenhoek baut Mikroskop und beschreibt rote Blutkörperchen. **1683** beschreibt er Bakterien. Entdeckungen: **1674** Spermatozoen, **1675** Protozoen, **1679** gestreifte Muskulatur, **1680** Hefepilz. **1683** beschreibt er Bakterien, **1689** Stäbchenzellen in der Netzhaut und Anatomie der Hornhaut, **1703** Jungfernzeugung bei Pflanzenläusen.

**1732** Boerhaaves »Elementa chemicae«

**1738** Lieberkühn erfindet Reflektor-Mikroskop.

**1758** De Haën verwendet Thermometer in Klinik.

**1860** Donders entwickelt Brillen gegen Stabsichtigkeit. **1862** veröffentlicht er Werk über Stab- und Alterssichtigkeit.

**1869–1872** Frauen zum Medizinstudium zugelassen.

**1901** De Vries: Mutationstheorie

**1903** Einthoven erfindet Galvanometer, erstes funktionierendes EKG-Gerät. * Rocci erfindet Sphygmomanometer zur Blutdruckmessung.

**1910** Gründung der Fédération Internationale Pharmaceutique

**1924** Nobelpreis für Einthoven

**1930** Debye verwendet Röntgenstrahlen zur Untersuchung der Molekülstruktur. * **1942–1943** erste Dialysemaschine für holländischen Widerstand von Willem Korff entwickelt

## ÖSTERREICH

**1365** Rudolph IV. gründet Universität Wien. **1399** erhält sie eine Medizinische Fakultät.

**1401** Erste öffentliche Sektion

**1586** Universität Graz

**1672** Universität Innsbruck * *Theatrum anatomicum* in Wien

**1754** Van Swieten organisiert klinische Ausbildung in Wien.

**1761** Auenbruggers »Inventum novum« veröffentlicht

**1762** Von Plencisz: Theorie über *contagium animatum*

**1777–1778** Franks Statistiken unterstreichen Bedeutung der öffentlichen Gesundheitspflege.

**1776** Plencks Klassifikation der Hautkrankheiten

**1783** Trennung der Barbiere von den Chirurgen

**1791** Universität Innsbruck neu gegründet

**1810–1819** Gall/Spurzheim: über Nervensystem und Schädelformen; fördern pseudowissenschaftliche Phrenologie.

**1839** Skodas Schrift über Perkussion (Beklopfen) und Auskultation (Abhorchen): Grundlage der modernen Diagnostik

**1844** Rokitansky zeigt tuberkulöse Natur der Wirbel-Tbc.

**1847** Semmelweis zeigt, daß Blutvergiftung Kindbettfieber verursacht. * Königliche Akademie der Wissenschaften, Wien

**1862** Erste hydropathische Einrichtung in Wien

**1865** Mendel veröffentlicht Experimente, die Grundlage für Vererbungslehre bilden.

**1873** Billroth entfernt Kehlkopf.

**1874** Cholera-Konferenz

**1895** Freud publiziert Schrift über das »Unbewußte«.

**1879** Nitze entwickelt in Wien elektrisches Licht-Zystoskop (Blasenspiegel).

**1988** Gärtners Tonometer

**1900** Freud veröffentlicht »Die Traumdeutung«.

**1901** Drei Hauptblutzellgruppen von Landsteiner beschrieben * sicherere Transfusion

**1906** Bárány arbeitet über Physiologie und Pathologie des Vestibularapparats: Nobelpreis **1914**

**1907** Pirquet führt Tbc-Hauttest mit Tuberkulin ein.

**1911** Breuer prägt Begriff »Schizophrenie«.

**1940** Landsteiner und Wiener entdecken Rh-Antigen im Blut.

## RUSSLAND

**1755** Universität Moskau

**1789** Akademie zur Ausbildung von Militärärzten, St. Petersburg

**1819** Universität St. Petersburg

**1852** Pirogroff veröffentlicht »Anatome topographica«.

**1867** Pawlow erforscht in Experimenten mit Hunden bedingte Reflexe.

**1892** Iwanowski beschreibt Tabakmosaikkrankheit und entdeckt Viren.

**1970** Ballon-Chirurgie

## SCHWEDEN

**1735** Linnés »Systema naturae«

**1739** Königlich-Schwedische Akademie für Medizin

**1742** Celsius erfindet Thermometer mit 100 Gradeinheiten. * Linné beschreibt Aphasie; publiziert **1763** »Genera morborum«: Klassifikation der Krankheiten.

**1764** Rosenstein veröffentlicht Schrift über Kinderkrankheiten und ihre Behandlung; Beginn der modernen Pädiatrie.

**1774** Scheele entdeckt Chlor, **1776** mit Bergmann Harnsäure in Blasensteinen.

**1808** Schwedische Medizinische Gesellschaft

**1869–1872** Universitäten nehmen Frauen auf.

**1880** Sandström beschreibt Nebenschilddrüse.

**1911** Gullstrand: Nobelpreis für dioptrische Forschungen.

**1956** Fijoe und Levan berichten von 46 normalen menschlichen Chromosomen: Entdeckung des Down-Syndroms.

**1958** Ake Senning setzt ersten internen Herzschrittmacher ein.

## SCHWEIZ

**1460** Universität Basel

**1493-1551** Paracelsus: stellt herkömmliche Medizin in Frage; setzt sich für chemische Therapien ein: »Vater der Pharmakologie«; veröffentlicht **1527** revolutionäre Ideen, verspricht, Medizin von gröbsten Irrtümern zu befreien, und verbrennt Bücher von Galen und Avicenna.

**1537** Vesalius graduiert in Basel.

**1554** Rueffs Neuausgabe von Rösslins »Swangern frawen« (»De conceptu«) wird populäres Hebammenbuch.

**1570** Platter unterscheidet diverse psychische Störungen.

**1588** »Anatomietheater« in Basel

**1602** Platter klassifiziert erstmals alle Krankheiten, die in Basel auftreten; seziert über 300 Leichen.

**1623** Medizinische Fakultät an Universität Altdorf

**1658** Wepfer zeigt Schädigung des Gehirns durch Schlaganfall.

**1677** Peyer beschreibt Lymphgewebe im Dünndarm, heute als Peyer-Plaques bezeichnet.

**1682** Brunner beschreibt Duodenaldrüsen (**1679** von seinem Schwiegervater Wepfer entdeckt).

**1708–1777** Von Haller, Arzt und Schriftsteller, erforscht Nervensystem; weist **1736** auf Bedeutung der Galle für Fettverdauung hin.

**1744** Trembley beschreibt Regeneration von Gewebe in Hydrozoen.

**1747** Hallers »Primae linae physiologiae«, erstes Physiologie-Handbuch

**1749** Meyer schickt Patienten mit Lungenschwindsucht zur Kur in die Berge nach Appenzell.

**1752** Haller publiziert Schrift über spezielle Erregbarkeit von Gewebe. **1757** veröffentlicht er »Elementa physiologiae corporis humanae«.

**1805** Vieusseux beschreibt kombinierte Hirnhaut- und Rückenmarkshautentzündung.

**1832** Universität Zürich * **1834** Universität Bern

**1846** Kölliker beschreibt glatte Muskulatur, veröffentlicht **1852** Handbuch der Gewebelehre (erste systematische Abhandlung über Histologie).

**1865** Universitäten lassen Frauen zum Medizinstudium zu.

**1948** Weltgesundheitsorganisation (WHO) im Rahmen der UNO gegründet, Sitz: Genf

**1972** Borel entdeckt, daß sich Substanz (Cyclosporin A) aus norwegischem Pilz zur Unterdrückung des Immunsystems nutzen läßt und daher bei Transplantationen Abstoßungsreaktionen verhindern kann.

## SPANIEN UND PORTUGAL

**580** Klosterhospital in Merida von Bischof Masona gegründet

**936** Abu'l Quasim Zahrawi (Albucasis), muslimischer Arzt, verfaßt erstes illustriertes Chirurgie-Handbuch; verwendet heißes Eisen zur Kauterisierung.

**1094–1162** Ibn Zuhr (Avenzoar), arabischer Arzt in Cordoba, verfaßt »Teisir«, ein Werk über Medizin und Ernährung.

**1309** Universität Coimbra von König Dionys anerkannt (**1772** neu konstituiert); entwickelt sich zur wichtigen Medizinschule.

**1391** Universität Lerida erhält Erlaubnis, alle drei Jahre einen Leichnam zu sezieren. * Erste überlieferte Sektion in Spanien

**15. Jh.** Blattgold als Zahnfüllung benutzt

**1409** Irrenanstalt in Sevilla

**1425** Irrenanstalt in Saragossa

**1450** Universität Barcelona

**1501** Universität Valencia

**1504** Universität Santiago

**1505** Universität Sevilla

**1508** Universität Madrid

**1531** Universität Granada

**1537** Dryanders »Anatomia«

**1548** Karl V. erklärt Chirurgie zu ehrbarer Tätigkeit.

**1553** Servede, der als erster Lungenkreislauf vermutet, in Genf wegen revol. Ideen verbrannt

**1571** Bravo beschreibt Fleckfieber.

**1583–1600** Diphterie-Epidemie

**1590** José d'Acosta beschreibt Höhenkrankheit.

**1611** Real/Vilius beschreiben Diphterie-Epidemie.

**1638** Acuna, portugiesischer Mönch, verwendet Capaiva-Öl.

**1640** Malaria in Spanien * Del Vigo führt Chinarinde, eine chininhaltige Substanz, als Mittel zur Fiebersenkung ein.

**1935** Erste Lobotomie (Durchtrennung von Faserverbindungen im Gehirn) von Moniz

## TSCHECHOSLOWAKEI

**1161** Jüdische Ärzte in Prag wegen »Brunnenvergiftung« verbrannt

**1348** Clemens VI. anerkennt Universität Prag.

**1657** Comenius veröffentlicht »Orbis pictus«.

**1745** Ambulante Klinik, Prag

**1860** Czermak führt Nasenhöhlenspiegelung ein.

**1867** Rokitansky: in fünf Jahren fast 60 000 Autopsien

**1884** Carl Koller verwendet Kokain bei Augenoperationen.

**1910** Jansky ermittelt vier Hauptblutgruppen A, B, AB, 0.

## SÜDAMERIKA

Die vorkolumbianische Medizin ist eine Mischung aus religiösen und magischen Praktiken. Die tropischen Regenwälder liefern zahlreiche Heilmittel.

**1508** Guajak aus tropischem Amerika wird als Holz oder Harz zur Behandlung von Syphilis, Tollwut und Gicht eingesetzt.

**1524** Cortes läßt erstes Hospital in Mexiko errichten.

**1530er Jahre** Sarsaparilla, getrocknete Wurzeln tropischer Pflanzen, als Brechmittel, zur Behandlung der Schuppenflechte und als Gewürz benutzt

**1609** Jalap, ein starkes Abführmittel aus den Wurzeln einer Schlingpflanze, aus Mexiko eingeführt

**1721** Universidad central de Venezuela, Caracas

**1743** Universität Santiago, Chile

**1808** Medizinische Fakultät an Universität Rio de Janeiro, Brasilien

**1901** Instituto Oswaldo Cruz, Rio de Janeiro, Brasilien

## USA UND KANADA

**1636** Harvard College gegründet * Parlament von Virginia reguliert Chirurgenhonorare.

**1638** Maryland regelt Chirurgenhonorare.

**1639** Erstes Hospital in Kanada * Virginia reguliert ärztliche Tätigkeit.

**1644** Hôtel Dieu, Montreal

**1646** Syphilis in Boston

**1647** Gelbfieber verbreitet sich von Barbados über amerikanische Hafenstädte. * Firmin lehrt Anatomie in Massachusetts.

**1649** Gesetzliche Regelung der Arzttätigkeit in Massachusetts

**1659** Diphterie in Roxbury, Massachusetts

**1663** Erstes Hospital in amerikanischen Kolonien (Long Island, New York)

**1665** Anatomica von Bidloo * Vieussens Neuropathia über Gehirn, Rückenmark und Nerven (bestillustriertes Werk des **17. Jh.** zu diesem Thema)

**1666** Alle Bezirke Marylands erhalten Gerichtsmediziner.

**1668** Gelbfieber in New York

**1677** Pocken in Boston

**1691** Autopsie Gouverneur Slaughters in New York * Gelbfieber in Boston

**1692** Salemer Hexenprozeß

**1699** Gesetz über Infektionskrankheiten in Massachusetts

**1703–1850** Schwere Gelbfieber-Epidemien in tropischen und subtropischen Regionen

**1716** New York City erläßt Hebammenordnung.

**1717** Hospital für Infektionskrankheiten in Boston

**1721** Boylston nimmt in Boston Pocken-Impfungen vor.

**1730–1731** Cadwalader lehrt Anatomie in Philadelphia.

**1735** Auftreten von Scharlach

**1746** Princeton College

**1760** Shippen jr. lehrt Anatomie in Philadelphia. * Regelung der Arzttätigkeit in New York

**1762** Erste medizinische Bibliothek in USA (Pennsylvania Hospital). Shippens priate Entbindungsklinik in Philadelphia

**1765** John Morgan gründet erste medizinische Hochschule (College of Pennsylvania).

**1768** Medizinische Hochschule Kings College, New York

**1770** Erster amerikanischer Doktortitel am Kings College an Robert Tucker * Quarantäne-Gesetz in Pennsylvania

**1772** New Jersey reguliert Arztberuf.

**1773** Erstes Irrenhaus in Williamsburg, Virginia

**1774** Chovet lehrt Anatomie in Philadelphia.

**1777** Shippen Generaldirektor des American Army Medical Department

**1778** Brown veröffentlicht in Philadelphia erstes US-Arzneimittelhandbuch (»Pharmacopoeia simpliciorum et efficaciorum«). * Gelbfieber in Memphis

**1780** Benjamin Franklin entwickelt die Zweistärkenlinse. * Dengue-Fieber in Philadelphia

**1782** Medizische Abteilung an Harvard-Universität

**1787** College of Physicians in Philadelphia

**1791–1799** Baynham operiert Schwangerschaft außerhalb der Gebärmutter.

**1796** Gelbfieber in Boston * Wright Post bindet erfolgreich Oberschenkelschlagader ab.

**1797** »Medical Repository« (New York) veröffentlicht

**1797–1799** Gelbfieber in Philadelphia

**1798** Medizinische und Chirurgische Fakultät in Maryland

**1800** Waterhouse: Jenners Impfmethode in Neuengland

**1809** McDowell nimmt Ovariotomie (Eierstockentfernung) vor.

**1810** Yale Medical School

**1812** Rush: »Medical Inquiries and Observations upon the Diseases of the Mind« – erstes amerik. Werk über Psychiatrie

**1817** Plantson entwickelt künstliches Gebiß.

**1820** Erstes amtliches US-Arzneimittelbuch

**1821** Philadelphia College of Pharmacy, erste Apotheker-Ausbildungsstätte in USA

**1821** McGill College und Universität gegründet, Montreal

**1825** Fieberhospital in New York City

**1828–1917** Dr. Andrew Taylor Still begründet Osteopatie.

**1831** Guthrie entdeckt Chloroform.

**1831–1915** Black reformiert Zahnheilkunde; entwickelt Vorrichtung, die es Zahnärzten ermöglicht, den Bohrer mit dem Fuß anzutreiben. Karies und Parodontose werden seiner Ansicht nach durch Baktieren verursacht. Erst in **1960er Jahren** wird die These bestätigt.

**1832** Cholera: drei große Ausbrüche in diesem Jahrhundert

**1833** Beaumont veröffentlicht Untersuchung über Verdauung.

**1839–1840** Baltimore College of Dental Surgery: erste Ausbildungsstätte für Zahnärzte

**1842** Long operiert unter Äthernarkose.

**1843** Holmes: »Contagiousness of Puerperal Fever« (Wochenbettfieber)

**1846** Morton verwendet Äther, um Patienten während Zahnbehandlung in Schlaf zu versetzen. * J. Marion Sims erfindet Scheidenspekulum.

**1847** Erste Schule für geistig Behinderte in Massachusetts

**1847** American Medical Association * Academy of Medicine in New York

**1849** Elizabeth Blackwell legt an Geneva Medical School in New York als erste Frau (Engländerin) ärztliches Examen ab.

**1850** Detmold öffnet Gehirnabszeß.

**1853** Sims: über Blasen-Vagina-Fistel; gründet **1855** Hospital für Frauenkrankheiten, New York

**1861** Wollcott (Milwaukee) entfernt Nierentumor.

**1861–1865** Amerikanischer Bürgerkrieg: mehrmals Ausbrüche von Infektionskrankheiten * Beaumont behandelt einen Soldaten mit Bauchschuß bei offenem Magen.

**1865** Hospital for Women, Chicago

**1866** Sims' »Clinical Notes on Uterine Surgery«

**1875** Mitchell behandelt Nervenkrankheiten durch Ruhigstellung.

**1876** John Hopkins University: zahlreiche vorauswesende Ideen und Entwicklungen

**1880** Gründung der American Surgical Association

**1884** Koller verwendet Kokain in Augenchirurgie.

**1886** Fitz beschreibt Pathologie des Blinddarms.

**1889** John Hopkins Hospital (Baltimore) eröffnet

**1890** Halsted führt Gummihandschuhe ein.

**1892** Welsh/Nuttall entdecken Erreger von Gasbrand. * Halsted bindet Subklavia (Arterie) ab.

**1895** Palmer: Chiropraktik

**1897** Cannon untersucht Magenform mit Hilfe von strahlenundurchlässiger Wismutlösung. * Murphy: erstmals erfolgreiche Behandlung einer Schlagader bei Schußverletzung

**1897–1898** Cannon entdeckt Barium-Suspensionen in Verdauungskanal.

**1898** Smith unterscheidet Rinder- von menschlichen Tuberkelbazillen.

**1899** Reed, Lazear u. a. belegen Übertragung von Gelbfieber durch Mücken.

**1899** Loeb aktiviert Seeigel-Ei auf chemischem Weg.

**1901** Rockefeller Institute for Medical Research, New York

**1902** Nord- und Südamerika richten International Sanitary Bureau ein.

**1903** Henry Phipps Institute for Tuberculosis, Baltimore * Porzelanfüllungen bei Zähnen

**1904** Atwater: Atem-Kalorimeter

**1906** Nutrition Laboratory, Boston * »Typhus-Mary« entdeckt * Food and Drug Act * Chirurgen führen Nierenverpflanzung auf Tiere durch, um Möglichkeit einer Transplantation auf Menschen zu beweisen.

**1907** Einwanderer werden medizinisch untersucht, um Einschleppung von Krankheiten zu verhindern.

**1910** Flexner ruft Polio experimentell hervor. * Ricketts identifiziert Holzbock als Überträger des Rocky Mountains Spotted Fever; unterscheidet es von Fleckfieber. * Aufgrund von Röntgenaufnahmen entfernt ein Chirurg Nagel aus Lunge eines Jungen.

**1911** Erste Schwangerenberatung in Boston * Rous zeigt, daß bösartige Tumore durch Injektion eines Filtrats des ursprünglichen Tumors übertragen werden. * Cushing beschreibt Hypophysenfehlfunktion.

**1912** Children's Bureau in Washington D. C. eingerichtet * Public Health Services * Cushing: über Hirnanhangdrüse und ihre Störungen

**1913** Oberster Gerichtshof verneint Rechte des Individuums, wenn sie dem öffentlichen Wohlfahrt entgegenstehen. * American College of Surgeons

**1915** Fitzgerald beschreibt Reflexzonentherapie zur Linderung von Symptomen.

**1917–1918** Kommission untersucht Fünftagefieber.

**1921** Banting/Best: Insulin-Behandlung bei Diabetes

**1922** McCollum u. a. identifizieren Vitamin D.

**1928** Eiserne Lunge erstmals in USA eingesetzt

**1932** Impfstoff gegen Gelbfieber

**1933** Anti-Beriberi-Vitamin von Robert Williams und Kollegen identifiziert und **1936** synthetisch hergestellt

**1934** Mixter und Barr zeigen Bedeutung von Bandscheibenvorfall für Ischiassyndrom.

**1938** New York verlangt als erster Bundesstaat Gesundheitszeugnis vor Eheschließung.

**1944** Erste Augenbank, New York * erste erfolgreiche Herzoperation an Neugeborenem * Waksman entdeckt Streptomycin: wirksames Antibiotikum gegen Brucellose und Tbc.

**1945** In Michigan erstmals fluoridiertes Trinkwasser * US-Soldaten werden gegen Influenza Typ A und B geimpft. * Entwicklung von Benadryl zur Behandlung von Allergien wie Heuschnupfen und Asthma

**1946** Dr. Spock: »Baby and Child Care«

**1947** Gerty T. Cori erhält als erste Frau Medizin-Nobelpreis.

**1950** Green züchtet menschliche Haut für Transplantation aus Hautstück eines Neugeborenen. * Erste Übertragung menschlicher Niere durch R. H. Lawler * Murray u. a. verpflanzen erstmals Nieren von Toten auf Lebende.

**1952** Kunstherz bei Operation in Pennsylvania Hospital eingesetzt * Operation und Hormonbehandlung zur Geschlechtsumwandlung bei Männern

**1953** Virologe Dr. Salk u. a. testen Polio-Impfstoff.

**1955** Pincus u. a. erfinden Antibaby-Pille.

**1956** Erste erfolgreiche Nierentransplantation zwischen zwei eineiigen Zwillingen durch Merrill u. a.

**1960** Enders u. a. entwickeln Impfung gegen Masern-Virus.

**1966** Kunstblut von Clark und Gollan entwickelt

**1972** Syphilis-Skandal in Alabama

**1976** Erste künstlich funktionierende Gene

**1981** AIDS in New York und Los Angeles erkannt

**1982** Erstmals einem Menschen Kunstherz eingepflanzt

**1984** AIDS-Virus entdeckt

**1987** Prozac von US-Gesundheitsbehörde zugelassen

**1992** Pavianleber verpflanzt

**1995** »Superkanone« stoppt Wachstum von Krebszellen.

**1997** Erste überlebende Siebenlinge geboren

**1998** Potenzmittel Viagra von US-Gesundheitsbehörde zugelassen * überlebende Achtlinge geboren

**1999** Neuer Hauttest für Diabetes * Neuronen von Blutegeln mit »lebenden« Computer verwendet * erster menschlicher Embryo geklont

# LITERATUR

**HINWEISE**

ACKERKNECHT, ERWIN H.
*Kurze Geschichte der Psychiatrie*
Stuttgart 1957

DERS.
*Rudolf Virchow. Arzt, Politiker, Anthropologe*
Stuttgart 1957

DERS.
*Geschichte und Geographie der wichtigsten Krankheiten*
Stuttgart 1963

DERS.
*Therapie von den Primitiven bis zum 20. Jahrhundert*
Stuttgart 1970

DERS.
*Geschichte der Medizin*
7. Auflage, überarbeitet von A. H. Murken. Stuttgart 1992

ADAM, H. A.
*Über Geisteskrankheit in alter und neuer Zeit. Ein Stück Kulturgeschichte in Wort und Bild*
Regensburg 1928

ALBERT, M.
*Les médecins grecs à Rome*
Paris 1894

ALEXANDER, F. G. UND
S. T. SELESNICK
*Geschichte der Psychiatrie*
Zürich 1969

ALBUTT, T. C.
*Greek Medicine in Rome*
London 1921

ARNALD VON VILLANOVA
*Parabeln der Heilkunst*
Leipzig 1922

ARTELT, WALTER
*Die ältesten Nachrichten über die Sektion menschlicher Leichen im mittelalterlichen Abendland*
Berlin 1940

DERS.
*Einführung in die Medizinhistorik*
Stuttgart 1949. Register bearb. von B. Müller und R. Winau (Mainz 1972)

BAADER, G. UND G. KEIL (HRSG.)
*Medizin im mittelalterlichen Abendland*
Darmstadt 1982

BAAS, J. H.
*Grundriß der Geschichte der Medizin und des heilenden Standes*
Stuttgart 1876

BALLONIUS
*Rheumabüchlein*
Hrsg. von W. Rühmann.
Mittwald 1938

BARGHEER, ERNST
*Eingeweide, Lebens- und Seelenkräfte des Leibes-*

*inneren im deutschen Glauben und Brauch*
Berlin/Leipzig 1931

BAYLE, A. L. J. UND
A. J. THILLAYE
*Biographie médicale par ordre chronologique*
2 Bde. Paris 1855

BEAUJOUAN, G. (HRSG.)
*Médecine humaine et vétérinaire à la fin du Moyen Age*
Genf/Paris 1966

BECK, R. T.
*The Cutting Edge. Early History of the Surgeons of London*
London 1974

BERGHOFF, E.
*Religion und Heilkunde im Wandel der Zeiten*
Wien 1937

DERS.
*Entwicklungsgeschichte des Krankheitsbegriffes*
Wien 1947

BERGSTRÄSSER, G.
*Hunain ibn Ishaq und seine Schule*
Leiden 1913

BÉRIAC, F.
*Histoire des lépreux au Moyen Age. Une société d'exclus*
Paris 1988

BERNAL, J. D.
*Die Wissenschaft in der Geschichte*
3. Aufl. Berlin 1967

*Bibliography of the History of Medicine*
Hrsg. U. S. Dept. of Health and Human Services. National Institute of Health, National Library of Medicine (etc.). Bd. 1ff. Washington 1965ff.

*Bibliotheca Walleriana. The Books Illustrating the History of Medicine and Science*
Collected by Eric Waller.
2 Bde. Stockholm 1955

BIEDERMANN, HANS
*Handlexikon der magischen Künste*
Graz 1968

DERS.
*Medicina Magica*
Granz 1972

BITTER, W.
*Magie und Wunder in der Heilkunde. Ein Tagungsbericht*
Stuttgart 1959

BLANCARDUS (BLANKAART), STEPHAN
*Lexicon Medicum*
Erstmals 1679, Neuauflage Jena 1683 (Nachdruck Hildesheim 1973)

BLEKER, J.
*Die Geschichte der Nierenkrankheiten*
Mannheim 1972

BONSER, W.
*The Medical Background of Anglo-Saxon England*
London 1963

BOURGEY, L.
*Observation et expérience chez les médecins de la Collection hippocratique*
Paris 1953

BRABANT, H.
*Médecine, malades et maladies de la Renaissance*
Paris 1966

BRANDENBURG, D.
*Medizinisches in Tausendundeiner Nacht*
Stuttgart 1973

DERS.
*Medizinisches bei Herodot*
Berlin 1976

BRETSCHNEIDER, H.
*Der Streit um die Vivisektion im 19. Jahrhundert*
Stuttgart 1962

BROMBERGER, B., H. MAUSBACH UND K-D. THOMANN
*Medizin, Faschismus, Widerstand*
Drei Beiträge. Köln 1985

BROWNE, E. G.
*Arabian Medicine*
Cambridge 1921

BRUNN, W. VON
*Kurze Geschichte der Chirurgie*
Berlin 1928

BRUNNER, C. UND
W. VON MURALT
*Aus den Briefen hervorragender Schweizer Ärzte des 17. Jahrhunderts*
Basel 1919

BÜCHI, J.
*Die Entwicklung der Rezept- und Arzneibuchliteratur. Teil 1: Altertum und Mittelalter*
Zürich 1982

BUESS, H.
*Die historischen Grundlagen der intravenösen Injektion*
Aarau 1946

BULLOUGH, V. L.
*The Development of Medicine as a Profession. The Contribution of the Medieval University to Modern Medicine*
Basel/New York 1966

BUSACCHI, V. UND
R. BERNABEO
*Storia della medicina*
2. Aufl. Bologna 1978

BYNUM, W. F. UND
ROY PORTER (HRSG.)
*Companion Encyclopedia of the History of Medicine*
2 Bde. London/New York 1993

CALLISEN, ADOLPH CARL PETER
*Medicinisches Schriftsteller-Lexikon der jetzt lebenden Ärzte etc.*
33 Bde. Copenhagen 1830–1845

CASTELLUS, BARTHOLOMAEUS
*Lexicon medicum graeco-latinum*
Neuaufl. Genf 1746

CASTIGLIONI, ARTURO
*A History of Medicine*
2. Aufl. New York 1958

CELSUS
*Arzneiwissenschaft*
Übers. von E. Scheller und W. Friboes. Braunschweig 1906

CHAFF, SANDRA ET AL.
*Women in Medicine. A Bibliography of the Literature on Women Physicians*
Metuchen N. J., London 1977

CHAMPIER, S.
*De medicinae claris scriptoribus*
Lyon 1506

CHOULANT, J. L.
*Handbuch der Bücherkunde für die ältere Medizin*
Leipzig 1828

CLARKE, EDWIN (HRSG.)
*Modern Methods in the History of Medicine*
London 1971

CONTENAU, G.
*La médecine en Assyrie et en Babylonie*
Paris 1938

CROMBIE, A. C.
*Von Augustinus bis Galilei. Die Emanzipation der Naturwissenschaft*
Köln/Berlin 1959

*Current Work in the History of Medicine*
Hrsg. The Wellcome Historical Medical Library. 1954ff.

DAREMBERG, CH.
*Histoire des Sciences Médicales*
2 Bde. Paris 1870

DEICHGRÄBER, K.
*Die Epidemien und das Corpus Hippocraticum*
Berlin 1933

DERS.
*Die griechische Empirikerschule: Sammlung der Fragmente und Darstellung der Lehre*
Neudruck Berlin/Zürich 1965

D'Harcourt, R.
*La médecine
dans l'ancien Péru*
Paris 1939

Diels, H.
*Die Handschriften der
antiken Ärzte*
2 Teile. Berlin 1905–1906

Diepgen, Paul
*Deutsche Medizin vor 100
Jahren. Ein Beitrag zur
Geschichte der Romantik*
Freiburg 1923

Ders.
*Deutsche Volksmedizin,
wissenschaftliche
Heilkunde und Kultur*
Stuttgart 1935

Ders.
*Die Frauenheilkunde
der alten Welt*
München 1937

Ders.
*Geschichte der Medizin*
2 Bde. Berlin 1949–1955
(2. Aufl. 1965)

Ders.
*Über den Einfluß der
autoritativen Theologie auf
die Medizin des Mittelalters*
Wiesbaden 1958

Dierbach, J. H.
*Die Arzneimittel des Hippo-
krates oder Versuch einer
systematischen Aufzäh-
lung der in allen hippokratischen Schriften vorkom-
menden Medikamente*
Leipzig 1924 (Nachdruck
Hildesheim 1969)

Dietrich, A.
*Medicinalia Arabica.
Studien über arabische
medizinische Hand-
schriften in türkischen und
syrischen Bibliotheken*
Göttingen 1966

Diller, H.
*Wanderarzt und Aetiologe.
Studien zur hippokrati-
schen Schrift »Peri aeron,
hydaton, topon«*
Leipzig 1934

Ders.
*Kleine Schriften zur
antiken Medizin*
Berlin/New York 1973

Dioskurides
*Arzneimittellehre*
Übers. von J. Berendes.
Stuttgart 1902

Dörner, K.
*Bürger und Irre. Zur
Sozialgeschichte und
Wissenschaftssoziologie
der Psychiatrie*
2. Aufl. Frankfurt/M. 1984

Dousset, J. C.
*Histoire des médicaments
des origines à nos jours*
Paris 1985

Duminil, M.-P.
*Le sang, les vaisseaux,
le cœur dans la Collection
hippocratique. Anatomie et
Physiologie*
Paris 1983

Ebstein, Erich
*Deutsche Ärztereden aus
dem 19. Jahrhundert*
Berlin 1926

Ders.
*Die Entwicklung der
klinischen Thermometrie*
Leipzig 1928

Ebstein, W.
*Die Medizin im
Alten Testament*
Stuttgart 1901

Ders.
*Die Medizin im Neuen
Testament und im Talmud*
Stuttgart 1903

Eckart, Wolfgang U.
*Geschichte der Medizin*
Heidelberg/New York 1975

Eckart, Wolfgang U. und
Christoph Gradmann
*Ärzte-Lexikon.
Von der Antike bis zum
20. Jahrhundert*
München 1995

Elgood, C.
*Safavid Surgery*
London 1966

Ders.
*Safavid Medical Practice*
Hertford 1969

Ellenbog, U.
*Von den giftigen besen
Tempffen und Reuchen*
München 1927

Elliott, J. S.
*Outlines of Greek and
Roman Medicine*
London 1914

Engelmann, Wilhelm
*Bibliotheca medico-
chirurgica et anatomico-
physiologica*
Leipzig 1848 (Nachdruck
Hildesheim 1965)

*Enzyclopädisches
Wörterbuch der medizi-
nischen Wissenschaften*
Hrsg. von den Professoren der
medicinischen Fakultät zu
Berlin. 36 Bde. Berlin 1828–
1849

Ersch, Johann Samuel
*Literatur der Medizin
seit der Mitte des
18. Jahrhunderts bis
auf die neueste Zeit*
Leipzig 1822

Eulenburg, Albert (Hrsg.)
*Real-Encyclopädie der
gesammten Heilkunde*
3. Aufl., 35 Bde. Wien/Leipzig
1894–1911

Eulner, Hans-Heinz
*Die Entwicklung der me-
dizinischen Spezialfächer
an den Universitäten des
deutschen Sprachgebietes*
Stuttgart 1970

Fabricius, C.
*Galens Exzerpte aus
älteren Pharmakologen*
Berlin/New York 1972

Fassbender, H.
*Geschichte der Geburtshülfe*
Jena 1905

Fichtner, Gerhard
*Index wissenschafts-
historischer Dissertationen*
Tübingen 1981 (Nr. 1),
1987 (Nr. 2) und 1992 (Nr. 3)

Fischer, Alfons
*Die Geschichte des
deutschen Gesundheits-
wesens*
2 Bde. Berlin 1933
(Nachdruck Hildesheim 1965)

Fischer, Isidor
*Biographisches Lexikon
der hervorragenden Ärzte
der letzten fünfzig Jahre*
2 Bde. Berlin/Wien 1932–
1933

Fischer-Homberger, Esther
*Geschichte der Medizin*
Heidelberg 1975

Flashar, H.
*Melancholie und
Melancholiker in den
medizinischen Theorien
der Antike*
Berlin 1966

Flashar, H. (Hrsg.)
*Antike Medizin*
Darmstadt 1971

Foucault, M.
*Die Geburt der Klinik.
Eine Archäologie des
ärztlichen Blicks*
München 1973

Ders.
*Wahnsinn und
Gesellschaft. Eine
Geschichte des Wahns im
Zeitalter der Vernunft*
3. Aufl. Frankfurt/M. 1978

Fournier, R.
*La médicine égyptienne
des origines à l'école
d'Alexandrine*
Bordeaux 1933

Frazer, J. G.
*The Magic Art and the
Evolution of Kings*
London 1917

Frings, H. J.
*Medizin und Arzt bei den
griechischen
Kirchenvätern bis
Chrysostomos*
Phil. Diss. Bonn 1959

Galenos (Galen)
*Werke*

Übers. von E. Beintker und
W. Kahlenberg (5 Teile ersch.).
Stuttgart 1939– 1954

Garrison, F. H.
*An Introduction to the
History of Medicine*
4. Aufl. Philadelphia 1929

Geist-Jacobi, G. P.
*Geschichte der Zahnheil-
kunde vom Jahre 3700
v. Chr. bis zur Gegenwart*
Tübingen 1896 (Nachdruck
Leipzig 1985)

Geremek, B.
*Geschichte der Armut.
Elend und Barmherzigkeit
in Europa*
München 1988

Ghalioungui, P.
*Magic and Medical Science
in Ancient Egypt*
London 1963

Gorraeus, Johannes
*Definitionum Medicarum
libri XXIII, literis Graecis
distincti*
Frankfurt/M. 1578

Grensemann, H.
*Knidische Medizin.
Teil 1: Die Testimonien zur
ältesten knidischen Lehre
und Analysen knidischer
Schriften im Corpus
Hippocraticum*
Berlin 1975

Ders.
*Knidische Medizin.
Teil 2: Versuch einer weiteren Analyse der Schicht A
in den pseudohippokrati-
schen Schriften (...)*
Stuttgart 1987

Grimm, J.
*Die literarische
Darstellung der Pest in der
Antike und in der Romania*
München 1965

Grmek, Mirko D.
*Die Geschichte des medi-
zinischen Denkens*
München 1996

Gurlt, E.
*Geschichte der Chirurgie
und ihrer Ausübung:
Volkschirurgie – Alterthum –
Mittelalter – Renaissance*
3 Bde. Berlin 1898

Habricht, C., F. Marguth
et al. (Hrsg.)
*Medizinische Diagnostik in
Geschichte und Gegenwart
(Festschrift Goerke)*
München 1978

Haeser, Heinrich
*Lehrbuch der Geschichte
der Medizin und der epi-
demischen Krankheiten*
3 Bde. 3. Aufl. Jena 1875

Haller, Albert von
*Bibliotheca medicinae*
Basel 1776–1778

*Bibliotheca anatomica*
Leyden 1774–1777
*Bibliotheca chirurgica*
Bern/Basel 1774

Hampp, I.
*Beschwörung, Segen,
Gebet. Untersuchungen
zum Zauberspruch aus dem
Bereich der Volksheilkunde*
Stuttgart 1961

Harig, Georg und J. Kollesch
*Galen und das hellenische
Erbe*
Berlin 1990

Harig, Georg und
Peter Schneck
*Geschichte der Medizin*
Berlin 1990

Harnack, A. von
*Medizinisches aus der
ältesten Kirchengeschichte*
Leipzig 1892

Harris, C. R. S.
*The Heart and Vascular
System in Ancient Greek
Medicine from Alcmaeon
to Galen*
Oxford 1973

Hecker, J. F. C.
*Geschichte der Heilkunde
nach den Quellen be-
arbeitet*
2 Bde. Berlin 1822–1829

Ders.
*Die großen Volkskrank-
heiten des Mittelalters*
Berlin 1865

Herrlinger, R.
*Die Nobelpreisträger
der Medizin*
München 1963

Herrlinger, R.
*Geschichte der medizini-
schen Abbildung. I: Von der
Antike bis um 1600*
München 1967

Herzog August-Bibliothek
Wolfenbüttel
*Verzeichnis medizinischer
und naturwissenschaft-
licher Drucke. 1472–1830.
Reihe A: Alphabetischer
Index, Reihe B: Chronologi-
scher Index, Reihe C: Orts-
index, Reihe D: Systemati-
scher Index.*
Millwood/London/Nendeln
1982–München/London/New
York/Oxford/Paris 1984

Herzog, R.
*Die Wunderheilungen von
Epidauros*
Leipzig 1931

Hildegard von Bingen
*Heilkunde*
Übers. und erläutert von H.
Schipperges. Salzburg 1957

Hippokrates
*Werke*
Übers. von R. Kapferer.
25 Teile. Stuttgart 1934–1938

HIRSCH, AUGUST,
W. HABERLING,
F. HÜBOTTER UND
H. VIERODT
**Biographisches Lexikon
der hervorragendsten Ärzte
aller Zeiten und Völker**
5 Bde., 1 Suppl. 2. Aufl.
Berlin/Wien 1934

HIRSCHBERG, JULIUS
**Wörterbuch der
Augenheilkunde**
Leipzig 1887

HÖFLER, MAX
**Deutsches Krankheits-
namen-Buch**
München 1899 (Nachdruck
Hildesheim/New York 1970)

HOFFMANN-AXTHELM, W.
**Die Geschichte der
Zahnheilkunde**
2. Aufl. Berlin 1985.

HÜBOTTER, F.
**Die chinesische Medizin zu
Beginn des 20. Jahrhun-
derts und ihre historische
Entwicklung**
Leipzig 1929

ILBERG, J.
**Die Ärzteschule von Knidos**
Leipzig 1925

IMHOF, A. E.
**Der Mensch und sein
Körper von der Antike bis
heute**
München 1983

**Index zur Geschichte der
Medizin, Naturwissen-
schaft und Technik**
München 1953 (Bd. 1, Hrsg.
Walter Artelt), München/Ber-
lin/Wien 1966 (Bd. 2, Hrsg.
Johannes Steudel)

INKE, GÁBOR
**Quellen medizinischer
Literaturangaben und
Methodik ihrer Bearbeitung**
Jena 1960

DERS.
**Bibliographie der
Bibliographien der Medizin
und in der Medizin ange-
wandten Naturwissen-
schaften**
Halle/Wittenberg 1968

ISIS
**Cummulative Bibliography
1913–1965. Personalities
and Institutions**
2 Bde. London 1971

**Jahrbücher der in- und
ausländischen gesammten
Medizin**
Hrsg. Carl Christian Schmidt.
Bd. 1 (1834)–Bd. 356 (1922)

**Jahresbericht über die
Leistungen und
Fortschritte in der
gesamten Medicin**
Hrsg. R. Virchow et al.
Bd. 1 (1876)–Bd. 51 (1919)

JESSEN, JESSEN UND
REINER VOIGT:
**Bibliographie der Auto-
biographien. Bd. 4: Selbst-
zeugnisse, Erinnerungen,
Tagebücher und Briefe
deutschsprachiger Ärzte**
München etc. 1996

JETTER, D.
**Geschichte des Hospitals**
6 Bde. Wiesbaden 1966–1987

DERS.
**Grundzüge der
Hospitalgeschichte**
Darmstadt 1973

DERS.
**Das europäische Hospital
von der Spätantike bis
1800**
Köln 1986

KELLY, E. C.
**Encyclopedia of Medical
Sources**
Baltimore 1948

KESTNER, CHRISTIAN WILHELM
**Medicinisches Gelehrten-
Lexikon**
Jena 1740

KOELBING, H. M.
**Arzt und Patient in der
antiken Welt**
Zürich/München 1977

DERS.
**Die ärztliche Therapie.
Grundzüge ihrer
Geschichte**
Darmstadt 1985

KOLLESCH, J.
**Untersuchungen zu den
pseudogalenischen
Definitiones medicae**
Berlin 1973

KOLLESCH, J. UND D. NICKEL
(HRSG.)
**Antike Heilkunst. Ausge-
wählte Texte aus dem medizinischen Schrifttum der
Griechen und Römer**
5. Aufl. Leipzig 1986

KONRAD, MARLIES
**Die Hochschulschriften zur
Geschichte der Zahn-
medizin 1919–69. Eine
Bibliographie**
Tecklenburg 1982

KÖRNER, O.
**Die ärztlichen Kenntnisse
in der Ilias und Odyssee**
München 1929

KORNEXL, E.
**Begriff und Einschätzung
der Gesundheit des Körpers
in der griechischen Literatur von ihren Anfängen bis
zum Hellenismus**
Innsbruck/München 1970

KOTY, J.
**Die Behandlung der Alten
und Kranken bei den
Naturvölkern**
Stuttgart 1934

KRAMER, S. N.
**The Sumerians:
Their History, Culture
and Character**
Chicago 1963

KRAUS, LUDWIG AUGUST
**Kritisch-etymologisches
Lexikon**
2. Aufl. Göttingen 1826;
3. Aufl. 1844

KRAUSE, C. F. T.
**Ueber das Alter der
Menschenpocken und
anderer exanthematischer
Krankheiten**
Hannover 1825

KRUG, A.
**Heilkunst und Heilkult**
München 1993

KUDLIEN, F.
**Der Beginn des medizi-
schen Denkens bei den
Griechen von Homer bis
Hippokrates**
Zürich/Stuttgart 1967

DERS.
**Griechische Medizin**
Zürich 1967

DERS.
**Der griechische Arzt im
Zeitalter des Hellenismus.
Seine Stellung in Staat und
Gesellschaft**
Mainz/Wiesbaden 1979

KÜNZL, E.
**Medizinische Instrumente
aus Sepulkralfunden der
römischen Kaiserzeit**
Köln 1983

LABAT, R.
**Traité akkadien de
diagnostics et prognostics
médicaux**
Paris/Leiden 1951

LAIN ENTRALGO, PEDRO
**Historia Universal de la
Medicina**
7 Bde. Barcelona/Madrid
1972–1975

LECA, A.-P.
**La médicine égyptienne au
temps des pharaons**
Paris 1971

LEIBBRAND, W.
**Romantische Medizin**
Hamburg 1937

DERS.
**Die spekulative Medizin der
Romantik**
Hamburg 1956

LESKY, E.
**Die Zeugungs- und
Vererbungslehre der Antike
und ihr Nachwirken**
Mainz/Wiesbaden 1950

DERS.
**Die Wiener medizinische
Schule im 19. Jahrhundert**
Graz/Köln 1965

LICHTENTHAELER, CH.
**Geschichte der Medizin**
2 Bde. Köln/Lövenich 1975

DERS.
**Der Eid des Hippokrates.
Ursprung und Bedeutung**
Köln 1984

LIEBEN, F.
**Geschichte der physio-
logischen Chemie**
Leipzig/Wien 1935

LORENZ, G.
**Antike Krankenbehand-
lung in historisch-
vergleichender Sicht (...)**
Heidelberg 1990

LÖTHER, R.
**Medizin in der Entschei-
dung. Eine Einführung in
philosophische Probleme
der medizinischen
Wissenschaft**
Berlin 1967

LUDWIG, CHRISTIAN FRIEDRICH
**Einleitung in die Bücherkun-
de der praktischen Medizin**
Leipzig 1806

MAIMONIDES
**Über die Lebensdauer**
Hrsg. von G. Weil. Basel 1953

MAJNO, J.
**The Healing Hand. Man and
Wound in the Ancient World**
Cambridge, Mass. 1975

MANN, GUNTER (HRSG.)
**Internationale Biblio-
graphie zur Geschichte der
Medizin. 1875–1901**
Hildesheim 1970

MASON, S. F.
**Geschichte der Natur-
wissenschaft in der
Entwicklung ihrer
Denkweisen**
Stuttgart 1961

**Medizinischer
Literaturnachweis**
Deutsche Staatsbibliothek
Berlin 1952ff.

METTE, ALEXANDER UND
IRINA WINTER (HRSG.)
**Geschichte der Medizin.
Einführung in ihre
Grundzüge**
Berlin 1968

MICHALLA, J.
**Ägypten. Gesundheits-
dienst seit dem Feldzug
Napoleons**
Köln 1989

MICHLER, M.
**Die Hellenistische Chirur-
gie. Teil I: Die Alexandrini-
schen Chirurgen**
Wiesbaden 1968

DERS.
**Das Spezialisierungs-
problem und die antike
Chirurgie**
Bern/Stuttgart/Wien 1969

MILLER, T. S.
**The Birth of the Hospital in
the Byzantine Empire**
Baltimore 1985

MOCHMANN, A. UND W. KÖHLER
**Meilensteine der Bakterio-
logie. Von Entdeckungen
und Entdeckern aus den
Gründerjahren der Medizi-
nischen Mikrobiologie**
Jena 1984

MORTON, LESLIE T.
**A Medical Bibliography
(Garrison Morton). An
Annotated Check List of
Texts Illustrating the
History of Medicine**
5. Aufl. Cambridge 1991

MÜLLER, REINH. F. G.
**Grundsätze altindischer
Medizin**
Kopenhagen 1951

NEUBURGER, MAX
**Geschichte der Medizin**
2 Bde. Stuttgart 1906–1911

DERS. UND JULIUS PAGEL (HRSG.)
**Handbuch der Geschichte
der Medizin**
3 Bde. Jena 1902–1905
(Nachdruck Hildesheim/New
York 1971)

NICKEL, G.
**Untersuchungen zur
Embryologie Galens**
Berlin 1989

NÖRENBERG, H.-W.
**Das Göttliche und die Natur
in der Schrift (Über die
heilige Krankheit)**
Bonn 1968

OPPENHEIM, A. L.
**Ancient Mesopotamia.
Portrait of a dead
civilization**
Chicago/London 1964

PAGEL, JULIUS
**Biographisches Lexikon
hervorragender Ärzte des
19. Jahrhunderts**
Berlin/Wien 1901

PAGEL, W.
**Joan Baptista van
Helmont: Reformer of
Science and Medicine**
Cambridge 1982

PAUL, NORBERT UND
THOMAS SCHLICH (HRSG.)
**Medizingeschichte.
Aufgaben, Probleme,
Perspektiven**
Frankfurt/M. 1998

PAULY, ALPHONSE
**Bibliographie des sciences
médicales**
Paris 1874 (Nachdruck
London 1954)

PEIPER, A.
**Chronik der
Kinderheilkunde**
4. Aufl. Leipzig 1966

PESCHKE, P.
*Geschichte der deutschen Sozialversicherung*
Berlin 1962

PORTER, ROY (HRSG.)
*Problems and Methods in the History of Medicine*
London 1987

PUSCHMANN, TH.
*Geschichte des medicinischen Unterrichts von den ältesten Zeiten bis zur Gegenwart*
Leipzig 1889

DERS.
*Handbuch der Geschichte der Medizin*
Bearbeitet von Max Neuburger und Julius Leopold Pagel.
3 Bde. Jena 1901–1905

PUTSCHER, MARIELENE
*Pneuma, Spiritus, Geist*
Wiesbaden 1973

REHM, K. E.
*Die Rolle des Buddhismus in der Indischen Medizin*
Zürich 1969

*Reichs-Medizinalkalender für Deutschland*
Leipzig/Berlin (1889–1937)

ROTHSCHUH, K. E.
*Geschichte der Physiologie*
Berlin/Göttingen/Heidelberg 1953

DERS.
*Konzepte der Medizin in Vergangenheit und Gegenwart*
Stuttgart 1978

DERS.
*Naturheilbewegung – Reformbewegung – Alternativbewegung*
Stuttgart 1983

ROTHSCHUH, K. E. (HRSG.)
*Was ist Krankheit? Erscheinung, Erklärung, Sinngebung*
Darmstadt 1975

RUFUS
*Die Fragen des Arztes*
Hrsg. von Gärtner. Berlin 1962

RULAND, MARTIN
*Lexicon Alchemiae*
Frankfurt 1612 (Nachdruck Hildesheim 1964)

SCARBOROUGH, J.
*Roman Medicine*
London 1969

SCHIPPERGES, H.
*Die Benediktiner in der Medizin des frühen Mittelalters*
Leipzig 1964

DERS.
*5000 Jahre Chirurgie*
Stuttgart 1967

DERS.
*Arabische Medizin im lateinischen Mittelalter*
Berlin 1976

DERS.
*Der Garten der Gesundheit. Medizin im Mittelalter*
München 1985

SCHMITT, H. G.
*Die Pest des Galenos*
Würzburg 1936

SCHNEIDER, WOLFGANG
*Lexikon alchemistisch-pharmazeutischer Symbole*
Weinheim/Bergstraße 1962

DERS.
*Lexikon zur Arzneimittel-geschichte*
5 Bde. Frankfurt 1968–1977

SCHOTT, HEINZ (HRSG.)
*Meilensteine der Medizin*
Dortmund 1996

SCRIBONIUS LARGUS
*Die Rezepte*
Hrsg. v. Schonack. Jena 1913

SHRYOCK, R. H.
*Die Entwicklung der modernen Medizin in ihrem Zusammenhang mit dem sozialen Aufbau und den Naturwissenschaften*
2. Aufl. Stuttgart 1947

SIEBENTHAL, W. VON
*Krankheit als Folge der Sünde*
Hannover 1950

SIGERIST, HENRY E.
*Medicine and Health in the Soviet-Union*
New York 1947

DERS.
*Die Heilkunde im Dienste der Menschheit*
Stuttgart 1954

DERS.
*Anfänge der Medizin*
Zürich 1963

DERS.
*Große Ärzte. Geschichte der Heilkunde in Lebensbildern*
6. Aufl. München 1970

SORANUS
*Gynecology*
Übers. von O. Temkin. Baltimore 1956

SPIES, O. UND
H. MÜLLER-BÜTOW
*Anatomie und Chirurgie des Schädels (...) nach Ibn al-Quff*
Berlin 1971

SPRENGEL, K.
*Versuch einer pragmatischen Geschichte der Arzneykunde*
5 Bde. Halle 1792–1803

STICKER, G.
*Abhandlungen aus der Seuchengeschichte und Seuchenlehre*
2 Bde. Gießen 1908–1910

SUDHOFF, K.
*Erstlinge der Syphilis-literatur 1495–1496*
München 1912

DERS.
*Beiträge zur Geschichte der Chirurgie im Mittelalter*
2 Bde. Leipzig 1914–1918

DERS.
*Kurzes Handbuch der Geschichte der Medizin*
Berlin 1922

DERS.
*Erstlinge der pädiatrischen Literatur (Bagellardus, Metlinger Roelans)*
München 1925.

TELEKY, L.
*Die Entwicklung der Gesundheitsfürsorge. Deutschland, England, USA*
Berlin/Göttingen/Heidelberg 1950

THOM, A. UND
G. J. CAREGORODCEV (HRSG.)
*Medizin unterm Hakenkreuz*
Berlin 1989

THOM, A. UND
K. WEISE
*Medizin und Weltanschauung*
Leipzig/Jena/Berlin 1973

THOMAS VON BRABANT
*Gynaekologie*
München 1913

THOMPSON, R. C.
*Assyrian Medical Text*
OXFORD 1923

ULLMANN, MANFRED
*Die Medizin im Islam*
Leiden/Köln 1970

VIRCHOW, R. UND
R. LEUBUSCHER (HRSG.)
*Die medicinische Reform*
Erschienen vom 10. Juli 1848 bis zum 19. Juni 1849 (Nachdruck Berlin 1983)

WEISSER, U.
*Zeugung, Vererbung und pränatale Entwicklung in der Medizin des arabisch-islamischen Mittelalters*
Erlangen 1983

WELLMANN, M.
*Fragmentsammlung der griechischen Aerzte. I: Die Fragmente der sikelischen Aerzte Akron, Philistion und des Diokles von Karystos*
Berlin 1901

DERS.
*Die Schrift des Dioskurides. Ein Beitrag zur Geschichte der Medizin*
Berlin 1914

WINTER, R.
*Rudolf Virchow*
2. Aufl. Leipzig 1977

WÖHRLE, G.
*Studien zur Theorie der antiken Gesundheitslehre*
Stuttgart 1990

WOYTS, JOHANN JACOB
*Gazophylacium medico-physicum, oder Schatz-Kammer Medicinisch- und Natürlicher Dinge*
Leipzig 1724

DERS.
*Der kranke Mensch in Mittelalter und Renaissance*
Düsseldorf 1986

WUNDERLI, P. (HRSG.)

WUNDERLICH, C. A.
*Geschichte der Medizin*
Stuttgart 1859

ZAFARI MAZIAR, A.
*Nezami Aruzi Tschahar Maqaleh. Psychosomatische Aspekte in der mittelalterlichen Medizin Persiens*
Köln 1990

*Zeitschriften-Bibliographie zur Geschichte der Medizin. Biographien*
2 Bde. Berliner Medizinische Zentralbibliothek o. J./1963

## Internet – Information und Museen

*American Association for the History of Medicine*
http://www.utmb.edu/mml/aahm/contents.htm

*Bulletin of the History of Medicine*
http://muse.jhu.edu/journals/bulletin_of_the_history_of_medicine/

*Deutsche Zentralbibliothek für Medizingeschichte*
www.uni-koeln.de/zentral/zbib-med/

*European Assoc. for the History of Medicine & Health*
www.bbr-online.com/eahmh

*History of Medicine Collection*
medchi.org/info/history.html

*History of Medicine Links*
http://www.neoucom.edu/DEPTS/JEGH/jeghers.html

*History of Medicine*
milton.mse.jhu.edu:8001/research/history...ce/histmed.html

*History of Science, Technology and Medicine Museums*
http://www.asap.unimelb.edu.au/hstm/hstm_museum.htm

*HSLS History of Medicine*
www.hsls.pitt.edu/services/histmed/history.html

*Images from the History of Medicine*
http://www.ihm.nlm.nih.gov/

*Medical History on the Internet*
http://www.anes.uab.edu.medhist.htm

*Museum of Menstruation*
http://www.mum.org/

*NDA Online Anaesthesia Museum [Nuffield Dept of Anaesthetics, University of Oxford*
http://www.nda.ox.ac.uk/museum/pages/welcome.htm

*Selected Special Collections and Archives in the History of Medicine*
http://www.med.yale.edu/library/historical/speccoll.htm

*Selected WWW Sites Relating to the History of Medicine*
www.tulane.edu/~matas/paths_hist.html

*Universität Bochum, Lehrstuhl für Geschichte der Medizin*
www.ruhr-uni-bochum.de/malakow/l_tmp.htm

*Wellcome Unit for the History of Medicine*
www.wuhmo.ox.ac.uk/

*Yale Medical Library:*
*Special Collections in the History of Medicine*
www.med.yale.edu/library/historical/speccoll.htm

# MUSEEN

**UND
INSTITUTIONEN**

## AUSTRALIEN
Medical History Museum
Brownless Medical Library,
University of Melbourne
Museum of Human Disease
New South Wales
University of Melbourne
Medical History Museum,
Western Australia Medical
Museum

## DÄNEMARK
Medicinsk historisk Museum
Bredgade 62, Köbenhavn
Steno Museum [Dänisches
Museum für die Geschichte
der Wissenschaft und Medizin
Aarhus

## DEUTSCHLAND
Deutsches Hygienemuseum
Dresden
Deutsches Medizinhistori-
sches Museum Ingolstadt
Johann-Winter-Museum
Andernach
Julius-Maximilians-
Universität Würzburg
Krankenhaus-Museum
Bremen
Lepramuseum an der West-
fälischen Wilhelms-Univer-
sität Münster
Liebig-Museum Gießen
Martin-von-Wagner-Museum
Würzburg
Medizinhistorisches Museum
an der Charité Berlin
Medizinhistorisches
Sammlung, Karl-Sudhoff-
Institut Leipzig
Medizin- und pharmazie-
historische Sammlung Kiel
Museum und Archiv zur
Geschichte der Urologie,
Klinik für Urologie und
Kinderurologie Düren
Optisches Museum der Ernst-
Abbe-Stiftung Jena
Universitätsbibliothek
Erlangen Erlangen

## FRANKREICH
Centre Hospitalier de Tonnerre
Tonnerre
Cité des Sciences et de
l'Industrie Paris
Le Musée Pierre Marly des
Lunettes et Lorgnettes Paris
Musée Armenien de France
Paris
Musée d'Anatomie Delmas-
Orfila-Rouvière Paris
Musée d'Histoire de la
Medecine Paris
Musée de l'Assistance
Publique-Hopitaux de Paris
Paris
Musée des Arts Forains -
Collection Jean-Paul Favand
Paris
Musée des Collections
Historiques de la Prefecture
de Police Paris
Musée Dupuytren Paris
Musée national des Arts et
Traditions Populaires Paris
Musée Pasteur Paris
Musée Pierre Fauchard,
Musée d'Art Dentaire Paris

## GROSSBRITANNIEN
Bethlem Royal Hospital
Archives and Museum
The Bethlem Royal Hospital,
Beckenham, Kent
British Dental Association
Museum London
British Museum London
British Red Cross Museum
and Archive London
Chelsea Physic Garden
London
Department of Anatomy
University of Glasgow
Dinorwig Quarry Hospital
Llanberis, Gwynedd, Wales
Dorset County Museum
Dorchester, Dorset
Flambards Victorian Village
Helston, Cornwall
Florence Nightingale Museum
London
Freud Museum London
Glenside Hospital Museum
Blackberry Hill Hospital,
Stapleton, Bristol
Green Dragon Museum
Stockton-on-Tees, Cleveland
Hunterian Museum
University of Glasgow
Jenner Museum and
Conference Centre
Berkeley, Gloucestershire
Keeler Museum and Library
Windsor, Berkshire
Main Library
University of Wales College of
Medicine, Cardiff, Wales
Medical Tours London
Monica Britton Exhibition
Hall of Medical History
Frenchay Hospital, Bristol
Museum of London
London Wall, London
Museum of the History of
Science Oxford
Museum of the Order of St.
John London
Museum of the Royal
Pharmaceutical Society
London
Museums of the Royal College
of Surgeons London
Old Operating Theatre
Museum and Herb Garret
London
People's Palace Glasgow
Queen Alexandra's Royal
Army Nursing Corps Museum
+ Royal Army Dental Corps
Museum + Royal Army
Medical Corps Museum
Aldershot, Hampshire
Royal College of Obstetricians
& Gynaecologists London
Royal College of Surgeons of
England mit dem Hunterian
Museum, Odontological
Museum, Wellcome Museum
of Pathology, Wellcome
Museum of Anatomy, The
Historian Instrument
Collection Lincoln's Inn
Fields, London
Royal Infirmary History
Museum Leicester,
Leicestershire
Royal London Hospital
Archives and Museum London
Royal Museum of Scotland
Edinburgh
St. Bartholomew's Hospital
Archives & Museum London
Sir Jules Thorn Historical
Museum The Royal College of
Surgeons, Edinburgh
Science Museum London
Stephen Beaumont Museum
Wakefield, West Yorkshire
Thackray Medical Museum
Leeds
University College University
of London, London
Wellcome Centre for Medical
Science and History London
Wellcome Museum of the
History of Medicine The
Science Museum London
Whipple Museum of the
History of Science Cambridge

## ITALIEN
Faculta di Medicina e
Chirurgia Mailand
Institut und Museum der
Wissenschaftsgeschichte
Florenz
Universitätsmuseen Bologna
Vatikanbibliothek – Medizin
und Biologie Vatikanstadt

## JAPAN
Kawaski Medical University
Museum of Modern Medical
Education Kurashiki City
Okayama

## KANADA
Banting Museum
London, Ontario
Museum of Contraception
Toronto

## KANALINSELN
German Military
Underground Museum
St Andrew's, Guernsey
The German Underground
Hospital St Lawrence, Jersey

## LETTLAND
Paul-Stradin-Museum der
Medizingeschichte Riga

## LITAUEN
Museum der lithauischen
Medizin und Pharmazie-
geschichte Kaunas

## NEUSEELAND
Anatomy Museum
Department of Anatomy and
Structural Biology, University
of Otago, Dunedin

## NIEDERLANDE
Museum Boerhaave Leiden
Universiteitsmuseum Utrecht

## RUSSLAND
Scientific Research Center
Medical Museum Russian
Academy of Medical Sciences,
Moscow

## SCHWEDEN
Medicinhistoriska Museet
Göteborg

## SCHWEIZ
Medizinhistorisches Institut
und Museum der Universität
Zürich Zürich

## SPANIEN
Fundacio-Museu d'Historia
de la Medicina de Catalunya
Barcelona
Museo Hispano de Ciencia y
Technologia Madrid

## SÜDAFRIKA
Adler Museum of the History
of Medicine University of the
Witwatersrand, Johannesburg

## USA
Alabama Museum of the
Health Sciences
Birmingham, Alabama
Alan Mason Chesney Medical
Archives of The Johns
Hopkins Medical Institutions
Baltimore
American Museum of Natural
History New York
Bakken Library and Museum
Minneapolis, Minn.
College of Physicians of
Philadelphia Philadelphia,
Pennsylvania
Dittrick Museum of Medical
History Cleveland, Ohio
DNA Learning Center
New York
Hall of Health Berkeley,
California
Health Adventure Asheville
Health Museum of Cleveland,
History of Pharmacy Museum
University of Arizona, Tucson,
Arizona
Houston Museum of Health
and Medical Science Houston
Indiana Medical History
Museum Indiana
International Museum of
Surgical Science Chicago
Lloyd Library Cincinnati,
Ohio
Medical History Museum of
Nova Scotia Nova Scotia
Medical Leech Museum
Charleston, South Carolina
Michigan Digital Historical
Initiative in the Health
Sciences Michigan
Museum of Health and
Medical Science Houston,
Texas
Museum of Ophthalmology
American Academy of
Ophthalmology, San Francisco
Museum of Questionable
Medical Devices
Minneapolis, Minnesota
Museum of the History of
Psychological Instrumentation
Montclair State University,
New Jersey
National Museum of
American History Division of
Science, Medicine & Society,
Washington DC
National Museum of Civil War
Medicine Frederick, Maryland
National Museum of Dentistry
Baltimore, Maryland
National Museum of Health
and Medicine Washington DC
Public Health Museum
Massachusetts
Stetten Museum Bethesda
University of Iowa Medical
Museum Iowa
Wood Library-Museum of
Anesthesiology Park Ridge,
Illinois

## WEISSRUSSLAND
Musée d'Histoire de la
Médecine de Biélarus Minsk

*Internetseiten finden Sie am
Ende der Bibliographie S. 71*

# Instrumente zur Lithotripsie (Steinzertrümmerung)

**1. Katheter**

Abb. 1–6

**2. Instrumente zur Inzision der Haut**

Abb. 7–21:
Messer, Skalpelle und Lanzetten

**3. und 4. Verschiedene Dilatatoren und Kanülen**

Abb. 22–34

**5. Verschiedene Blasenschnitt-Instrumente**

Abb. 35–44.

Im einzelnen:

Abb. 35–36
Küretten

Abb. 37–38:
Katheter mit Klingen

Abb. 40–41
Lanzetten

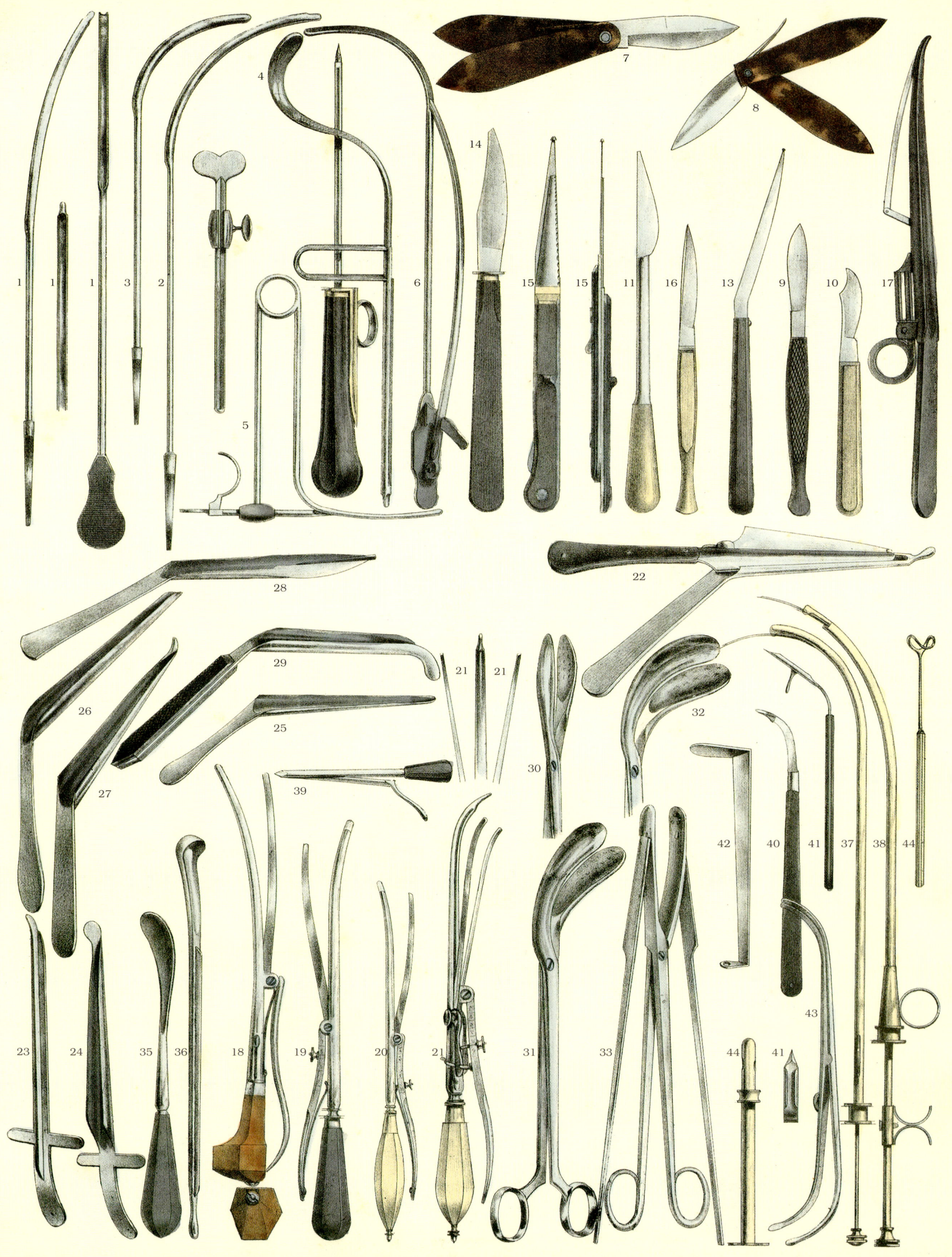

# Register

| | | | |
|---|---|---|---|
| Chirurg | Antoine Louis | 1764 | F |
| Chirurg | Blalock: Herzoperation an Neugeborenem | 1944 | D |
| Chirurg | Cleland katheterisiert Eustachische Röhre | 1741 | GB |
| Chirurg | De Mondeville | 1260–1320 | F |
| Chirurg | Galen: einflußreicher Lehrer | 131–201 | AntR |
| Chirurg | Larrey, bedeutender Militärchirurg | 1796–1815 | F |
| Chirurg | Lister wird Pionier der Antiseptik | 1865 | GB |
| Chirurg | McDowell, Kentucky | 1809 | USA |
| Chirurg | Tait führt viele Operationen erstmals durch | 1874–1883 | F |
| Chirurg | von Hilden (Hildanus) | 1560–1634 | D |
| Chirurgen | Barbier-Chirurgen gegründet, Hamburg | 1452 | D |
| Chirurgen | Company of Barber Surgeons | 1540 | GB |
| Chirurgen | Gowers und Horsley | 1880er Jahre | GB |
| Chirurgen | Operationstheater: Royal College of Surgeons | 1674 | GB |
| Chirurgen | von den Barbieren getrennt | 1745/1783 | GB/A |
| Chirurgie | Abhandlung von Lanfranchi | 1295–1296 | F |
| Chirurgie | dargestellt auf Grabmal in Sakkara | 2500 v. | AltÄ |
| Chirurgie | entwickelt durch de Mondeville | 1306–1320 | F |
| Chirurgie | Heisters Arbeit in Deutschland | 1718 | D |
| Chirurgie | Pfolspundts Abhandlung | 1460 | Pub |
| Chirurgie | Schlüsselloch-Chirurgie entsteht | 1986 | allg. |
| Chirurgie | Dampfsterilisierung von Operationsbesteck | 1886 | D |
| Chirurgie | wichtige Arbeiten von Dupuytren | 1826 | F |
| Chirurgie, Augen | G. Bartisch: »Augendienst« | 1563 | D |
| Chirurgie, Brust | Unterdruckkammer | 1904 | D |
| Chirurgie, plastische | Gillies entwickelt moderne Form | 1914–1918 | GB |
| Chirurgie, plastische | Nasenrekonstruktion | 400 v. | IND |
| Chirurgie, plastische | Tagliacozzis Schrift | 1597 | I |
| Chirurgie, Schambein | zur Entfernung von Blasenstein | 1723 | GB |
| Chloroform | bei Entbindung von Königin Victoria eingesetzt | 1853 | GB |
| Chloroform | eingeführt durch v. Liebig/Guthrie/Soubieran | 1831 | D/USA/F |
| Chlorose | von Hoffmann beschrieben | 1740 | D |
| Chlorose | von Lange beschrieben | 1554 | D |
| Cholera | 1400 Erkrankte in London, 618 Todesopfer | 1854 | GB |
| Cholera | beschrieben von Jacob Bontius | 1642 | NL |
| Cholera | Epidemie in Hamburg | 1892 | D |
| Cholera | erforscht von de Bondt | 1927 | NOI |
| Cholera | Koch entdeckt Cholera-Bazillus | 1883 | D |
| Cholera | Pandemie | 1817–1830 | allg. |
| Cholera | verbreitet sich über Asien, Europa und USA | 1832 | allg. |
| Cholera | Wasser als Überträger ausgemacht | 1854 | GB |
| Chovet, Abraham | lehrt Anatomie, Philadelphia | 1774 | USA |
| Chromosomen | Fijoe und Levin: 48 menschliche Chromosomen | 1956 | SKAN |
| Clark und Gollan | entwickeln Kunstblut | 1966 | USA |
| Cleland, Archibald | katheterisiert Eustachische Röhre | 1741 | GB |
| Coindet | verwendet Jod zur Kropfbehandlung | 1820 | F |
| Columbo, Realdo | beschreibt Lungenkreislauf | 1559 | I |
| Constantinus Africanus | mittelalterlicher Gelehrter | 1020–1097 | I |
| Cook, Kapitän | entdeckt auf Reisen neue Medizinalpflanzen | 1768–1769 | GB |
| Cordo, Simon | »Synonyma medicinae« (medizin. Wörterbuch) | 1473 | Pub |
| Cordus, Valerius | entdeckt Schwefeläther | 1540 | D |
| Cordus, Valerius | erstes deutsches Apothekerhandbuch | 1546 | D |
| Cori, Gerty T. | erhält als erste Frau Medizin-Nobelpreis | 1947 | USA |
| Cornaro | Abhandlung über Hygiene | 1558 | I |
| Cotugno | entdeckt Gehirn- und Rückenmarksflüssigkeit | 1784 | F |
| Creutzfeld-Jacob-Krankheit | Frau erstes Opfer des »Rinderwahns« | 1991 | GB |
| Crick und Watson | entdecken Struktur der DNA | 1953 | GB |
| Cruickshank | abgetrennte Nerven wachsen wieder zusammen | 1776 | GB |
| Cruveilhier | beschreibt Multiple Sklerose | 1835 | F |
| CT-Scanner | wird entwickelt | 1970er Jahre | GB |
| Cuignet | führt Retinoskopie ein | 1873 | F |
| Culpeper, Thomas | berühmtes Kräuterbuch veröffentlicht | 1652 | GB |
| Curie, Marie und Pierre | entdecken Radium | 1898 | F |
| Currie | Werk über Hydrotherapie bei Typhus | 1797 | F |
| Cushing | »The Pituitary Body and its Disorders« | 1912 | USA |
| Cuvier | Vergleichende Anatomie | 1800 | F |
| Czerny | Weg durch Vagina zur Gebärmutterentfernung | 1879 | A |
| **D'Acosta**, José | beschreibt Höhenkrankheit | 1590 | E |
| Da Carpi, Berengaria | anatomische Schriften | 1521–1523 | I |
| Da Carpi, Berengaria | behandelt Syphilis mit Quecksilber | 1500 | I |
| Da Vinci, Leonardo | erstellt Skizzen von Körpern und Organen | 1510 | I |
| Dakin | verbessert Antiseptik | 1915 | GB |
| Dalton, John | beschreibt Farbenblindheit | 1794 | GB |
| Danielssen und Boeck | erforschen Lepra | 1849 | N |
| Dastre | Pionier der Hornhautverpflanzung | 1912 | F |
| Daviel, Jacques | neue Methode zur Behandlung v. Grauem Star | 1753 | F |
| Daviel, Jacques | verbessert Grauer-Star-Operation | 1730 | F |
| Davy, Sir Humphrey | entdeckt Lachgas als Narkosemittel | 1800 | GB |
| DDT | Pflanzenschutzmittel | 1950er Jahre | allg. |
| DDT | Verwendung geht zurück, da Giftigkeit erkannt | 1955 | allg. |
| De Blegny | Nouvelles Découvertes | 1670 | F |
| De Bondt | Cholera-Studien | 1627 | NOI |
| De Carro | führt Jenner-Impfung ein | 1799 | GB |
| De Chauliac, Guy | Chirurg und Lehrer | 1300–1368 | F |
| De Chauliac, Guy | stellt »Chirurgia magna« fertig | 1363 | F |
| De Gorris, Jean | stellt medizinisches Wörterbuch zusammen | 1564 | F |
| De Graaf | beschreibt Follikel im Eierstock | 1672 | NL |
| De Graaf | untersucht Magensaft | 1662 | NL |
| De Haën | verwendet Fieberthermometer | 1758 | NL |
| De L'Epeé, Abbé | Gebärdensprache für Taubstumme | 1770 | F |
| De Moivre | »Annuities upon Lives« | 1725 | GB |
| De Mondeville, Henri | beschreibt chirurgische Verfahren | 1260–1320 | F |

| | | | |
|---|---|---|---|
| De Mondeville, Henri | lehrt Anatomie, Montpellier | 1260–1320 | F |
| De Mondeville, Henri | verfaßt »Chirurgia«; entwickelt Chirurgie | 1306–1320 | F |
| De Sandfort | entwickelt Ambrin-Behandlung b. Verletzungen | 1913 | F |
| De Taranta, Valescus | medizinische Abhandlung | 1470 | Pub |
| Debye | Molekularstrukturen mit Röntgenaufnahmen | 1930 | NL |
| Del Vigo, Juan | setzt Chinarinde bei Fieber ein | 1640 | E |
| Della Porta, G.B. | Pionier der Physiognomik | 1586 | I |
| Demikhow, Wladimir P. | Kunstherz | 1937 | RUS |
| Dengue | Bancroft beweist Übertragung durch Moskitos | 1906 | AUS |
| Denguefieber | von Bulon aus Java beschrieben | 1779 | INDO |
| Denis, Jean Baptiste | überträgt Blut von Schaf auf Menschen | 1667 | F |
| Deparcieux, Antoine | Schrift über Lebenserwartung | 1745 | F |
| Desault | Verband bei Frakturen | 1766 | F |
| Descartes, René | Arbeit über Sehkraft und Linsenform | 1637 | F |
| Descartes, René | beschreibt Brillenbehandung | 1644 | F |
| Descartes, René | beschreibt Reflexe | 1644 | F |
| Descartes, René | erste Abhandlung über Physiologie | 1662 | F |
| Detmold, Wilhelm | öffnet Gehirnabszeß | 1850 | USA |
| Diabetes | Banting und Best: Insulin-Behandlung | 1921 | CDN |
| Diabetes | Neuer Hauttest für Diabetes | 1999 | USA |
| Diabetes | Rollo empfiehlt Fleisch-Diät | 1797 | GB |
| Diabetes | Werk von Bernard über Zuckerkrankheit | 1849 | F |
| Dialyse | erster Apparat von Kolff entwickelt | 1942–1943 | NL |
| Dibdin | entwickelt Abwasserreinigung | 1896 | GB |
| Diemerbroek | Monographie über Pest | 1646 | NL |
| Dionis | »Cours d'opérations chirurgie« | 1707 | Publ |
| Dioskorides | fünfbändiges Werk über Pfanzenheilkunde | 40–90 | AntG/R |
| Diphtherie | durch Vihus und Villa Real beschrieben | 1611 | E |
| Diphtherie | Epidemie | 1583–1600 | E |
| Diphtherie | Epidemie in Massachusetts | 1659 | USA |
| Diphtherie | erste Tracheotomie | 1730 | GB |
| Diphtherie | Klebs entdeckt Diphtherie-Bazillus | 1883 | D |
| Diphtherie | v. Behring behandelt mit Gegengiften | 1890 | D |
| Diphtherie | v. Behring und Kitasato finden Gegengift | 1890 | D/J |
| Diphtherie | Young und Yersin erforschen Gifte | 1888 | F |
| DNS | Struktur von Crick und Watson entdeckt | 1953 | USA |
| Dodds (u.a.) | erstes synthetisches Östrogen | 1938 | GB |
| Domagk | Pronotosil schützt Mäuse vor Streptokokken | 1935 | D |
| Donders | Brille gegen Stab- und Alterssichtigkeit | 1860 | NL |
| Donders | erforscht Augendefekte | 1862 | NL |
| Down-Syndrom | Fijoes und Levins Arbeiten fördern Entdeckung | 1956 | SKAN |
| Drebbel, Cornelius | verbessert Mikroskop und Thermometer | 1620/1638 | NL |
| Dreser | führt Heroin und Aspirin in Medizin ein | 1898–1899 | D |
| Drinker, Philip | entwickelt Eiserne Lunge | 1927 | USA |
| Drogenmißbrauch | Screeningtest | 1999 | AUS |
| Dryander | »Anatomia« | 1537 | I |
| Du Bois-Raymond | Abhandlung über tierische Elektrizität | 1848 | D |
| Dubernard und Owen | erste Armtransplantation | 1998 | F |
| Dumas | stellt reines Chloroform her und benennt es | 1834 | F |
| Dupuytren, Guilleaume | beschreibt angeborene Hüftgelenksluxation | 1826 | F |
| Dupuytren, Guilleaume | entwickelt chirurgische Instrumente | 1826 | F |
| Dupuytren, Guilleaume | forscht zu Anatomie, Physiologie und Chirurgie | 1826 | F |
| Dürer, Albrecht | Abhandlung über menschliche Proportionen | 1528 | D |
| Dürer, Albrecht | Syphilis-Zeichnung | 1496 | D |
| Dutton und Forde | identifizieren Erreger des Rückfallfiebers | 1901 | GB |
| Duverny | Schrift über Ohrenheilkunde | 1683 | F |
| **Eberth** | entdeckt Typhusbazillus | 1880 | D |
| Ebola | westafrikanische Pflanze mögliche Hilfe | 1999 | AFR |
| Ebola | zehn Opfer in Gabun | 1996 | AFR |
| Edessa | drei Hospitäler | 500 | AntG/R |
| Edinburgh | Royal College of Surgeons | 1505 | GB |
| Ehrlich, Paul | Abstrich aus trockenem Blut | 1874 | D |
| Ehrlich, Paul | testet Salvarsan; Geburt der Chemotherapie | 1911 | D |
| Einthoven | erfindet Galvanometer (erstes EKG-Gerät) | 1903 | NL |
| Eiserne Lunge | erstmals in USA eingesetzt | 1927 | USA |
| Eiserne Lunge | von Philip Drinker entwickelt | 1927 | USA |
| EKG | Einthoven erfindet Galvanometer | 1903 | NL |
| Elastoplast | erstmals hergestellt | 1928 | GB |
| Elektrokardiograph | Einthovens Galvanometer | 1903 | NL |
| Elektronenmikroskop | von Ruska und Knoll konstruiert | 1932 | D |
| Elliot, Robert | erster Anatomieprofessor in Edinburgh | 1705 | GB |
| Embolie | von Virchow erforscht | 1845–1858 | D |
| Embryo, gefroren | erstes Baby aus gefrorenem Embryo geboren | 1984 | AUS |
| Embryo | Klonen von | 1999 | USA |
| Empedokles | entwickelt Theorie der vier Elemente | um 460 v. | AntG/R |
| Enders (u. a.) | entwickeln Schutzimpfung gegen Masern | 1960 | NZ |
| Endoskop | von Seglas erfunden | 1827 | F |
| Englischer Schweiß | breitet sich in Europa aus | 1529–1530 | EU |
| Englischer Schweiß | fordert viele Todesopfer in Großbritannien | 1485 | GB |
| Englischer Schweiß | Schrift von Caius | 1552 | GB |
| Englischer Schweiß | tritt zum letzten Mal auf | 1551 | GB |
| Epiduralanästhesie | lindert Schmerzen bei Geburt | 1968 | |
| Ergotismus | Thuillier entdeckt Mutterkorn als Ursache | 1630 | F |
| Esmarch | künstliche Herstellung von Blutleere | 1869 | D |
| Estienne, Henri | erstellt medizinisches Wörterbuch | 1564 | F |
| Etrusker | versierte Zahnärzte | 509 v. | AntR |
| Eusebius | beschreibt Pocken-Epidemie | 302 | AntR |
| Eustachius | entdeckt mehrere Gänge und Drüsen | 1564 | I |
| Euthanasie | Sterbehilfe erstmals gesetzlich erlaubt | 1996 | AUS |
| Evipan | Narkose durch Barbiturate herbeigeführt | 1932 | D |

| | | | |
|---|---|---|---|
| **Fabiola** | gründet erstes Hospital im westlichen Europa | um 397 | AntG/R |
| Fabricus, Hieronymus | »ab Aquapendente«: Schrift über Nerven | 1537–1619 | I |
| Fahrenheit, G. D. | konstruiert 212-Grad-Thermometer | 1714 | D |
| Fallopius (Fallopio) | »Obscrvationcs anatomicae« | 1561 | I |
| Fallopius, Gabriel | Lehrer, Autor, Anatom | 1523–1562 | I |
| Farbenblindheit | von Dalton beschrieben | 1794 | GB |
| Fauchard | »Le chirurgien dentiste« | 1728 | F |
| Fauchard, Pierre | »Vater der Zahnheilkunde« | 1678–1761 | F |
| Fedeli | Schrift über Gerichtsmedizin | 1602 | Pub |
| Fernel, Jean | Universa medicina/neue Ideen | 1497–1558 | F |
| Fettleibigkeit | WHO beschließt Aktionsprogramm | 1996 | allg. |
| Fijoe und Levin | stellen 48 Chromosomen beim Menschen fest | 1956 | SKAN |
| Finsen | begründet Phototherapie | 1893 | DK |
| Finsen | Bedeutung der Behandlung mit UV-Strahlen | 1893 | DK |
| Firmin, Giles | lehrt Anatomie, Massachusetts | 1647 | USA |
| Fitzgerald | beschreibt Reflexzonentherapie | 1915 | USA |
| Fleckfieber | Ausbrüche in Truppen des engl. Bürgerkriegs | 1643 | GB |
| Fleckfieber | Nicolle entdeckt Läuse als Überträger | 1909 | TN |
| Fleckfieber | Pandemie | 1501 | USA |
| Fleckfieber | unterschieden von Rocky Mountains Spotted Fever | 1910 | USA |
| Fleckfieber | von Typhus unterschieden | 1837 | USA |
| Fleming, Sir Alexander | endeckt Penicillin (erstes Antibiotikum) | 1928 | GB |
| Flemming | untersucht Zellteilung | 1882 | D |
| Flexner | ruft Polio im Experiment hervor | 1910 | USA |
| Fliegende Ärzte | in Queensland eingerichtet | 1928 | AUS |
| Florenz | »Ricettario« (Arzneimittelbuch) | 1498 | I |
| Florey und Chain | stellt Penicillin für therapeutische Zwecke her | 1940 | GB |
| Flourens | Werk über zerebrale Physiologie | 1824 | F |
| Floyer | Psychrolusia | 1721 | GB |
| Floyer, Sir John | erstes Werk über Geriatrie | 1724 | GB |
| Floyer, Sir John | mißt Puls mit Hilfe einer Uhr« | 1690 | GB |
| Floyer, Sir John | »The Physician's Pulse Watch« | 1707 | GB |
| Forde und Dutton | identifizieren Erreger des Rückfallfiebers | 1901 | GB |
| Fracastorius | Gedicht über Syphilis | 1530 | I |
| Fracastoro, Girolamo | Arbeit über Infektionskrankheiten | 1540 | I |
| Franco, Pierre | entfernt Blasensteine/Werk über Hernien | 1556/1561 | EU |
| Frank | »De curandis hominum morbis epitomae« | 1791–1821 | D |
| Frank | Statistiken zur Volksgesundheit/Hygiene | 1767 | A |
| Franklin, Benjamin | erfindet Zweistärkenlinse | 1780 | USA |
| Freud, Sigmund | »Die Traumdeutung« | 1900 | A |
| Freud, Sigmund | Studien zur Hysterie | 1895 | A |
| Freund | entfernt von Krebs befallene Gebärmutter | 1878 | D |
| Friedrich II., Kaiser | fördert Medizin durch Gesetze | 1220–1220 | I |
| Friedrich II., Kaiser | regelt Medizinstudium/Sektionen in Salerno | 1224/1231 | I |
| Friend, John | »History of Physick« | 1725 | GB |
| Fritsch und Hitzig | erforschen Funktionen der Gehirnregionen | 1870 | D |
| Fruchtbarkeit | 60jährige bringt Kind zur Welt | 1998 | GB |
| Fruchtbarkeit | Erbmaterial zweier Spendermütter in einem Ei | 1999 | AUS |
| Fruchtbarkeit | erstes Kind aus gespendeter Eizelle geboren | 1983 | AUS |
| Fruchtbarkeit | erstmals Eizelle im Reagenzglas befruchtet | 1969 | GB |
| Fruchtbarkeit | synthetisches Östrogen hergestellt | 1938 | GB |
| Fuchs, Leonhard | »De historia stirpium« (Heilkräuterbuch) | 1542 | D |
| Funk | schlägt Bezeichnung »Vitamine« vor | 1912 | PL |
| Futaki (u.a.) | entdecken Spirillium bei Rattenbiß-Fieber | 1916 | J |
| **Gaddesden**, John of | »Rosa anglica« | 1492 | GB |
| Galen | Experiment von Brown-Séquard wiederholt | 1840er Jahre | F |
| Galen | Gladiatoren-Betreuer | 158 | I |
| Galen | einflußreicher Chirurg und Lehrer | 131–210 | AntR |
| Galen | von Linacre übersetzt | 1517 | GB |
| Galen | Werke in Latein gedruckt | 1490 | I |
| Galileo | entwickelt Mikroskop | 1610 | I |
| Gall und Spurzheim | entwickeln Phrenologie | 1810–1819 | EU |
| Garcia | erfindet Laryngoskop | 1855 | D |
| Garrett Anderson, E. | erste Frau mit Apotheker-Diplom (London) | 1865 | GB |
| Gärtner | verwendet Tonometer zur Blutdruckmessung | 1899 | A |
| Gasbrand | Nuttall und Welsh entdecken Erreger | 1892 | USA |
| Gattefossé | begründet Aromatherapie | 1910 | F |
| Gattefossé | therapeutische Wirkung von Pflanzenölen | 1910 | F |
| Geburt | siehe Geburtshilfe und Hebammen | | |
| Geburtenkontrolle | Verhütung für Männer | 1996 | GB |
| Geburtshilfe | Abhandlung von Justine Siegemundin | 1690 | D |
| Geburtshilfe | begründet von Soranus von Ephesos | 98–138 | AntG/R |
| Geburtshilfe | Epiduralanästhesie | 1968 | allg. |
| Geburtshilfe | Gibson erster Professor für G. in Edinburgh | 1720 | GB |
| Geburtshilfe | Louise Bourgeois' Beobachtungen | 1609 | F |
| Geburtshilfe | Maubray erteilt Privatunterricht | 1724 | GB |
| Geburtshilfe | Sims erfindet Vagina-Spekulum | 1846 | USA |
| Geburtshilfe | Smellies Werk »Midwivery« veröffentlicht | 1752 | GB |
| Geburtshilfe | v. Siebold führt Symphysensprengung durch | 1778 | D |
| Geburtshilfe | White betont Bedeutung der Sauberkeit | 1773 | GB |
| Geburtshilfe | wird Teil der Ärzteausbildung | 1886 | GB |
| Geburtshilfe | zunehmend männliche Geburtshelfer | 1750er Jahre | GB |
| Geburtszange | von William Smellie erfunden | 1752 | GB |
| Gegengifte | v. Behring entdeckt Gegengifte | 1889 | D |
| Gehema, Jan à | Medikamentenbeutel für Soldaten | 1657 | B |
| Geisteskranke | spezielle Einrichtungen zur Behandlung | 1500–1599 | D |
| geistig Behinderte | erste Schule in Massachusetts gegründet | 1847 | USA |
| Gelbfieber | Ausbrüche in Boston/Philadelphia | 1796/97–1799 | USA |
| Gelbfieber | breitet sich von Barbados aus | 1647 | USA |
| Gelbfieber | erreicht London | 1723 | GB |
| Gelbfieber | erster Impfstoff | 1932 | USA |

| | | | |
|---|---|---|---|
| Gelbfieber | Hindle führt Immunisierung ein | 1928 | GB |
| Gelbfieber | in Boston | 1691 | USA |
| Gelbfieber | in New York | 1668 | USA |
| Gelbfieber | Lazear u. a. erkennen Mücken als Überträger | 1899 | USA |
| Gelbfieber | verheerende Ausbrüche | 1703–1850 | USA/SAM |
| Gene | erstmals künstliches Gen geschaffen | 1976 | USA |
| Genetik | von Mendel begründet | 1865 | A |
| Gengou und Bordet | entdecken Keuchhusten-Bazillus | 1905 | B |
| Gerhard, W. | unterscheidet Typhus und Fleckfieber | 1837 | USA |
| Geschlechtskrankheiten | Bells Arbeit über Syphilis und Gonorrhoe | 1793 | GB |
| Geschlechtskrankheiten | Hunters Schrift sorgt für Aufsehen | 1786 | GB |
| Geschlechtskrankheiten | verbreiten sich in Europa | 16. Jh. | EU |
| Gesundheitsministerium | in GB eingerichtet | 1919 | GB |
| Gesundheitswesen | Entstehung von Gesundheitsbehörden | 1848 | GB |
| Gesundheitswesen | Gesundheitsprüfungen für Einwanderer | 1907 | USA |
| Gesundheitswesen | Public Health Services eingerichtet | 1912 | USA |
| Gibson, Joseph | Professor für Geburtshilfe, Edinburgh | 1720 | GB |
| Gillies | entwickelt moderne plastische Chirurgie | 1914–1918 | GB |
| Gipsverband | eingeführt von Mathijsen | 1852 | F |
| Glasfaser | erfunden von Kapany | 1955 | RUS |
| Glauber | stellt schäumende Salzsäure her | 1648 | D |
| Gliedmaßen, künstliche | Vanghetti führt plastische Chirurgie ein | 1916 | I |
| Glisson, Francis | beschreibt Anatomie der Leber | 1653 | GB |
| Glisson, Francis | beschreibt Rachitis | 1650 | GB |
| Glisson, Francis | Professor, Cambridge | 1636 | GB |
| Gollan und Clark | entwickeln Kunstblut | 1866 | USA |
| Gonokokken | Neisser entdeckt Gonokokken | 1879 | D |
| Gonorrhoe | Neisser entdeckt Verursacher (Gonokokken) | 1879 | D |
| Goodyear | stellt Gummigebiß vor | 1854 | USA |
| Gowers und Horsley | operieren Rückenmark | 1887 | GB |
| Gowers, Sir William | begründet moderne Neurologie | 1880 | GB |
| Grado, Ferrara da | »Practica« | 1469–1471 | I |
| Gräfe | entwickelt Operation gegen Schielen | 1857 | D |
| Grauer Star | Smith vervollkommnet Operationstechnik | 1903 | GB |
| Grauer Star, Operation | Daviel entwickelt neue Methode | 1753 | F |
| Graunt, John | begründet Medizinstatistik | 1662 | GB |
| Graves, Robert James | Bericht über Basedow-Krankheit | 1835 | IRL |
| Green, Howard | züchtet Baby-Haut für Transplantation | 1950 | USA |
| Grew, Nehemiah | Arbeit über Epsom-Wasser | 1695 | GB |
| Grippe | Impfung in US-Armee | 1945 | USA |
| Grippe | Pandemie fallen 15 Mio. Menschen zum Opfer | 1918–1919 | allg. |
| Grippe-Pandemien | 1510, 1707, 1729–1732, 1742, 1767, 1788 | | EU |
| Grocers Company | Gründungsurkunde | 1429 | GB |
| Große Pest, Athen | von Thukydides beschrieben | 430–427 | AntG |
| Guajak | Import aus tropischem Amerika | 1508 | SAM |
| Guajakholz | Mittel zur Syphilis-Behandlung | 1520er Jahre | EU |
| Guarinoni, Cristoforo | beschreibt Gehirnzerstörung durch Syphilis | 1610 | I |
| Guérin und Calmette | Tbc-Impfung | 1921 | F |
| Guillemeau | Abhandlung über Augenkrankheiten | 1585 | Pub |
| Gull, Sir William | beschreibt Myxödem | 1873–1874 | GB |
| Gull, Sir William | beschreibt Pubertäts-Magersucht | 1873–1874 | GB |
| Gullstrand | Nobelpreis für dioptrische Forschungen | 1911 | S |
| Gummihandschuhe | in Chirurgie eingeführt | 1890 | USA |
| Gumpertz | veröffentlicht Text von Asklepiades | 1794 | Pub |
| Gutenberg | Buchdruck mit beweglichen Lettern | 1440 | D |
| Gutenberg | Laxierkalender | 1457 | D |
| Guthrie | entdeckt Chloroform | 1831 | USA |
| Guyot von Versailles | katheterisiert Eustachische Röhre | 1724 | F |
| **Haarwachstum** | Isolation von Zellen, die H. regulieren | 1995 | GB |
| Hahnemann, Samuel | begründet Homöopathie | 1755–1843 | D |
| Hales, Stephen | Blutdruckmessung | 1733 | GB |
| Hales, Stephen | Schrift über Beatmung | 1743 | GB |
| Haller | »Elementa physiologiae corporis humanae« | 1757 | CH |
| Haller | erforscht Funktion der Galle | 1736 | CH |
| Halsam, John | »Observations on Insanity« | 1798 | GB |
| Halsted | führt Gummihandschuhe in Chirurgie ein | 1890 | USA |
| Halsted | lokale Infiltrationsnarkose | 1885 | USA |
| Hamburg | Vereinigung der Barbier-Chirurgen gegründet | 1452 | D |
| Hammurabi | reguliert ärztliche Tätigkeit | um 1790 v. | MESO |
| Hämophilie | Protein für Hämophilie-Behandlung | 1996–1997 | GB |
| Hände und Augen, künstl. | von Paré konstruiert | 1575 | F |
| Harington | Metamorphosis of Ajax | 1596 | GB |
| Harington, Sir John | sein WC wird im Königshaus installiert | 1596 | GB |
| Harington, Sir John | »Regimen sanitatis salernitarum« | 1560 | GB |
| Harrington | erfindet aufziehbaren Zahnbohrer | 1863 | GB |
| Harris, Walter | Abhandlung über Kinderkrankheiten | 1698 | GB |
| Harvey | Schrift über Entstehung von Tieren | 1651 | GB |
| Harvey, William | »Exercitatio anatomica de motus cordis ...« | 1628 | GB |
| Harvey, William | graduiert in Padua | 1602 | I |
| Harvey, William | von Aquapendente beeinflußt | 1603 | I |
| Haut, künstliche | aus Rinderkollagen und Silikonplastik | 1986 | USA |
| Hautkrankheiten | von Plenck klassifiziert | 1776 | A |
| Hautkrankheiten | Willans »On Cutaneous Diseases« | 1978–1808 | GB |
| Hautverpflanzung | Green züchtet Babyhaut zur Verpflanzung | 1950 | USA |
| Havers, Clopton | »Osteologia nova« | 1691 | GB |
| Hebammen | Brüssel erläßt Vorschriften | 1424 | B |
| Hebammen | Dr. Wertt auf Scheiterhaufen hingerichtet | 1522 | D |
| Hebammen | Hebammenordnung von Passau | 1595 | D |
| Hebammen | New York erläßt Hebammenordnung | 1716 | USA |
| Hebammen | Regensburger Hebammenbuch | 1452 | D |
| Hebammen | Rösslins »Roszgarten« | 1513 | D |
| Heberden | »Commentaries« | 1802 | GB |

| | | | |
|---|---|---|---|
| Schwann | Arbeit über Pepsin (Verdauungssaft) | 1837 | D |
| Schwann | Arbeiten über Galle, Nerven und Muskeln | 1838 | D |
| Schwann | entdeckt Pepsin/begründet Keimtheorie | 1837 | D |
| Schwartze und Eysell | verbessern Warzenfortsatz-Operation | 1873 | D |
| Schwarzer Tod | fordert 75 Mio. Opfer | 1347–1351 | EU+ |
| Schweitzer, Albert | baut in Afrika Krankenhäuser, bekämpft Lepra | 1913 | D |
| Seglas | erfindet Endoskop | 1827 | F |
| Sehnerv | entdeckt von Alkmaeon von Kroton | 470 | AntG/R |
| Sektionen | erlaubt bei hingerichteten Kriminellen | 1565 | GB |
| Sektionen | Heinrich VIII. erlaubt vier pro Jahr | 1540 | GB |
| Sektionen | in Spanien und Wien | 1391/1401 | EU |
| Semmelweis, Ignaz Philipp | Arbeit über Wochenbettfieber | 1847/1861 | A |
| Semmelweis, Ignaz Philipp | Zusammenh. Blutvergiftung u. Kindbettfieber | 1847 | A |
| Senning, Ake | setzt ersten internen Herzschrittmacher ein | 1958 | S |
| Sertürner | isoliert Morphium | 1805 | D |
| Serumtherapie | Grundlagen durch v. Behring und Kitasato | 1890 | D/J |
| Serveto, Miguel | wegen Ketzerei auf Scheiterhaufen verbrannt | 1553 | I |
| Severino | verwendet Eis zur lokalen Betäubung | 1640 | I |
| Severino | Werk über chirurgische Pathologie | 1632 | I |
| Seyler, Felix Hoppe | entdeckt Hämoglobin | 1862 | D |
| Shannon | entwickelt künstlichen Arm | 1976 | AUS |
| Shen Nong | entdeckt Kräutermedizin | 3494 v. | CHN |
| Shi-chen | 52bändiges Werk über Pflanzenheilkunde | 1552–1578 | CHN |
| Shiga | entdeckt Ruhr-Bazillus | 1897 | J |
| Shippen, William | lehrt Anatomie, Philadelphia | 1760 | USA |
| Siebenlinge | erstmals überlebende S. (Bobby McCaughey) | 1997 | USA |
| Siegemundin | Schrift über Geburtshilfe | 1690 | D |
| Simon, Gustav | entfernt Niere | 1870 | D |
| Simpson, Huguier u. Kiwisch | untersuchen Uteringeräusch | 1843 | GB |
| Sims, J. Marion | erfindet Vaginal-Spekulum | 1846 | USA |
| Skoda | Schrift über Perkussion und Auskultation | 1839 | A |
| Skorbut | häufige Erkrankung bei Seeleuten | 16 Jh. | allg. |
| Skorbut | Linds »Treatise on the Scurvy« | 1753 | GB |
| Skorbut | viele Seeleute fallen Krankheit zum Opfer | 1600–1800 | allg. |
| Smellie, William | Abhandlung über Geburtshilfe | 1752 | GB |
| Smellie, William | erfindet Geburtszange | 1752 | GB |
| Smith | neue Operation bei Grauem Star | 1903 | GB |
| Smith, Theobald | untersch. Rinder- u. menschl. Tuberkelbazillen | 1898 | GB |
| Snow, John | beweist, daß Wasserpumpe Cholera-Ursache | 1854 | GB |
| Sömmering | erster Band seiner »Anatomie« | 1791 | PL/D |
| Soranus von Ephesos | begründet Geburtshilfe | 98–138 | AntG/R |
| Soranus von Ephesos | beschreibt Verhütung | 98–138 | AntG/R |
| Sorbonne, Paris | gegründet | 1257 | F |
| Soubieran | entdeckt Chloroform | 1831 | F |
| Spektroskop, aufzeichnendes | von Kirchhoff und Bunson erfunden | 1859 | D |
| Sphygmomanometer | von Rocci zur Blutdruckmessung erfunden | 1902 | NL |
| Spirometer | von Hutchinson erfunden | 1844 | GB |
| Spock, Benjamin | »Baby and Child Care« | 1946 | USA |
| Sprenger, Jacob | »Hexenhammer« | 1489 | I |
| Stahl | Phlogiston-Theorie | 1702 | D |
| Staphylokokken | von Pasteur isoliert | 1880 | F |
| Starling und Bayliss | Arbeiten über Sekretion und Hormone | 1904 | GB |
| Stensen | entdeckt Parotisgang | 1652 | DK |
| Stethoskop | von Laënnec erfunden | 1815–1819 | F |
| Still, Andrew Taylor | begründet Osteopatie | 1828–1917 | USA |
| Stopes, Marie | erste Beratungsstelle zur Geburtenkontrolle | 1920er | GB |
| Streptokokken | von Pasteur isoliert | 1880 | F |
| Streptomycin | von Waksman entdeckt (Antibiotikum) | 1944 | USA |
| Subkutanspritze | von Pravaz entwickelt | 1851 | F |
| Sudhoff | gegen amerikanischen Ursprung der Syphilis | 1912 | D |
| Swammerdam | beschreibt rote Blutkörperchen | 1658 | NL |
| Swammerdam | entdeckt Lymphgefäßklappe | 1664 | NL |
| Sydenham, Thomas | »Englischer Hippokrates« geboren | 1624 | GB |
| Sydenham, Thomas | Schrift über Kropf | 1683 | GB |
| Sydenham, Thomas | unterscheidet Scharlach und Masern | 1675 | GB |
| Sylvaticus, Mattaeus | medizinische Werke | 1470 | Pub |
| Sylvius, Franciscus | beschreibt Verdauung und Gärungsprozeß | 1663 | NL |
| Sylvius, Franciscus | Werk über Lungenschwindsucht | 1650 | NL |
| Syphilis | Blutdiagnose-Test | 1907 | D |
| Syphilis | Gedicht von Frascatorius | 1530 | I |
| Syphilis | Haslams Beobachtungen über Lähmungen | 1798 | GB |
| Syphilis | Noguchi entdeckt *Spirochaete pallida* | 1913 | J |
| Syphilis | Pandemie | 1496–1500 | EU |
| Syphilis | Quecksilber allgemein eingesetzt | 1540 | EU |
| Syphilis | Quecksilber und Guajakholz zur Behandlung | 1520er | EU |
| Syphilis | Salvarsan in Behandlung getestet | 1911 | D |
| Syphilis | Sudhoff gegen Theorie des am. Ursprungs | 1912 | D |
| Syphilis | Syphilis-Skandal in Alabama | 1972 | USA |
| Syphilis | tritt in Boston auf | 1646 | USA |
| Syphilis | wird als Geschlechtskrankheit erkannt | 1520er | EU |
| Syphilis, Hirnarterien | beschrieben von Morgagni | 1719 | I |
| Szent-Györgyi | isoliert Vitamin C | 1928 | H |
| **Tagliacozzi**, Gaspare | Abhandlung über plastische Chirurgie | 1597 | I |
| Tait | erste Gebärmutter-/Gallenblasenentfernung | 1874 | GB |
| Tait | Operation bei Eileiter-Schwangerschaft | 1883 | GB |
| Tests, voreheliche | New York: Gesundheitstests vor Eheschließung | 1938 | USA |
| Tetanus | Briten geben verwundeten Soldaten Gegengift | 1915 | GB |
| Tetanus | Entdeckung von Anti-Tetanus-Serum | 1926 | F |
| Tetanus | Nicolaier entdeckt Erreger | 1884 | D |
| Tetanus | Pasteur-Institut entdeckt Serum | 1926 | F |
| Tetanus | v. Behring und Kitasato finden Gegengifte | 1890 | D/J |
| Thales von Milet | Wissenschaftler und Philosoph | 639–544 v. | AntG |

| | | | |
|---|---|---|---|
| Thalidomid | ruft schwere Mißbildungen hervor (Contergan) | 1958 | |
| Theophrastos | Untersuchung der Pflanzen | 370–288 v. | AntG |
| Theophrastos | Werk ins Lateinische übersetzt | 1450 | AntG |
| Theriak | beliebtes Allheilmittel | 15.–18. Jh. | EU |
| Theriak | von Andromachus erfunden | um 54 | KRETA |
| Thermometer | Celsius erfindet 100-Grad-Thermometer | 1742 | S |
| Thermometer | Fahrenheit konstruiert 212-Grad-Thermometer | 1714 | D |
| Thermometer | Réaumurs 80-Grad-Thermometer | 1730 | F |
| Thermometer | Santorio erfindet Fieberthermometer | 1609/1626 | I |
| Thermometer | von de Haën in klinischer Arbeit verwendet | 1758 | NL |
| Thermometer | von Drebbel verbessert | 1638 | NL |
| Thermometer | Wunderlich führt Fieberthermometer in D ein | 1868 | D |
| Thomas, Dover | erfindet Dovers Pulver | 1740 | GB |
| Thrombose | von Virchow erforscht | 1845–1858 | D |
| Thuillier | Mutterkorn Verursacher von Ergotismus | 1630 | F |
| Thukydides aus Athen | beschreibt Pestepidemie | 430–427 | AntG |
| Tierversuche | Schweizer stimmen gegen Verbot | 1992 | CH |
| Tollwut | Pasteur entwickelt Impfstoff | 1885–1886 | F |
| Tonometer | zur Blutdruckmessung verwendet | 1899 | A |
| Torti aus Modena | behandelt Malaria mit Chinarinde | 1712 | I |
| Transplantation, dreifache | erstmals Herz, Lunge und Leber verpflanzt | 1968 | GB |
| Transplantation, Herz | erste erfolgreiche Operation in London | 1968 | GB |
| Transplantation, Herz | erste Herzverpflanzung durch Barnard | 1967 | ZA |
| Transplantation, Herz und Lungen | erste kombinierte Transplantation | 1971 | ZA |
| Transplantation, Leber | 5 Tage altes Baby erhält neue Leber | 1998 | F |
| Transplantation, Leber | erste Verpflanzung einer menschlichen Leber | 1979 | D |
| Transplantation, Niere | erfolgreiche Verpflanzung in Leeds | 1963 | GB |
| Transplantation, Niere | erste Verpflanzung zw. Menschen d. Lawler | 1950 | USA |
| Transplantation, Niere | Küss/Murray, Boston; erstm. v. totem Spender | 1950 | USA |
| Transplantation, Niere | Operationen bei Tieren | 1906 | CDN |
| Transplantation, Niere | zwischen zwei eineiigen Zwillingen | 1956 | USA |
| Transplantation,Arm | erste Armverpflanzung | 1998 | F |
| Transplantationen | Ciclosporin-A zur Unterdrückung des Immunsystems | 1972 | CH |
| Trepanieren | Frühform der Schädelchirurgie | Vorgeschichte | allg. |
| Trotula von Salerno | Ärztin und Hebamme | 829 | I |
| Ts'ang Kung | verfaßt Fallstudien | um 280 v. | CHN |
| Tuberkelbazillus | von Koch entdeckt | 1882 | D |
| Tuberkulin | Arbeit von Robert Koch | 1890 | D |
| Tuberkulose | Calmette: Impfungen zur Immunisierung | 1924 | F |
| Tuberkulose | Calmette entwickelt Konjunktivalprobe | 1907 | F |
| Tuberkulose | Calmette führt Impfung von Kindern ein | 1924 | F |
| Tuberkulose | Entwicklung eines Impfstoffs durch Calmette und Guérin | 1921 | F |
| Tuberkulose | Krankenstation in Seebad Margate eingerichtet | 1750 | GB |
| Tuberkulose | Pott über Deformationen und Lähmungen | 1779 | GB |
| Tuberkulose | Rinder- von menschlichen Tuberkelbazillen unterschieden | 1898 | GB |
| Tuberkulose | Streptomycin (Antibiotikum) gegen Tbc | 1944 | USA |
| Tuberkulose | v. Pirquet führt Hauttest ein | 1907 | A |
| Tuberkulose | Villemin identifiziert Erreger | 1865 | F |
| Tuberkulose | Wyatt beschreibt tuberkulöse Meningitis | 1768 | GB |
| Turner, Daniel | begründet Dermatologie in Großbritannien | 1714 | GB |
| Typhus | Curries Arbeit über Hydrotherapie | 1797 | GB |
| Typhus | Eberth entdeckt Typhus-Bazillus | 1880 | D |
| Typhus | Unterschied zu Fleckfieber aufgezeigt | 1837 | USA |
| »Typhus-Mary« | Typhus-Überträgerin entdeckt | 1906 | USA |
| **Ultraviolette** Strahlung | Finsen demonstriert therapeutischen Nutzen | 1893 | USA |
| **Valsalva** | veröffentlicht »De aure humana tractatus« (Valsalva-Versuch) | 1704 | I |
| van Helmont | begründet Biochemie | 1620 | B |
| van Helmont | »Ortus medicinae« | 1648 | B |
| van Siebold | Symphysensprengung zur Erleichterung der Geburt | 1778 | D |
| Vanghetti | führt plastische Amputation ein | 1916 | I |
| Venenentzündung | durch Virchow erforscht | 1845–1858 | D |
| Verbrennungen | De Sandfort entwickelt Ambrin-Behandlung | 1913 | F |
| Vesalius | begründet Anatomie in Padua | 1514–1564 | B |
| Vesalius | begründet moderne Anatomie | 1543 | I |
| Vesalius | graduiert in Basel | 1537 | CH |
| Vesalius | »Tabulae anatomicae« | 1538 | Pub |
| Vespasian | Ärzte vom Militärdienst freigestellt | 40–90 | AntG/R |
| Vesuv | Pestepidemie nach Ausbruch | 79 | AntR |
| Viagra | neues Potenzmittel | 1998 | USA |
| Vieussen | Neurographia | 1685 | Pub |
| Vigevano, Guido | »Anatomica« | 1345 | I |
| Vigo | »Practica« (mit Beschreibung v. Schußwunden) | 1514 | I |
| Vihus und Villa Real | beschreiben Diphtherie in Spanien | 1611 | E |
| Villemin, Jean-Antoine | zeigt, daß Tbc durch Erreger verursacht wird | 1865 | F |
| Virchow und Bennett | beschreiben Leukämie | 1845 | D |
| Virchow, Rudolf | begründet Zelluarpatholgie | 1858 | D |
| Virchow, Rudolf | entdeckt Neuroglia | 1854 | D |
| Virchow, Rudolf | erforscht Zellen und Krankheiten/ begründet Pathologie | 1845–1858 | D |
| Virchow, Rudolf | Schulinspektionen | 1869 | D |
| Viren | Wissen erweitert | 1892 | RUS |
| Vitamin | Funks Werk über Mangelerkrankungen | 1912 | F |
| Vitamin C | von Szent-Györgyi isoliert | 1928 | H |
| Vitamin D | von McCallum u. a. identifiziert | 1922 | F |
| von Baer | entdeckt Säugetierei | 1827–1831 | EST |
| von Behring | entdeckt Gegengifte | 1889 | D |
| von Behring und Kitasato | begründen mit ihrer Arbeit Serumtherapie | 1890 | D/J |

# Chirurgische Instrumente, die im Zusammenhang mit der Harnröhre benutzt wurden

## 1. Katheterisation

Abb. 1–9:
Silberkatheter mit unterschiedlichen Biegungen und Volumina zur Katheterisierung von Männern

Abb. 10:
Katheter zur Untersuchung von Steinbildung in der Harnblase

Abb. 11:
Gerader Katheter

Abb. 12:
Akustische Röhre. Die Spitze wird in einen Katheter geschoben, das Elfenbeinhorn hält man ans Ohr.

Abb. 13:
Konischer Katheter, eingesetzt bei erschwerter Katheterisierung

Abb. 14
Zweiwege-Katheter, verwendet zur Einführung von Flüssigkeit in die Harnblase

## 2. Stenose (Verengung) der Harnröhre

Abb. 15, 27–28:
Untersuchungsinstrumente

Abb. 16–23:
Dilatatoren (zur Weitung)

Abb. 23, 24:
Depressoren für vergrößerte Prostata

Abb. 29–35:
Kauterisierungsinstrumente

Abb. 36–48:
Instrumente zur Skarifikation (Hautritzung)

## 3. Steinzertrümmerung in der Harnblase

Abb. 49–64:
Instrumente zur Zertrümmerung oder Entfernung von Steinen in der Harnblase

## 4. Ligatur der Prostata

Abb. 65–66:
Kanülen

## 5. Vorrichtungen zur Befestigung der Instrumente zur Lithotripsie (Steinzertrümmerung) an der Harnblase

Abb. 67–70

# Lithotripsie-Instrumente für die Harnblase

## Instrumente, die Steine abtragen und anschließend pulverisieren

Abb. 71–80:
Exzentrisches (nicht zentrales) Abschaben oder Perforieren

Abb. 81–84
Konzentrisches oder peripheres Abschaben

## Instrumente, die Steine durch ständigen oder zunehmenden Druck zertrümmern

Abb. 85–90

## Zertrümmerungs- oder Pulverisierungsinstrumente, die durch einfachen oder langsam zunehmenden Druck bzw. durch Perkussion wirken

Abb. 91–101

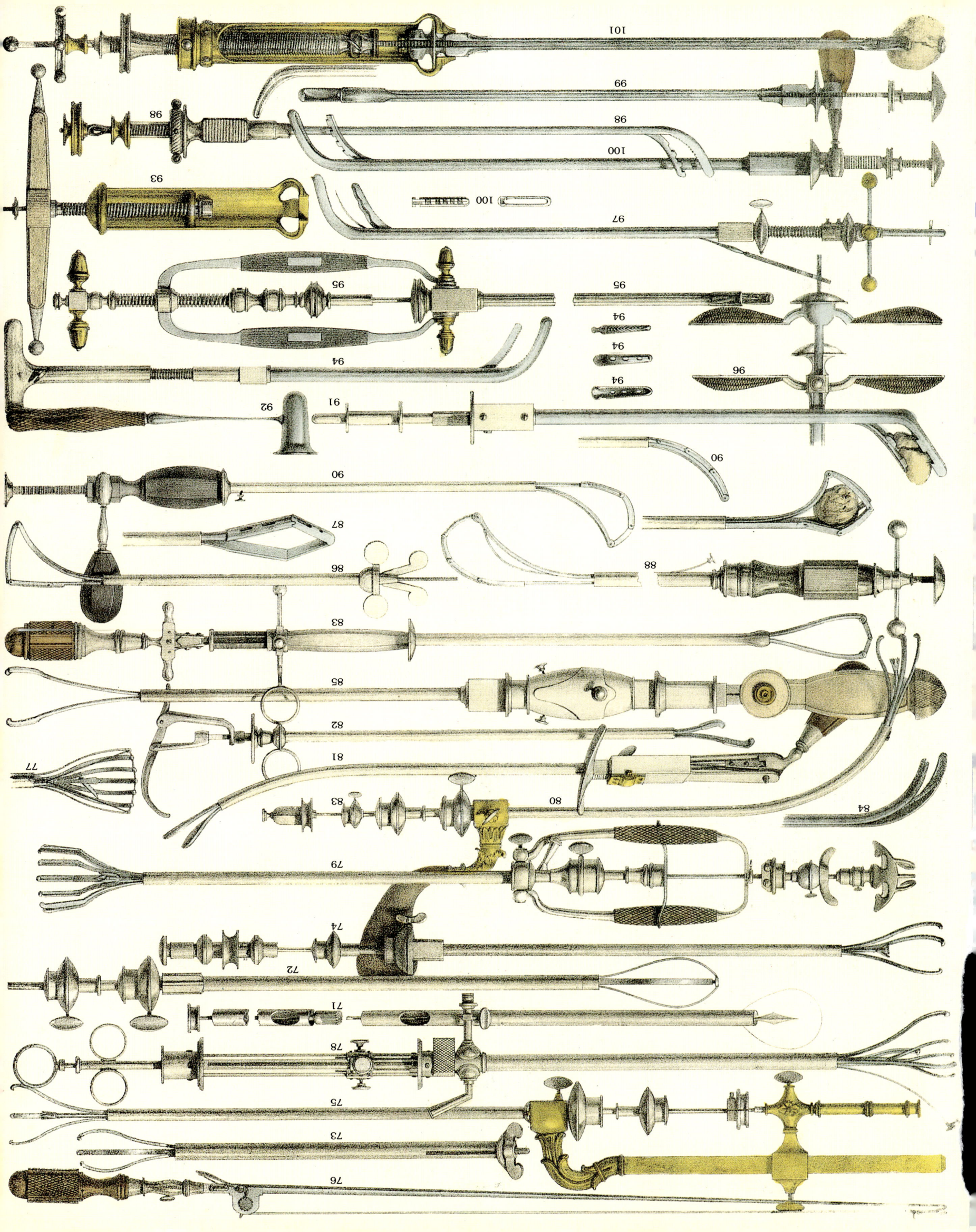